整形外科手術イラストレイテッド

基本手術手技

専門編集 ◉ 戸山芳昭 慶應義塾大学

総編集 ◉ 戸山芳昭 慶應義塾大学
編集委員 ◉ 井樋栄二 東北大学／黒坂昌弘 神戸大学／髙橋和久 千葉大学

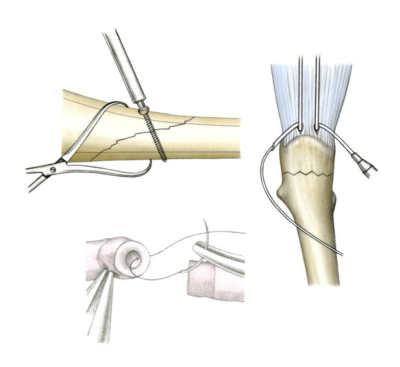

中山書店

刊行にあたって

　わが国は世界一の長寿国であるが，この高齢社会においては「健康寿命延伸」がより強く求められている．そのためには癌や心臓病，脳血管障害など生命に直接かかわる疾患群への対策とともに，運動器疾患への取り組みが急務である．厚生労働省による国民生活基礎調査からも明らかなように，国民の自覚症状の上位を腰痛や肩こり，関節痛などの運動器障害が占め，要支援・要介護の原因にも大きく関与している．これらの運動器疾患は高齢化とともに増加の一途を辿ることは間違いなく，整形外科医の果たす役割，責任は極めて大きい．

　一方，近年とくに医療界では国民への安全・安心な医療の提供が医療側に強く求められている．とくに外科系医師にとっては，安全・安心な医療の提供とは「手術手技・技術」そのものと言っても過言ではなく，患者さんから信頼され，より安全，確実な手術を提供するためには自らの努力と良き指導者，そして豊富な経験と向上心が必要である．これに加えて，必ず手元に置くべきものは解剖書と実践に役立つ手術書である．とくに運動器を扱う整形外科の手術は，脊髄・末梢神経疾患では腫瘍の摘出や除圧，神経の移植手技など繊細で高度の手術技術が，骨・関節疾患では個々の症例に応じた各種機能再建術や人工関節手術手技が，また脊椎疾患では除圧術や変形の矯正・固定術，さらにインストゥルメンテーション手術手技などが求められ，その進入法や手術法も多岐にわたる．

　そこで今回，運動器の各分野で多くの手術経験を有し，現在も第一線で活躍中のわが国トップレベルの整形外科医に執筆を依頼し，整形外科手術の基本から部位別に各種手術法をすべて網羅した《整形外科手術イラストレイテッド》（全10冊）を刊行することとなった．本書は整形外科手術の教科書としてバイブル的存在に成りうる内容を有しており，実際に手術室に持ち込んで，本書を傍らに置いて参考にしながらナビゲーションしてくれる整形外科手術書となっている．本書には，使用する手術機器の使い方から手術体位，そして手技のコツや留意すべき点，落とし穴などが鮮明なイラストを用いて分かりやすく丁寧に説明されている．整形外科の専門医や認定医，指導医，そして整形外科を目指している研修医や専修医，また，手術室の看護スタッフや臨床助手の方々にも大いに役立つ手術書である．

　本書が安全・安心，確実な整形外科手術への一助となり，整形外科を志す若手医師の教育と手術手技向上に繋がれば幸いである．

2010年8月

総編集　戸山芳昭
慶應義塾常任理事
慶應義塾大学医学部整形外科教授

序

　近年の医療は目覚ましい進歩を遂げている．外科的治療においても"ダビンチ"などに代表される新たな手術用機器が次々と開発され，臨床応用されている．これら最先端医療機器の開発に加えて，CTやMRIを用いての手術用ナビゲーション・システムなども普及し，より低侵襲な手術，より安全・確実な手術が可能となっている．しかし，外科手術の基本はやはりopen surgeryであり，いかなる場合でも，手術に必要な局所解剖を理解したうえで，基本手術手技を十分に習得しておくことは必須である．

　この度，《整形外科手術イラストレイテッド》シリーズのなかで最も基本となる手術手技を取り上げた『基本手術手技』を発刊することとなった．本書では，第1章に基本的な手術器具の使い方を，第2章には皮膚（縫合と植皮，皮弁術など），筋・腱（剥離・縫合，移植，移行・固定術など），骨（移植・延長術など），末梢神経（剥離，縫合，移植，移行術など），関節の手術（滑膜切除，固定，人工関節置換術など）や四肢切断術，マイクロサージャリー（血管縫合，切断再接着，血管柄付き骨移植術など），感染症や腫瘍に対する手術の基本手技を，そして第3章には外傷治療の基本手技を収載している．執筆者は，現在，第一線で活躍中のエキスパートにお願いし，実際に役立つ手術手技のポイントを，動画や美しく見やすいイラストで分かりやすく説明していただいた．本書は整形外科手術の教科書として，学生の教育から実際に手術を行っている先生方，そして手術室などで実際の手術に携わる看護師などの医療従事者にきわめて有用な手術書である．

　また本書に加え，手術時に必要な骨・関節・筋肉・末梢神経・血管など整形外科手術に必要な局所解剖が一目で理解しやすく図示されている書籍『運動器局所解剖アトラス』を傍らに置いて共にご利用いただけると，さらに理解しやすい手術書である．整形外科を専門としている先生方や，これから専門医を目指す若手医師には十分満足いただける手術書であり，本書が運動器の手術に際して術者を含めた多くの医療従事者のお役に立てれば幸いである．

　2017年4月

専門編集　戸山芳昭
慶應義塾常任理事
慶應義塾大学名誉教授

整形外科手術イラストレイテッド
基本手術手技
CONTENTS

I 基本手術器具の使い方

基本手術器具の使い方 ………………………………………………… 西浦康正　2

❶メス　❷摂子（セッシ）／ピンセット　❸剪刀／鋏　❹鉗子　❺持針器　❻骨切りノミと槌　❼鋭匙（エイヒ）　❽ラスパトリウム／骨膜剥離子　❾ドリル／穿孔器　❿エアドリル　⓫ボーンソー／動力骨鋸

II 基本的な手術手技

皮膚の手術

創傷の処置，皮膚縫合 ………………………………… 山崎　宏，加藤博之　16

❶術前の消毒　❷洗浄する　❸デブリドマンを行う　❹皮下の剥離を行う　❺止血する　❻皮下縫合を行う　❼真皮縫合を行う　❽表皮縫合を行う

遊離植皮 ……………………………………………… 朝村真一，磯貝典孝　21

❶母床の処置　❷植皮片の採取部位と厚さを決定する　❸植皮片を採取する　❹植皮片の固定と保護

有茎皮弁，遊離皮弁 …………………………………………… 平瀬雄一　27

❶皮弁のデザイン　❷皮弁の血管茎の走行を確認する　❸筋膜弁を挙上する　❹筋膜弁で被覆する　❺植皮を行う　❻閉創する

筋・腱の手術

筋切り術，腱切り術 …………………………………………… 中島育昌　31

オマリー手術 …………………………………………………………………… 32

❶手術体位，皮切　❷大腿直筋起始部の切離　❸腸腰筋の切離　❹関節包・Y靱帯（腸骨大腿靱帯）の切離　❺皮膚の縫合　❻内転筋の切離

尖足に対する腓腹筋の延長 …………………………………………………… 35

❶手術体位　❷下腿後面を縦切し，腓腹筋腱を露出する　❸腓腹筋の選択的延長を行い，尖足を矯正する

腱延長術 ·······太田憲和, 下村哲史　36

❶腱延長を行うべき筋を特定し, 延長量を推測する　❷延長法の選定　❸腱を展開する　❹縫合糸をかける　❺腱をスライドさせて延長する　❻腱を縫合する

腱剥離術 ·····················吉川泰弘　40

手指屈筋腱剥離術 ······················　41

❶術前の処置と準備　❷皮切　❸十分に展開し, 近位側から鋭的に剥離操作を行う　❹腱損傷部の確認・処置　❺腱鞘の縫合・処置

腱縫合術 ···············森谷浩治, 吉津孝衛　45

❶縫合材料の準備　❷手術体位　❸皮切　❹展開および近位断端の処置　❺主縫合１：Pennington 法　❻主縫合２：津下法簡便常用法　❼主縫合３：吉津１法　❽補助縫合

腱移植術 MOVIE ············· 坪川直人　52

屈筋腱に対する腱移植術 ···············　52

❶術前に皮膚性・関節性拘縮の有無を確認する　❷損傷腱の腱, 線維性腱鞘の状態を観察する　❸移植腱（長掌筋腱, 足底筋腱, 足趾伸筋腱）を採取する　❹移植腱を手根管内, 腱鞘内に通す　❺移植腱と屈筋腱遠位断端の腱縫合を行う　❻移植腱と屈筋腱近位断端の腱縫合を行い緊張を決める

腱移行術 ···············石黒　隆, 池上博泰　58

長母指伸筋腱断裂に対する腱移行術 ···············　58

❶末梢腱（断裂腱）を展開する　❷移行腱を展開する　❸移行腱の緊張を決定して仮縫合する　❹腱端を結節縫合する

関節リウマチの伸筋腱皮下断裂に対する端側縫合による腱移行術 ·········　61

腱固定術 MOVIE ·············· 土井一輝　62

総指伸筋腱固定術による手指・手関節伸展再建 ···············　63

❶術前の確認事項　❷皮膚切開　❸総指伸筋腱を同定し, 展開する　❹橈骨への腱固定の準備　❺腱固定術を行う　❻皮膚閉鎖を行う

末梢神経の手術

神経剥離術, 神経縫合術, 神経移植術 MOVIE ···············平田　仁　67

外傷性神経腫に対する神経剥離, 神経移植, 神経縫合 ···············　71

❶術前の処置と準備　❷神経損傷部を展開する　❸神経断端を新鮮化する　❹移植神経を採取する　❺神経移植と神経縫合

神経移行術 ·· 堀内行雄　75

筋皮神経への肋間神経移行術 ························· 75

❶術前の処置と準備　❷手術体位と皮切　❸筋皮神経を同定し，剥離する　❹肋骨骨膜の展開　❺肋間神経を同定し，剥離挙上する　❻肋間神経と筋皮神経の神経縫合の準備　❼肋間神経と筋皮神経を端端縫合する　❽閉創する

骨移植術

骨移植術 ································· 泉田良一，逸見　治　83

❶母床を作製する　❷移植骨を選択する　❸移植法　❹必要な場合の固定法　❺困難な固定の一例　❻decortication（Judet）法

骨軟骨移植術

骨軟骨柱移植術　MOVIE ················· 船越忠直，岩崎倫政　87

❶手術体位と皮切，展開　❷病巣部を同定，移植する骨軟骨欠損部を新鮮化する　❸移植母床を計測し，移植骨軟骨柱のサイズと本数を決定する　❹骨軟骨柱を採取する　❺骨軟骨柱を移植する　❻閉創する

肋骨肋軟骨移植術 ···························· 佐藤和毅　91

肋骨肋軟骨移植術による指PIP関節全置換術 ·············· 92

❶術前の準備　❷手術体位　❸アプローチと病巣の展開　❹移植母床を作製する　❺肋骨肋軟骨移行部を展開する　❻骨軟骨片を採取する　❼採取した骨軟骨片をトリミングする　❽移植骨軟骨片を固定する　❾止血，洗浄，閉創する

手根骨からの骨軟骨移植術 ····················· 石田　治　101

❶移植床を準備する　❷骨軟骨片を採取する　❸移植片を移植・固定する

骨延長術

骨延長術 ································· 渡部欣忍　104

大腿骨延長術 ································· 104

❶術前の評価　❷手術計画（作図）　❸ハーフピンの刺入位置と骨切り部を決める　❹ハーフピンを設置する　❺創外固定器を仮設置する　❻骨切りを行い，創外固定器を再設置する　❼骨延長を開始する　❽延長仮骨の成熟を待って創外固定器を抜去する

関節の手術

滑膜切除術 …………………………………………………………………… 桃原茂樹　110

❶術前の準備　❷関節鏡視下手術の際のアプローチ　❸滑膜を切除する

関節固定術

肩関節固定術 ………………………………………………………………… 玉井和哉　116

❶移植骨を採取する　❷手術体位と皮切　❸肩関節を展開する　❹関節軟骨を
切除する　❺プレートを成形する　❻関節を固定する　❼骨移植を行う

手関節固定術 ……………………………………………………………兒玉　祥，水関隆也　120

❶手術体位　❷手関節を展開する　❸関節内の処置を行う　❹関節を固定する
❺閉創する

手指関節固定術 ……………………………………………………………… 田崎憲一　124

指 DIP 関節，母指 IP 関節の固定術（K 鋼線）………………………………　126

❶関節を展開する　❷関節軟骨・軟骨下骨を切除する　❸K 鋼線の刺入で固定
角度を決める　❹K 鋼線による関節固定　❺閉創する

指 PIP 関節，指・母指 MP 関節の固定術（鋼線締結法）………………………　129

指 PIP 関節：❶関節を展開する　❷関節軟骨・軟骨下骨を切除する　❸K 鋼
線の刺入で固定角度を決める　❹鋼線締結法による関節固定　❺閉創する

指・母指 MP 関節：❶関節を展開する　❷関節軟骨・軟骨下骨を切除する
❸K 鋼線の刺入で固定角度を決める　❹鋼線締結法による関節固定

指 PIP 関節，母指 IP 関節の固定術（髄内スクリュー固定）………………　133

❶関節を展開して，K 鋼線で仮固定する　❷髄内スクリューによる関節固定
❸閉創する

股関節固定術 ………………………………………………………………… 柳本　繁　135

❶術前処置と準備

河野慣用法：❷手術体位　❸手術アプローチと股関節部の展開　❹関節軟骨を
切除する　❺関節を固定する

Müller 法：❷手術体位　❸手術アプローチと股関節部の展開　❹腸骨翼，骨
頭外側，大転子部が一直線上になるように形成する　❺関節を固定する

膝関節固定術 ………………………………………………………………… 冨士川恭輔　143

❶皮切，展開　❷関節内の処置　❸プレート固定用骨溝を作製する　❹プレー
トによる内固定　❺骨移植　❻膝蓋骨の固定　❼閉創

足関節固定術 MOVIE ··· 橋本健史　147

距腿関節固定術 ··· 147

❶術前の準備を行う　❷足関節前方アプローチで距腿関節を展開する　❸足関節前方部の関節面を展開する　❹軟骨面を切除してアライメントを整える　❺スクリュー固定を行う　❻術野を閉創する

距骨下関節固定術 ··· 153

❶術前の準備を行う　❷足関節外側アプローチで距骨下関節を展開する　❸軟骨面を切除してアライメントを整える　❹スクリュー固定を行う　❺術野を閉創する

三関節固定術 ··· 156

❶術前の準備を行う　❷足関節外側アプローチで距骨下関節，距舟関節，踵立方関節を展開する　❸軟骨面を切除してアライメントを整える　❹スクリュー固定を行う　❺術野を閉創する

人工関節置換術
人工肩関節全置換術 ·· 柴田陽三　158

❶手術体位　❷皮切と表層の展開　❸肩甲下筋腱を切離する　❹上腕骨骨頭を切除する　❺関節窩下方から後方および上方の関節包を切離する　❻関節窩の処置　❼上腕骨の処置　❽インプラントを挿入する　❾肩甲下筋腱を上腕骨近位端に縫合する　❿閉創する

人工肘関節全置換術 MOVIE ··· 池上博泰　165

❶術前準備　❷尺骨神経の剥離展開，前方移動を行う　❸肘関節内を展開する　❹尺骨インプラントを挿入する　❺上腕骨インプラントを挿入する　❻整復を行って腕尺関節の適合性を確認する　❼非連結型の場合には，関節包や靱帯の一部を再縫合する　❽外側の回外伸筋群の修復と上腕三頭筋の修復を行う　❾尺骨神経の前方移動を行う　❿皮膚を縫合して外固定を行う

人工 PIP 関節置換術 ·· 稲垣克記　173

❶関節を展開する　❷骨切りを行う　❸ドリルホールを作製する　❹人工 PIP 関節設置後，縫合する

人工股関節全置換術 MOVIE ··· 菅野伸彦　178

❶術前計画　❷大腿骨頚部骨切りを行う　❸寛骨臼をリーミングし，カップを固定する　❹大腿骨髄腔をラスピングし，ステムを挿入する　❺可動域や安定性を確認し，ライナーとヘッドを装着する

人工膝関節全置換術 MOVIE ··· 松本秀男　184

❶術前計画　❷手術体位と皮切　❸大腿四頭筋および関節を展開する　❹骨切りを行う　❺トライアルによる確認を行う　❻インプラントを挿入，固定する　❼洗浄後，追層縫合する

人工足関節全置換術 ·· 宇佐見則夫　190

❶アプローチと関節内の展開　❷関節面の骨切りを行う　❸コンポーネントを置くための骨切りを行う　❹トライアルで確認後，人工足関節を設置する

切断術

上肢の切断術 ……………………………………………江森誠人, 和田卓郎		193

　後方アプローチによる肩甲帯離断 ……………………………………………… 194

　　❶手術体位　❷皮切　❸展開し, 最初に後方の処置を行う　❹前方の処置を行
　　う　❺創閉鎖する

手指の切断術 ………………………………………………………………… 鈴木克侍　199

　小指列切断 (小指中手骨切断) ………………………………………………… 200

　　❶骨抜き皮弁法のデザインを行う　❷背側と掌側の剥離, 組織の同定を行う
　　❸腱, 血管, 神経の切離を行う　❹中手骨で骨切りを行う　❺指列切除を行う
　　❻内在筋腱の腱移行を行う　❼骨抜き皮弁で閉創する

　示指列切断 (示指中手骨切断) ………………………………………………… 203

　　❶骨抜き皮弁法のデザイン　❷腱, 血管, 神経の切離, 中手骨骨切り, 指列切
　　除を行う　❸内在筋腱の腱移行を行う

　中指列切断 (中指中手骨切断) ………………………………………………… 205

　　❶骨抜き皮弁法のデザイン

股関節と骨盤の切断術 MOVIE ……………………………… 小林英介, 中馬広一　207

　片側骨盤半截術 ………………………………………………………………… 208

　　❶術前の処置と準備　❷手術体位と皮切のデザイン　❸前方展開　❹後方展開
　　❺離断する　❻閉創する

下肢の切断術 MOVIE ……………………………………………………… 野本　聡　212

　下腿切断 ………………………………………………………………………… 213

　　❶切開線を決定する　❷前外側コンパートメントの切離　❸脛骨・腓骨の骨切
　　りと後方コンパートメントの切離　❹骨断端を被覆する　❺止血, 閉創する

　大腿切断 ………………………………………………………………………… 215

　　❶切開線を決定する　❷皮弁を作製する　❸大腿四頭筋の切離　❹大腿骨骨切
　　り　❺大腿後方筋群の切離　❻骨断端を被覆する　❼止血, 閉創する

足の切断術 MOVIE ………………………………………………………… 須田康文　218

　足壊疽に対する列切断 ………………………………………………………… 219

　　❶術前の準備　❷皮切線のデザインと病変切除　❸切除端を観察し, 骨切除,
　　新鮮化する　❹皮膚を縫合する

マイクロサージャリー

血管縫合術 ……………………………………………………… 大久保康一，別府諸兄　223

切断指再接着における血管縫合術 ………………………………………… 224

❶術前の準備　**❷**切断端を展開する　**❸**クリップを装用する　**❹**血管断端を新鮮化する　**❺**血管の内腔を観察する　**❻**血管を縫合する　**❼**血流開通試験を行う　**❽**指腹部のピンクアップの評価

切断指（肢）再接着術　MOVIE ……………………………… 坂本相哲，服部泰典　230

❶切断指の準備：血管，神経の同定と剥離　**❷**切断中枢端の処置：血管，神経，腱の同定と剥離　**❸**骨接合　**❹**腱縫合　**❺**血管吻合　**❻**神経縫合　**❼**創を閉鎖する

遊離皮弁術　MOVIE ………………………………………… 松浦愼太郎，石田勝大　235

遊離広背筋皮弁術 ……………………………………………………………… 236

❶移植床の準備　**❷**皮弁デザインと皮弁挙上　**❸**血管吻合，皮膚縫合

遊離前外側大腿皮弁術 ………………………………………………………… 238

❶移植床の準備　**❷**前外側大腿皮弁のデザインと挙上　**❸**血管吻合，皮弁の縫合

血管柄付き腓骨移植術　MOVIE ……………………………………… 矢島弘嗣　241

血管柄付き腓骨採取 …………………………………………………………… 242

❶術前準備　**❷**手術体位，皮切　**❸**皮切を切開して，皮膚穿通枝を確認する　**❹**皮弁を挙上し，腓骨外側を展開する　**❺**腓骨を切離する　**❻**腓骨動静脈を剥離する　**❼**後脛骨筋および長母趾屈筋を切離する　**❽**小児における脛腓間固定術

toe to thumb/finger transfer ……………………………………… 矢島弘嗣　247

❶術前準備　**❷**移植床を展開する　**❸**足趾を採取する　**❹**手への移植　**❺**創を閉鎖する

感染症

骨髄炎に対する治療 ……………………………………………… 小谷明弘，星　亨　252

開放療法（Papineau 法） ……………………………………………………… 253

❶Ⅰ期：病巣掻爬＋開放処置（2〜3週）　**❷**Ⅱ期：海綿骨移植＋開放処置（6〜12週）　**❸**Ⅲ期：植皮術（FTSG または STSG）

抗菌薬含有骨セメント埋入法 ………………………………………………… 255

❶抗菌薬含有骨セメントビーズ　**❷**抗菌薬含有可動式骨セメントスペーサー

骨移動術（bone transportation） …………………………………………… 257

化膿性関節炎に対する治療 MOVIE ………………………………………… 小谷明弘　259

❶膝関節穿刺　❷関節鏡視下手術（膝関節）　❸関節切開病巣掻爬　❹閉鎖式持続洗浄

腫瘍

生検 ……………………………………………………………………………… 矢部啓夫　263

❶術前の処置と準備　❷正しい皮膚切開を行い，適切な進入路を選択する　❸確実に目的組織を採取し，組織診断を行う　❹止血を十分にして，偽被膜，筋膜を縫合する　❺ドレーンを留置する　❻骨腫瘍の場合

良性軟部腫瘍に対する手術 MOVIE ……………………………………… 森井健司　268

膝窩脂肪性腫瘍に対する辺縁切除術 ……………………………………………… 269

❶手術の準備　❷皮膚切開　❸剥離が容易な部位から進入し，腫瘍を剥離する　❹閉創する

悪性軟部腫瘍に対する手術 MOVIE ……………………………………… 森井健司　273

縫工筋遠位に発生した粘液型脂肪肉腫に対する広範切除術 ………………… 273

❶術前計画　❷腫瘍周囲へ進入する　❸腫瘍周囲を展開し，広範切除を行う　❹閉創する

良性骨腫瘍に対する手術 ……………………………………………………… 森岡秀夫　278

❶骨移植の準備をする　❷皮切と腫瘍へのアプローチを行う　❸骨皮質を開窓する　❹骨内の腫瘍を掻爬する　❺骨移植を行う

悪性骨腫瘍に対する手術 ……………………………………………………… 森岡秀夫　284

❶広範切除縁を確保するための切除計画　❷広範切除後骨欠損部再建のための準備　❸皮切および広範切除のアプローチ　❹内側広筋を部分切除，腓腹筋と内転筋を切離する（内側アプローチ）　❺関節切開，靱帯切離，骨切り，神経血管束の剥離を行う　❻広範切除を終了する　❼骨欠損部を再建する（腫瘍用人工関節の設置）　❽残存軟部組織を修復し，閉創する

III 外傷治療の基本手技

軟部組織損傷の治療

軟部組織損傷の治療 ……………………………………………… 山中一良　294

❶問診，視診および検査を行う　❷麻酔法を選択する　❸創を処置する　❹創を縫合する

骨折固定

骨折観血的固定術の原則と整復手技 ………………………… 高畑智嗣　298

❶整復の確認　❷牽引（長さの回復）　❸てこ　❹骨把持鉗子　❺joy stick 法　❻整復困難な場合

ピン固定，ワイヤー固定 ……………………………………… 岩部昌平　305

❶ピン固定の基本　❷ワイヤー締結の基本　❸ tension band wiring（TBW）

スクリュー固定 ………………………………………………… 田中　正　311

❶ラグスクリュー固定　❷ポジションスクリュー固定　❸整復用スクリュー固定

プレート＆スクリュー固定 …………………………………… 金谷文則　315

❶上腕骨骨幹部骨折　❷上腕骨遠位粉砕骨折　❸脛骨プラトー骨折（部分関節内割裂・陥没）　❹足関節三果骨折

髄内釘固定 ……………………………………………………… 野々宮廣章　321

❶術前計画を立てる　❷整復する　❸ガイドワイヤー挿入　❹リーミングする　❺ネイル長の計測を行う　❻ネイルを挿入する　❼横止めスクリュー固定を行う　❽エンドキャップの固定を行う

創外固定 MOVIE ………………………………………… 湯川昌広，藤　哲　327

開放骨折に対する創外固定 ………………………………………… 328

❶デブリドマンと洗浄を行う　❷骨折の整復・仮固定を行う　❸創外固定を行う　❹軟部組織の処置を行う

遷延治癒・偽関節に対する治療

遷延治癒・偽関節に対する治療 MOVIE ………… 岩部昌平，佐々木 孝　336

皮質むき法と自家海綿骨移植 ……………………………………… 336

粉砕法（chipping 法）…………………………………………… 338

骨移動法 ……………………………………………………………… 339

Masquelet 法（induced membrane technique）…………………… 340

変形治癒骨折に対する治療

変形治癒骨折に対する治療 MOVIE ·· 村瀬 剛 342

橈骨遠位端骨折変形治癒に対する矯正骨切り術 ······························· 343

❶単純X線画像を用いて手術計画を立てる　❷変形治癒部を展開，プレート遠位部のスクリュー孔を作製する　❸変形治癒部で骨切りする　❹遠位骨片にプレートをスクリュー固定する　❺矯正と仮固定の後，近位部のスクリュー固定を行う　❻骨移植を行う

索引 ·· 347

DVD CONTENTS

筋・腱の手術
| Movie 1 | 腱移植術 | 坪川直人 |
| Movie 2 | 腱固定術 | 土井一輝 |

末梢神経の手術
| Movie 3 | 神経剥離術，神経縫合術，神経移植術 | 平田 仁 |

骨軟骨移植術
| Movie 4 | 骨軟骨柱移植術 | 船越忠直，岩崎倫政 |

関節の手術
Movie 5	足関節固定術	橋本健史
Movie 6	人工肘関節全置換術	池上博泰
Movie 7	人工股関節全置換術	菅野伸彦
Movie 8	人工膝関節全置換術	松本秀男

切断術
Movie 9	片側骨盤半截術	小林英介，中馬広一
Movie 10	下腿の切断術	野本 聡
Movie 11	足の切断術	須田康文

マイクロサージャリー
Movie 12	切断指再接着術	坂本相哲，服部泰典
Movie 13	遊離広背筋皮弁術	松浦愼太郎，石田勝大
Movie 14	血管柄付き腓骨移植術—腓骨採取	矢島弘嗣

感染症
| Movie 15 | 化膿性膝関節炎に対する治療—膝関節穿刺，関節鏡視下手術 | 小谷明弘 |

腫瘍
| Movie 16 | 膝窩脂肪性腫瘍に対する辺縁切除術 | 森井健司 |
| Movie 17 | 粘液型脂肪肉腫に対する広範切除術 | 森井健司 |

骨折固定
| Movie 18 | 開放骨折に対する創外固定 | 湯川昌広 |

遷延治癒・偽関節に対する治療
| Movie 19 | 皮質むき法 | 岩部昌平，佐々木 孝 |

変形治癒骨折に対する治療
| Movie 20 | 橈骨遠位端骨折変形治癒に対する矯正骨切り術 | 村瀬 剛 |

付属 DVD-VIDEO について

1. 本書に付属する DVD は DVD-VIDEO です．ご覧になるには，DVD-VIDEO に対応する再生機器をご使用ください．DVD-VIDEO に対応するパソコンでもソフトウェア環境などにより，まれに再生できない場合がございますが，弊社での動作保証はいたしかねますので，あらかじめご了承ください．
2. 本 DVD-VIDEO に記録された動画像の著作権は各著者が保有しています．またこれらの著作物の翻訳，複写，転載，データベースへの取り込みおよび送信・放映に関する許諾権は，小社が保有しています．本 DVD-VIDEO の著作物の無断複製を禁じます．
3. 本 DVD-VIDEO は『整形外科手術イラストレイテッド 基本手術手技』に付属するものです．DVD-VIDEO 単独での販売はいたしません．
4. 本 DVD-VIDEO の使用，あるいは使用不能によって生じた損害に対しての保証はいたしません．
5. 本 DVD-VIDEO の図書館での利用は館内閲覧に限るものとします．
6. 本 DVD-VIDEO をパソコンで再生される場合，以下の環境を推奨します．

Windows
DVD-ROM ドライブを搭載し，かつ DVD-VIDEO 再生ソフトウェアがインストールされた PC
OS：Microsoft Windows 7・8・10
CPU：1GHz 以上のプロセッサー
メモリ：2GB 以上
Macintosh
DVD-ROM ドライブを搭載し，かつ DVD-VIDEO 再生ソフトウェアがインストールされた Mac
OS：Mac OS 10 以降
CPU：1GHz 以上のプロセッサー
メモリ：2GB 以上

Microsoft，Windows は米国 Microsoft Corporation の米国およびその他の国における登録商標です．
Macintosh，Mac OS は米国 Apple Computer, Inc の米国およびその他の国における登録商標です．

整形外科手術イラストレイテッド

基本手術手技

執筆者一覧（執筆順）

西浦康正
筑波大学附属病院土浦市地域臨床教育
センター

山崎　宏
相澤病院

加藤博之
信州大学

朝村真一
和歌山県立医科大学

磯貝典孝
近畿大学

平瀬雄一
四谷メディカルキューブ手の外科・
マイクロサージャリーセンター

中畠育昌
甲州リハビリテーション病院

太田憲和
東京都立小児総合医療センター

下村哲史
東京都立小児総合医療センター

吉川泰弘
駒沢病院

森谷浩治
一般財団法人新潟手の外科研究所

吉津孝衛
一般財団法人新潟手の外科研究所

坪川直人
一般財団法人新潟手の外科研究所

石黒　隆
いしぐろ整形外科

池上博泰
東邦大学

土井一輝
小郡第一総合病院

平田　仁
名古屋大学

堀内行雄
川崎市立川崎病院

泉田良一
江戸川病院慶友人工関節センター

遊見　治
江戸川病院慶友人工関節センター

船越忠直
北海道大学

岩崎倫政
北海道大学

佐藤和毅
慶應義塾大学

石田　治
広島市立広島市民病院

渡部欣忍
帝京大学

桃原茂樹
草薙整形外科リウマチクリニック

玉井和哉
獨協医科大学

兒玉　祥
広島県立障害者リハビリテーションセンター

水関隆也
広島県立障害者リハビリテーションセンター

田崎憲一
荻窪病院整形外科手外科センター

柳本　繁
東京都済生会中央病院

冨士川恭輔
元防衛医科大学校

橋本健史
慶應義塾大学スポーツ医学研究センター

柴田陽三
福岡大学筑紫病院

稲垣克記
昭和大学

菅野伸彦
大阪大学

松本秀男
慶應義塾大学スポーツ医学総合センター

宇佐見則夫
うさみ整形外科

江森誠人
札幌医科大学

和田卓郎
済生会小樽病院

鈴木克侍
藤田保健衛生大学

小林英介
国立がん研究センター中央病院

中馬広一
国立がん研究センター中央病院

野本　聡
済生会横浜市東部病院

須田康文
国際医療福祉大学塩谷病院

大久保康一
藤崎病院

別府諸兄
日本股関節研究振興財団

坂本相哲
小郡第一総合病院

服部泰典
小郡第一総合病院

松浦愼太郎
東京慈恵会医科大学

石田勝大
東京慈恵会医科大学

矢島弘嗣
市立奈良病院

小谷明弘
立正佼成会附属佼成病院

星　享
東大和病院

矢部啓夫
伊豆慶友病院

森井健司
杏林大学

森岡秀夫
国立病院機構東京医療センター

山中一良
済生会神奈川県病院

高畑智嗣
上都賀総合病院

岩部昌平
済生会宇都宮病院

田中　正
君津中央病院

金谷文則
琉球大学

野々宮廣章
静岡赤十字病院

湯川昌広
弘前記念病院

藤　哲
独立行政法人国立病院機構弘前病院

佐々木孝
済生会神奈川県病院

村瀬　剛
大阪大学

I 基本手術器具の使い方

基本手術器具の使い方

基本手術器具の種類と使い方

❶ メス

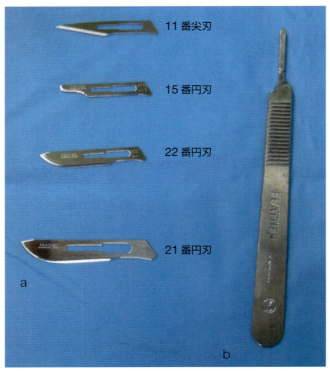

[1] メス
a：メスの刃．
b：メスホルダー．

- メスホルダーとディスポーザブルの刃から成る．尖刃と円刃があり，いくつかの大きさがある [1]．部位や用途によって使い分ける．皮膚，筋膜，骨膜などいろいろな組織の切開に用いる．
- いくつかの持ち方があるが，刃先を安定させられればよい [2]．

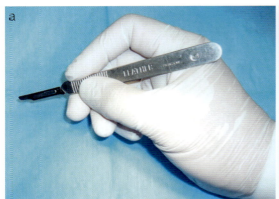 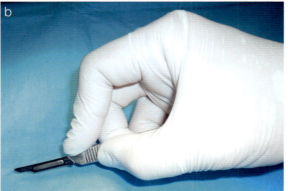

[2] 代表的なメスの持ち方

▶ 皮膚の切開の実際 [3]

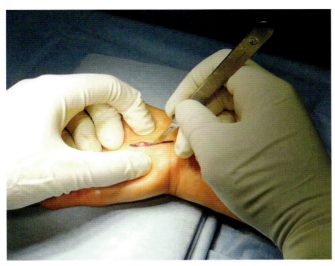

[3] 皮膚の切開
マーキングした皮膚の切開線にメスの刃を垂直に当てる．刃先に適度の圧をかけ，手首を動かさず，皮膚を切る方向に前腕を引きながら皮膚を切開する．メスを持った手と反対側の母指と示指で，切開線に対し両側方に皮膚を押さえて，皮膚を緊張させて切ると，切りやすい．

- 皮膚の切開線を皮膚ペンなどでマーキングする．
- マーキングした皮膚の切開線にメスの刃を垂直に当てる．
- 刃先に適度の圧をかけ，手首を動かさず，皮膚を切る方向に前腕を引きながら皮膚を切開する．
- メスの刃は，切開線に対して垂直にする．メスの刃が斜めの状態で皮膚を切開すると，切開面が削げるように斜めになるので，良くない．
- 皮膚が切れる適度の圧をかけて切るべきで，むやみに強い圧をかけて，内部に切り込むのは危険である．
- 手首を動かさず前腕を引きながら切ることで，同じ深さで皮膚を切ることができる．
- メスを持った手と反対側の手で皮膚を緊張させたほうが切開しやすい．

❷ 摂子（セッシ）／ピンセット

- さまざまな形，大きさ，長さのものがある．用いる部位や用途によって，使い分ける [4]．
- 先端に鉤がついたもの（有鉤摂子）と鉤がないもの（無鉤摂子）がある．組織をしっかりと把持したいときには有鉤摂子を，鉤で組織を傷めたくないときには無鉤摂子を用いる．

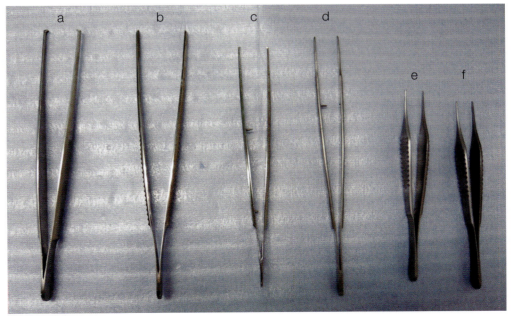

[4] 摂子各種
a：有鉤摂子，b：無鉤摂子，c：マッカンドー摂子，d：止血摂子，e：Adson有鉤摂子，f：Adson無鉤摂子．

4 | I. 基本手術器具の使い方

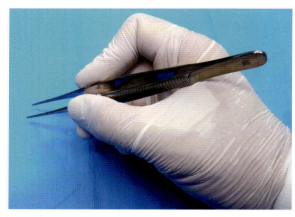

- 母指と示指で挟むように持ち，組織を把持する [5].

[5] 摂子の持ち方
母指と示指で挟むように持ち，先端でつまむ．

❸…剪刀／鋏

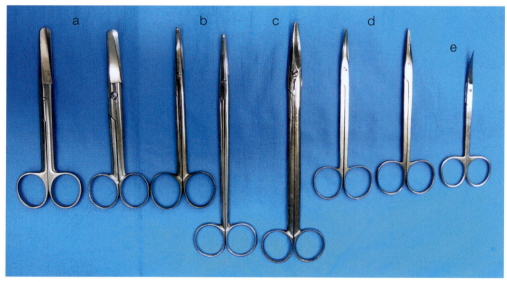

[6] 剪刀各種
a：Cooper 剪刀（曲・直），b：Mayo 剪刀（短・長），c：Metzenbaum 剪刀，d：形成外科用剪刀（曲・直），
e：眼科用（虹彩）剪刀（曲）．

- さまざまな形，大きさ，長さのものがある．先端がまっすぐなもの（直剪刀）と先端が弯曲したもの（曲剪刀）がある．Cooper 剪刀，Mayo 剪刀，Metzenbaum 剪刀，形成外科用剪刀，眼科用（虹彩）剪刀などがよく用いられる [6]．用いる部位や用途によって，使い分ける．
- 組織を切開，切離するほか，結合組織の剥離に使用する．
- 右母指と環指を穴に入れ，示指，中指で支えて用いる [7]．小さい鋏は，右母指と中指を穴に入れ，示指を添えてもよい．
- 組織を剥離するときは，先端を剥離したい部分に押し込み，剪刀の背を用い，先端を開閉しながら剥離する．

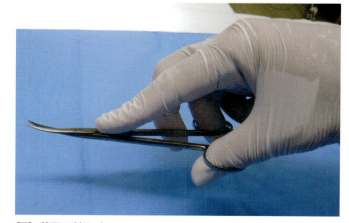

[7] 剪刀の持ち方
右母指と環指を穴に入れ，示指，中指で支える．

❹ 鉗子

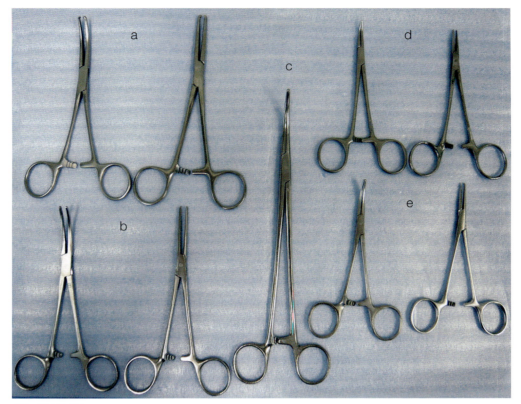

[8] 鉗子各種
a：Kocher鉗子（曲・直），b：Péan鉗子（曲・直），c：Kelly鉗子，d：モスキートKocher鉗子（曲・直），
e：モスキートPéan鉗子（曲・直）．

- さまざまな形，大きさ，長さのものがある．先端がまっすぐなもの・弯曲したもののほか，先端に鉤のついたもの・ついていないものなどがある．先端に鉤がついたKocher鉗子，鉤がついていないPéan鉗子，先端が長く弯曲が強いKelly鉗子，手外科に用いる小型のモスキート鉗子などがよく用いられる[8]．用いる部位や用途によって，使い分ける．
- 先端が開閉し，先端を閉じると，基部にロックがついていてはずれないようになっている．
- 組織の把持のほか，結合組織の剥離，糸やガーゼの誘導などに用いる．
- 有鉤鉗子は，組織をしっかり把持したいときに用いる．
- 無鉤鉗子は，組織の剥離や止血のため血管を挟むときなどに用いる．
- 組織を剥離するときは，母指と環指を鉗子の穴に通し，示指・中指を添えて，先端を剥離したい部分に押し込み，鉗子の先端を開閉しながら剥離する．

❺ 持針器

- さまざまな形，大きさ，長さのものがある．Mathieu持針器，Hegar持針器などがよく用いられる[9]．
- 先端に針を把持する部分があり，手前にロックする部分がある．柄の部分を押すと，近位のロックがはずれ，持針器の先端が開く．針を把持し，柄の部分を握って軽く押すとロックがかかって針がはずれなくなる．

▶皮膚縫合における持針器の使い方の実際 [10]

- 左手に持った摂子で創縁をつまみ，少し翻転させながら，右手に持った持針器で把持した針の先端を皮膚に突き刺す．
- 針の弯曲に合わせて前腕を回外させながら針を送ると針が皮膚を貫く．
- 持針器の柄を握って，ロックを外す．
- 持針器の先端で軽く針を持って，針を引き出す．
- 左手に持った摂子で針を持ち，右手に持った持針器の先端で持ち直し，ロックをかける．
- 摂子で対向面の創縁をつまみ，今度は創内から皮膚の外側に向かって針を通す．

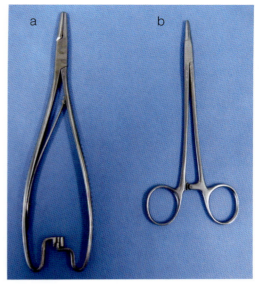

[9] 持針器
a：Mathieu 持針器，b：Hegar 持針器．

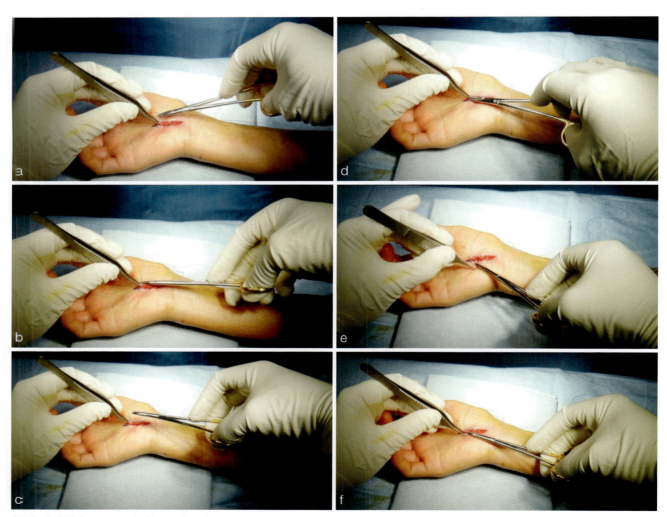

[10] 皮膚縫合における持針器の使い方
a：左手に持った摂子で創縁をつまみ，少し翻転させながら，右手に持った持針器で把持した針の先端を皮膚に垂直に当て，針を押して皮膚に突き刺す．
b：針の弯曲に合わせて前腕を回外させながら針を送ると針が皮膚を貫く．
c：持針器の柄を握って，ロックを外す．
d：持針器の先端で軽く針を持って，針を引き出す．
e：左手に持った摂子で針を持ち，右手に持った持針器の先端で持ち直し，ロックをかける．
f：摂子で対向面の創縁をつまみ，今度は創内から皮膚の外側に向かって針を通す．

❻…骨切りノミと槌

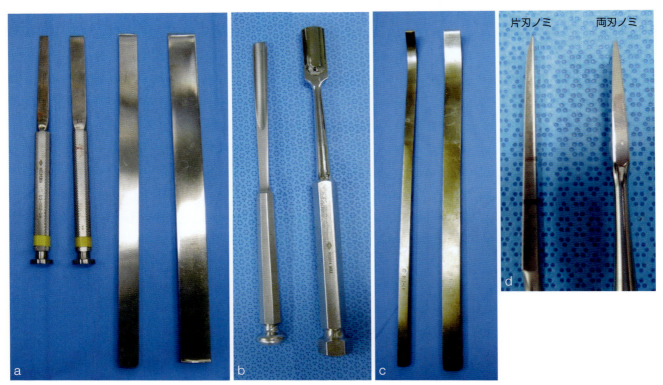

[11] 骨切りノミ
a：平ノミ，b：丸ノミ，c：曲がりノミ，d：片刃ノミと両刃ノミ．

- 形状的に，平ノミ，丸ノミ，曲がりノミなどがあり，平ノミには，片刃（chisel）と両刃（osteotome）がある．刃の幅，柄の太さ・長さ，弯曲の形・程度，重さの違うものなど種々のものがある [11]．切る骨の大きさや深さ，目的によって使い分ける．
- 両刃平ノミが最も一般的に用いられる．片刃平ノミは，刃の食い込みが良く，一定方向に進むという特徴がある．骨を薄く切りやすいので，骨表面を削ったり，平坦に削る場合に用いる．丸ノミは弧状に骨を切りたい場合や骨棘を削りたい場合に用いる．
- 槌は，先端がプラスチック製で軽いもの，先端が金属製で重いもの，大きさが異なるものなどがある．小さな骨や比較的軟らかい骨を切る場合は，プラスチック製の軽いものを，大きな太い骨や硬い骨を切る場合は，金属製の重いものを用いる．
- ノミで骨を横断的に切る場合，可能なら反対側を剥離し，レトラクターや曲がりエレバなどを挿入して，反対側の組織を保護する．

▶骨切りノミの使い方の実際

- 右利きの場合，左手でノミの柄の部分を持って，ノミの先端を切りたい部分に当て方向を定め，先端がずれないようにしっかりと把持して，ノミの後方部分を槌で叩く [12]．小さなノミは，左母指・示指・中指で支えるように持つ．大きなノミは，柄を握ってしっかり把持する．

- 骨が割れないように常に注意する必要がある．槌を一気に叩くのではなく，最初は切れ込みを入れるように弱めの力で叩く．切れ具合を確かめながら，力を調節しながら叩くようにする．
- 皮質骨を切る際は，刃渡り全体を当てても刃先がすべって容易には切れない．ノミの角を斜めに当てて切れ込みを作り，そこに刃を入れて切っていくか，もしくはKirschner鋼線（K-wire）でいくつかの穴を開け，その穴にノミの角を斜めに当て，穴をつなげるように溝を作ってから切っていくとよい．
- 海綿骨は，骨が軟らかく切れやすい．海綿骨をつぶさないように注意する．
- 長管骨を横断的に骨切りする場合，断面が丸いので，手前の皮質が切れたら，両側方の皮質を切るように同じ面でノミを当てながら切っていく．一気に切るのではなく，ノミより薄いメジャーなどを骨切り部位に刺して深度を確かめながら進める．中央が最も深く切りづらい．両側の切れている部分から斜めにノミを当てながら切り，可動性を確かめながら，反対側の皮質が割れないように注意する．

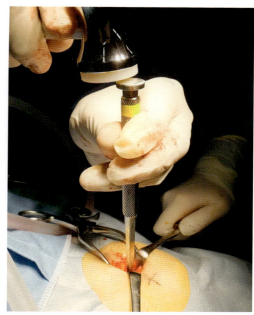

[12] 骨切りノミの使い方
左母指・示指・中指で支えるようにノミの柄の部分を持って，ノミの先端を切りたい部分に当て方向を定める．先端がずれないようにしっかりと把持して，ノミの後方部分を槌で叩く．骨切りする骨の反対側にレトラクターや曲がりエレバなどを挿入して，反対側の組織を保護している．

❼…鋭匙（エイヒ）

- 先端の形・大きさ，柄の長さ・重さなどが異なる種々のものがある [13]．用いる部位や用途によって，使い分ける．
- 骨の表面や内部の軟部組織，骨組織，腫瘍などを取り除いたり，採取したりする場合に用いる．

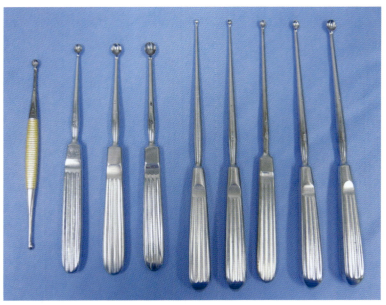

[13] 鋭匙各種

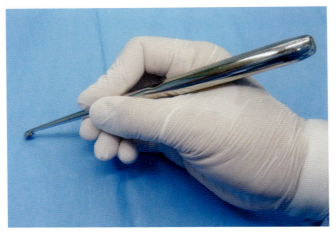

- 利き手の母指と中指で柄の部分を挟むように持ち，示指を上からあてがう [14]．先端の丸い部分の凹側の刃の先端を，切除したい組織に斜めに押しつけ，引っかけて引くか，あるいは回転させて，その組織を切除する．

[14] 鋭匙の使い方
利き手の母指と中指で柄の部分を挟むように持ち，示指を上からあてがう．先端の丸い部分の凹側の刃の先端を，切除したい組織に斜めに押しつけ，引っかけて引くか，あるいは回転させて，その組織を切除する．

⑧…ラスパトリウム／骨膜剥離子

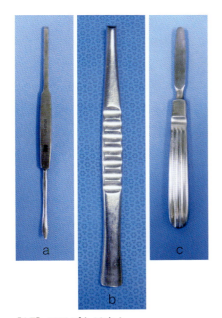

[15] ラスパトリウム
a：手外科用ラスパトリウム，b：前田岩原式ラスパトリウム，c：万能ラスパトリウム．

- 形，大きさ，長さなどが異なる種々のものがある [15]．骨膜を剥離する場合に用いる．

▶ラスパトリウムの使い方の実際 [16]

- 長軸方向に骨膜をメスで切開する．
- ラスパトリウムの柄を利き手の母指と中指で挟むように持ち，示指を柄の上にあてがう．
- ラスパトリウムの刃の先端が骨膜の下に入るように斜めに角度をつけて刃先を押し当てながら，刃を骨膜下で横方向に動かして，骨膜を数 mm ずつ剥離していく．
- 必要な長さを剥離したら，今度は縦方向に少し剥がしてから同じ操作を行う．骨膜の連続性を保つように意識しながら，剥離範囲を広げていく．
- 反対側の手をあてがい支えると，滑りにくい．

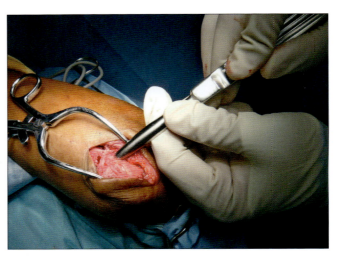

[16] ラスパトリウムの使い方
ラスパトリウムの柄を利き手の母指と中指で挟むように持ち，示指を柄の上にあてがう．滑らないように，反対側の手をあてがい支える．ラスパトリウムの刃の先端が，切開した骨膜の下に入るように斜めに角度をつけて刃先を押し当てながら，骨膜の下で刃を横方向に動かして，骨膜を剥離する．

❾…ドリル／穿孔器

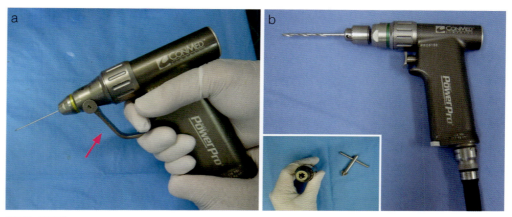

[17] ドリル
a：オートチャック式．本体のレバー（→）を握ると，K-wire が固定され，レバーを離すと，K-wire を引き抜くことができるので，便利である．
b：ヤコブスチャック式．スクリュードリルを専用のネジ回しで締めて固定する．本体にある，順回転と逆回転の切り替えレバーを確認し，切り替える必要がある．

- 鋼線を刺入したり，screw を挿入するために骨に穴を開けたりする器械であり，気動式，電動式，手動式がある．
- 先端部分は，オートチャック式のものとヤコブスチャック式のものがよく用いられる [17]．
- オートチャック式 [17a] のものは，K-wire の刺入に用いる．本体のレバーを握ると，K-wire が固定され，レバーを離すと，K-wire を引き抜くことができるので，便利である．
- ヤコブスチャック式 [17b] のものは，スクリュードリルを使う場合に用いる．専用のネジ回しで締めて固定する．
- スクリュードリルには，螺旋の溝があるため，順回転で先に進み，逆回転では後退する（抜けてくる）．本体にある，順回転と逆回転の切り替えレバーを確認し，切り替える必要がある．
- 周囲の軟部組織を巻き込まないように注意する．損傷を避けたい組織がある場合は，ドリルガイドを用いる．ドリルガイドは，方向を定めるためにも役立つ．
- 片手操作も可能であるが，ドリル先端を安定させたい場合は，利き手で本体を持ち，反対側の手で支え，脇を締めて持つ．

▶ ドリルの使い方の実際

- 穴を開けたい部分にドリル先端を当てる．前後・左右からドリルの角度を見て方向を確認し，少し押しながらドリリングする．ドリル先端の角度が変わらないように常に注意する．正確に方向を確認したい場合は，X 線透視装置を用いる．
- ドリルの進み具合によって，力加減を調整する．ドリルの進み具合は，骨の硬さ，ドリルの回転速度（トルク），ドリルの切れ具合，押す力の程度などによる．成人男性では骨が硬く，小児や高齢女性では骨が軟らかい．また，太い長管骨ほど皮質が硬く厚い．ドリルは，新しくシャープなものは切れ味が良いが，

古くなると切れにくくなる．スクリュードリルの切れが悪く，骨が硬くて，簡単にドリリングできない場合は，径がやや細い K-wire で穴を作ってから，ドリリングするとよい．切れない状態でむやみにドリルを回し続けると，熱が発生し，骨表面が壊死するので，避けるべきである．

- 斜めにドリリングしたい場合は，まず，皮質に垂直にドリリングして，表面を少し削ってから角度を変えてドリリングする．
- 長管骨では片側の皮質を破ると，音が変わって急に抵抗がなくなり，ドリルが進む．音と抵抗に注意して反対側の皮質を破りそうに感じたら，引くことを意識しておき，抵抗がなくなったら，即座にドリルを引く．むやみにドリルを進めると，反対側の組織を巻き込み，損傷する危険がある．
- K-wire は表面が平滑で周囲組織を巻き込みにくいため，神経損傷の危険は少ない．スクリュードリルには溝があり，いったん軟部組織を巻き込むと，巻き込みながら回るため，神経を巻き込んだら損傷を免れないので，より注意を要する．対側をレトラクトしたい場合は，曲がりエレバか，レトラクターを用いる．

❿ エアドリル

- ハンドピース，バーガード，バーから成る [18a]．気動式と電動式がある．スイッチは，ハンドピースについているものとフットスイッチのものがある．
- バーには，スチールバー（カッティングバー）とダイヤモンドバーがあり [18b]，バーの径，長さにはさまざまな種類がある．スチールバーは切れが良いが，周囲の軟部組織を巻き込みやすい．ダイヤモンドバーはスチールバーに比べ，切れが悪いが，周囲の軟部組織を巻き込みにくい．また，細かく削るため，出血が少ない．脊髄や神経に近く，慎重に骨を削る必要がある部位では，ダイヤモンドバーを用いる．
- バーガードには，長いものと短いものがあるが，バーの露出部が長いと，周囲の軟部組織を巻き込みやすいので，バーガードが長いものを用いたほうが安全である．
- 周囲の軟部組織を巻き込まないように，筋鉤などで避ける．削る骨の表面の軟部組織をよく切除する．

▶エアドリルの使い方の実際

- 術野の外で，バーを回転させてみて，回転音とスピードを確認する．
- 必ず両手で持つ．利き手で鉛筆を持つように持ち，左手を添えて支え，脇を締めて，バーの先端を安定させる [19]．
- バーの先端を削る骨の表面に近づけ，当初はやや遅いスピードでバーを回転させながら，骨の表面に当て少しずつ削る．バーの先端がはじかれないようなら，回転速度を上げ，削れ具合を把握する．いきなり速く回転させると，バーの先端が骨にはじかれることがあるので，注意する．

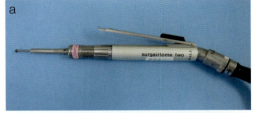
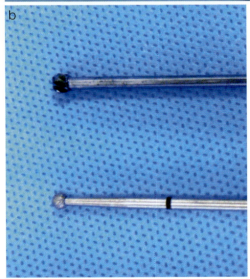

[18] エアドリル
a：エアドリル．
b：スチールバー（カッティングバー）（上）とダイヤモンドバー（下）．

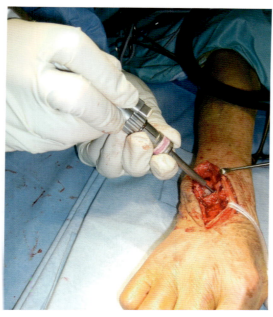

[19] エアドリルの使い方
利き手で鉛筆を持つように持ち，左手を添えて支え，脇を締めて，バーの先端を安定させる．バーの先端を左右，前後にこするように動かして，骨を削っていく．

- バーの先端を左右，前後にこするように動かして，骨を削っていく．
- 骨を削ることによって，熱が発生する．連続して骨を削り続けるのではなく，少し削ったら，バーの回転を止め，生理食塩水をかけて冷やし，水とともに削り粉を吸引除去する．
- バーは，周囲組織を巻き込まないように，完全に回転を止めた状態にしてから術野から出す．

⑪ ボーンソー／動力骨鋸

- ハンドピースの先端に鋸刃を取り付けて用いる [20]．気動式と電動式がある．スイッチは，ハンドピースについているものとフットスイッチのものがある．鋸刃の形状，大きさ，長さには種々のものがある．部位や用途によって，使い分ける．
- 骨切りノミと同じく，可能なら反対側を剥離し，レトラクターや曲がりエレバなどを挿入して，反対側の組織を保護する．
- 刃の先端が振動するので，刃が当たって周囲の組織を損傷しないように，筋鈎などを当てガードする．

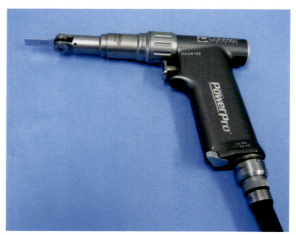

[20] ボーンソー

▶ ボーンソーの使い方の実際

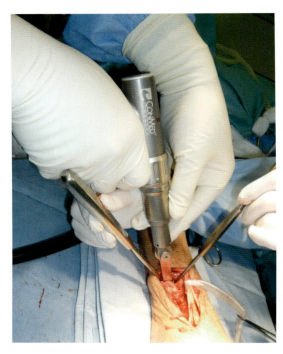

[21] ボーンソーの使い方
利き手でハンドピースを把持し，刃を骨切りする部分に当てる．反対側の手を横からあてがい，脇を締めて先端をしっかりと安定させる．刃を振動させながら，少しずつ骨を切っていく．

- 必ず両手で持つ．利き手でハンドピースを把持し，刃を骨切りする部分に当て，方向を定める．反対側の手を横からあてがい，脇を締めて先端をしっかりと安定させる [21].
- スイッチを入れ，刃を振動させながら，少しずつ骨に当て，まず，骨に切れ込みを入れる．方向を確かめ，切れ込みに刃を沿わせ，切れ具合を確かめながら，少しずつ切っていく．深度をイメージしながら刃を深部に進める．熱が発生するので，ときどき刃の振動を止めて，生理食塩水をかけて冷やし，水とともに削り粉を吸引除去する．
- 反対側を切る場合は，刃が進みすぎないように注意する．最後は骨切りノミで切ってもよい．
- 完全に刃の振動を止めた状態にしてから術野から出す．

(西浦康正)

■参考文献

1. 林浩一郎. 17 一般手術手技. 整形外科病棟勤務ハンドブック. 改訂第 7 版. 東京：南江堂；2000. p.37-45.
2. 林浩一郎. 18 特殊手術手技. 整形外科病棟勤務ハンドブック. 改訂第 7 版. 東京：南江堂；2000. p.46-69.
3. 黒坂昌弘. B 基本手術器具の構造と使い方. 第 15 章 手術療法 手術的治療の基本. 第 III 編 整形外科治療総論. 松野丈夫，中村利孝総編集. 標準整形外科学. 第 12 版. 東京：医学書院；2015. p.197-200.

II 基本的な手術手技

皮膚の手術

創傷の処置，皮膚縫合

手術の概要

- 急性創傷とは新鮮外傷や手術創などの創傷治癒が正常に働く創で，慢性創傷とは褥瘡などの正常な治癒が働かない創のことをいう．本項では急性創傷を扱う．
- 縫合の目的は，創傷の自然治癒を助けるために，組織を接合し治癒しやすい環境に整えることである．
- 感染を回避するためには初期治療時のデブリドマンが最も重要である．壊死組織の除去，十分な止血，異物除去がなされない場合は創を閉じてはいけない．
- 縫合する際は死腔のないように注意する．
- 皮膚の局所血流を阻害しないために，締めすぎず，かつゆるまない縫合が必要である．

適応

- デブリドマン後の皮膚縫合の適応は，①創に緊張がかからずに閉鎖できること，②閉創時に死腔ができないこと，③すべての壊死組織と異物が除去されていることである．
- 以下の場合は縫合を行わずに創部を開放とする．①受傷から6～8時間汚染された状態で創部が開放していた場合（初期治療で洗浄，デブリドマン，抗生物質の投与が行われている場合はこの限りではない），②感染しそうな傷，たとえば異物が除去しきれていない傷，③動物・ヒト咬傷，④貫通創などである．これらの創傷は最初に"ゆるく"閉鎖しても創縁が自然に閉じてしまうため，湿ったガーゼでゆるめに覆うだけにしておく．

手術のポイント

①術前の消毒．
②洗浄する．
③デブリドマンを行う．
④皮下の剥離を行う．
⑤止血する．
⑥皮下縫合を行う．
⑦真皮縫合を行う．
⑧表皮縫合を行う．

━━手術手技の実際

❶…術前の消毒

- これまで消毒は広く行われてきたが，その殺菌性よりも組織毒性のほうが問題となっている．消毒を行う場合は創部周囲の皮膚だけにとどめ，創傷部の表皮下組織は刺激の強い消毒液（未希釈のポビドンヨードなど）にさらさないようにする．

❷…洗浄する

- 大量の流水で洗浄する．使用する水は水道水でも十分であるが，温かい生理食塩水は最も組織損傷が少ない．
- 創傷部およびその周囲の皮膚を洗浄する．
- 創傷部はガーゼなどで優しく洗う．ブラッシングしたり乱暴に洗ったりはしない．
- ガラス片などの異物は先の丸い鉗子でそっと触診し，特徴的なカチッという感覚を参考に探す．X線画像で除去されたか確認する．

▶ 手技のコツ

洗浄方法
- 大量の水でも表面を流れ去るのでは意味がない．生理食塩水のプラスチックボトルやシリンジの先端を創部の奥に当て，水が創部の奥から異物とともに表面に流れるように洗浄する．

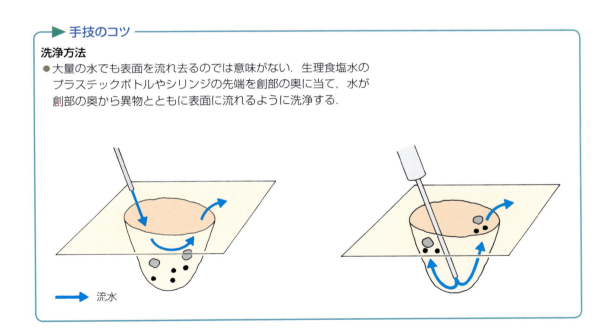

→ 流水

❸…デブリドマンを行う

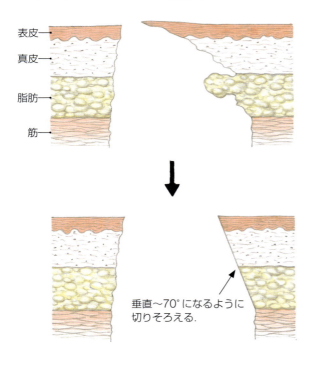

- 血行のない組織を残存させた場合，遅発性の感染率が上昇する．皮膚・皮下・筋膜は出血がみられるまでメスで切除し，損傷した皮膚の辺縁は1〜2 mm切除する．鋭角に傾斜した創縁は，垂直〜70°になるように切りそろえる．
- 組織を温存できるかどうかの判断は，止血帯を解除して，組織からの出血の有無，色調で決定する．

> ▶ポイント
> **筋肉を温存できるかの判断**
> - 止血帯を解除した状態で筋肉を摂子でつまんだりバイポーラ電気メスで軽く刺激したりしてみる．収縮性（contractility）が悪い筋肉は後に壊死することがあるので，重要でない部分なら思い切って切除する．

❹…皮下の剥離を行う

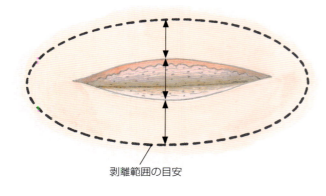

- 剥離範囲の目安としては，切除幅（皮膚欠損幅）と同じ長さを創縁から剥離する．

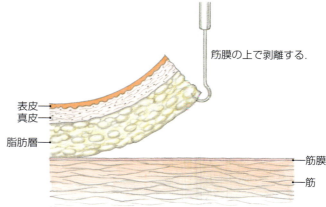

- 剥離する層は，四肢体幹では皮下表在筋膜もしくは深在筋膜の上とする．

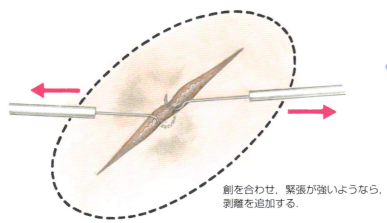

創を合わせ，緊張が強いようなら，剥離を追加する．

● スキンフックを創縁にかけて合わせ，緊張がなくなるまで剥離する．

❺…止血する

- 出血点がわからないときには，ガーゼで圧迫して出血を一時的に停止させる．その後，ガーゼで圧迫を加えつつずらしていくと，出血点の確認が容易となる．
- 太い血管は結紮を行い，細い血管はバイポーラ電気メスで凝固する．

❻…皮下縫合を行う

- 同じ組織の層同士を縫合し，死腔を予防する．
- 死腔や出血のおそれがある場合はドレーンを留置する．

❼…真皮縫合を行う

- 体幹，四肢の皮膚は緊張が強く厚みがあるため，術後に創部に緊張がかかり瘢痕の幅が広がりやすい．
- 創縁を高く盛り上げて密着させることが重要である．とくに肘や膝の伸側では15～20 mmほどの盛り上がりが必要である．
- 創縁を外反させて創縁から遠い皮下から針を通す．真皮に針をかけて皮膚表面に軽く陥凹が生じる程度とする．針の弯曲を利用して皮下から針を出す．この糸を結ぶと創縁が盛り上がる．

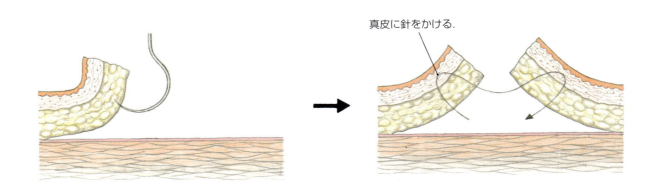

真皮に針をかける．

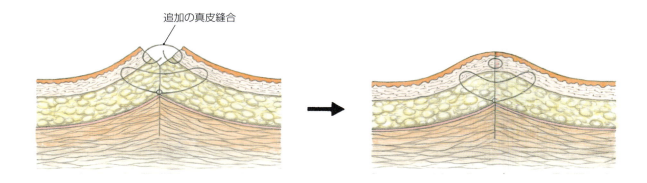
追加の真皮縫合

- 盛り上げすぎて創縁が離開している部分は，細い糸で真皮縫合を追加して密着させる．
- 3-0，4-0のモノフィラメントの吸収糸を使用する．

❽ 表皮縫合を行う

- 創縁の微妙なずれの修正を行う．
- 4-0，5-0のモノフィラメントのナイロン糸を使用する．
- 皮膚に90°の角度で針を刺入し，針の弯曲を利用して対側の皮膚に出す．

▶ 手技のコツ

- 術後の腫脹を考慮して，皮膚と糸のあいだにわずかに隙間があく程度に糸を結ぶ [1]．縫合糸痕を残さないために5日程度で抜糸する．

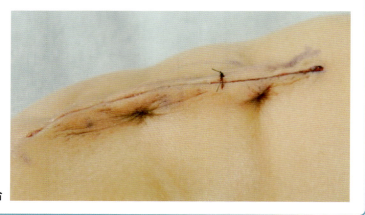

[1] 表皮縫合

（山崎　宏，加藤博之）

■参考文献
1. 加藤博之．軟部組織損傷．松野丈夫ほか編．標準整形外科学．第12版．東京：医学書院；2014. p. 762-74.
2. 岡崎　睦．皮膚縫合の基本手技—状況に応じた縫合法．Monthly Book Orthopaedics 2013；1：1-7.

皮膚の手術

遊離植皮

手術の概要

- 皮膚欠損部（母床）において，直接的な創閉鎖が困難な場合，母床は植皮術か皮弁術で被覆される．かつて，有茎植皮術という言葉が，有茎皮弁術と同義に使われていた．現在では，植皮あるいは植皮術という言葉は，遊離植皮術をさす．
- 遊離植皮術は，ある部位から採取した血流のない皮膚組織（植皮片）を，母床に移植し，母床からの血管再構築により，植皮片の生着を期待するという方法である．
- 植皮術の成功，すなわち植皮片を生着させるためには，皮膚の解剖学的構造，植皮片の生着メカニズムを把握したうえでの手術手技が重要となる．
- 本項では，全層植皮術については割愛し，分層植皮術の実際例をあげ，その手技の特徴や手術における注意点などについて概説する．

▶適応

- 生着するか否かは，母床の状態に依存する．母床は植皮片を養う能力のある創面，すなわち血流のある組織や健康な肉芽でなければならない．
- 血管再構築が期待できない組織，すなわちパラテノン（腱傍組織）がない腱，軟骨膜が除去された軟骨，骨膜で覆われていない皮質骨などは，適応とならない．
- 母床が放射線照射を受けている症例や，低栄養状態（貧血，低蛋白血症など）の症例では，適応とならないこともある．
- 以上は，植皮片が生着するか否かという意味での適応である．よって，他の術式と比べ遊離植皮術が最も望ましいか否かという意味での適応判断は難しい．整容面を重視した場合，遊離植皮術が第一選択となることは少ない．

▶手術のポイント

①母床に存在する不良肉芽や壊死組織は除去し，母床は平坦化する．母床辺縁に瘢痕組織が存在すれば，可能な限り切除し，拘縮を解除する．
②植皮片の採取部位と厚さを決定する．
③植皮片を採取する．ダーマトームは皮膚面に対して均等に圧迫しながら進め，植皮片を採取する．
④植皮片の固定は，母床と植皮片のあいだに死腔が生じないようにするため，タイオーバー法を行う．

●──手術手技の実際

❶…母床の処置

- 母床に壊死組織や不良肉芽が存在すれば，血流のある組織や良好な肉芽が認められるまで，デブリドマンを行う．
- 母床に凹凸が生じると，植皮片の浮き上がりや血腫形成の原因となるため，母床はできるだけ平坦化する．
- 母床の辺縁に瘢痕組織が存在すれば，その組織は切除する．整容面の観点からすると，瘢痕組織の切除は，正常の皮膚が露出するまで行うのが好ましい．
- 術後，植皮片の収縮を考慮し，植皮片が円形状にならないようにジグザグの皮膚切開を追加する [1].

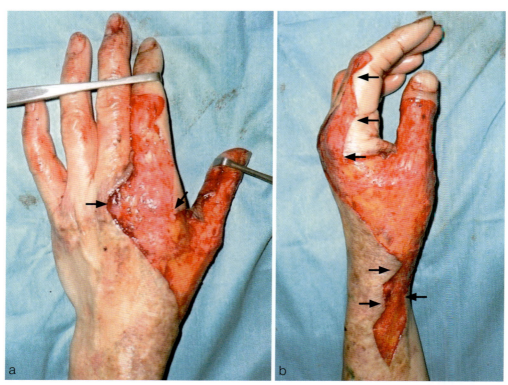

[1] 母床の処置
ジグザグ切開（➤）．

❷…植皮片の採取部位と厚さを決定する

- 全身のあらゆる部位で採取することは可能であるが，大腿外側部や殿部のような下着で隠れる部位を，まず考慮する．
- 大腿内側部は，術後の疼痛や肥厚性瘢痕などに悩まされるため，採取部位としては選択しない．
- 母床の状態・部位・範囲から，植皮片の採取部位を決定する．
- 整容面と機能面の両者を考慮して，植皮片の厚さを決定する．

▶ポイント

植皮片の厚さについて
- 植皮片の厚さを決めるとき，植皮片が薄いほど生着しやすいが，術後の収縮率に大きくなる．植皮片が厚いほど質感が良くなるため，整容的には良い[1] **[2]**.
- 皮膚の厚さは，部位によって違うだけでなく，性差においても違うことも知っておかなければならない[2] **[3]**.

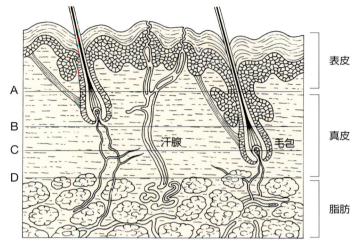

[3] 皮膚の厚さにおける男女差

	男	女
鎖骨部	960 μm	560 μm
前胸部	1,390	1,490
腹部	1,440	1,230
背部	2,280	1,470
鼠径部	500	500
大腿部	1,160	1,080

(Lee Y, et al. Surg Radiol Anat 2002 ; 24 : 183-9[2] より)

[2] 植皮片の厚さによる分類
A：薄い分層植皮，B：中間分層植皮，C：厚い分層植皮，D：全層植皮.
(Converse JM. Reconstructive plastic surgery. 2nd ed. W.B.Saunders ; 1977. p.166-81[1] より)

❸ 植皮片を採取する

- 母床の範囲が大きい場合，必然的に分層植皮術となる．採取器具は電動か手動のダーマトームを用いる．近年，簡便性の点から，電動ダーマトームが各施設で普及されている．よって，ここでは電動ダーマトームによる植皮片の採取について説明する．
- 採取直前に，採取する範囲をあらかじめイメージしておくことが重要である **[4a]**.
- ダーマトーム全体が皮膚面に対して，均等に圧迫されれば，ダーマトームを押し進めるだけで容易に皮膚が採取できる **[4b]**.

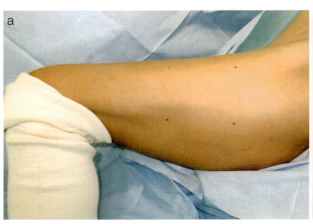 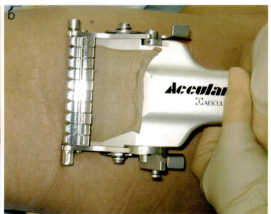

[4] 植皮片の採取
a：大腿外側部（平らな部位），b：皮膚にダーマトームを押し進めると，容易に採取できる.

❹ 植皮片の固定と保護

- 術後血腫の予防のため，母床から出血がないように，十分に止血操作を行う．
- 母床の凹凸により，植皮片への均等な圧迫が難しい場合，凹凸部にアンカー縫合を行い，そして，綿花などをその部に充填し，植皮片と母床のあいだの死腔をなくす．
- 植皮片と母床のあいだに死腔を生じないようにするため，通常，植皮片はタイオーバーを用いる [5]．
- 四肢では，タイオーバーを用いず，ガーゼ包帯とギプスで圧迫・固定することもある．

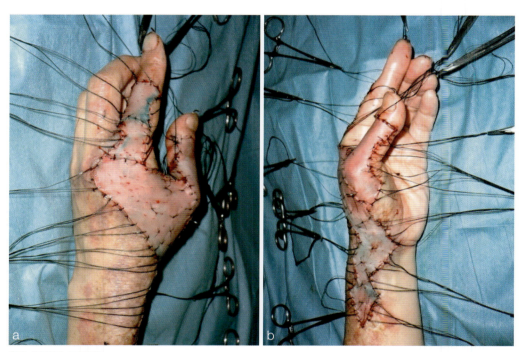

[5] 植皮片の固定
植皮片の固定により，血腫や浮腫の予防となり，植皮片への血管侵入が容易となる．

▶ 手技のコツ

タイオーバーは強く圧迫しない
- タイオーバーは，植皮片の周囲を長い糸で縫着しつつ，植皮片を包みこむようにする方法で，植皮片の固定（圧迫やずれ予防）を目的とした手技である．圧迫の程度は，静脈圧に等しいといわれ，強く圧迫しない．
- またタイオーバーは，植皮片の浮き上がりやずれを予防するので，"圧迫する"より，"固定する"ことが重要である [6]．

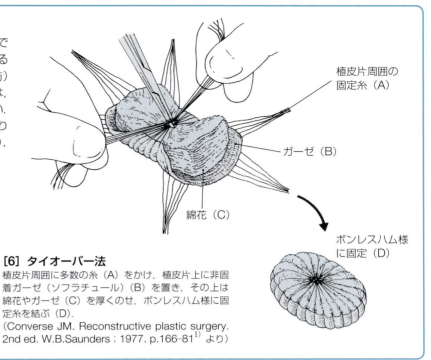

[6] タイオーバー法
植皮片周囲に多数の糸（A）をかけ，植皮片上に非固着ガーゼ（ソフラチュール）（B）を置き，その上は綿花やガーゼ（C）を厚くのせ，ボンレスハム様に固定糸を結ぶ（D）．
(Converse JM. Reconstructive plastic surgery. 2nd ed. W.B.Saunders ; 1977. p.166-81[1] より)

▶ 術後処置および後療法

採取部

- 採取直後は，30万倍ボスミン® ガーゼを用いて止血を行う [7]．そして，止血効果のあるアクアセル® やカルトスタット® などの創傷被覆材を用いる．
- 術後数日，滲出液が多いため，頻回のガーゼ交換が必要である．
- 通常，2～3週間で上皮化する．採取部の皮膚は弱く，赤みを帯びて痒みがあるため，ヒルドイドソフト® 軟膏による保湿が必要である．痒みが強い場合，リザベン® の内服を行うこともある．
- 採取部位が露出部であれば，最低1年間，遮光する．

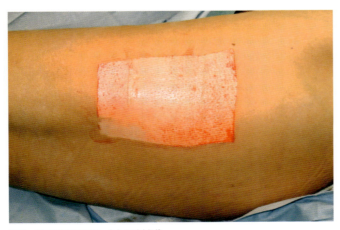

[7] 皮膚採取直後（大腿外側）
30万倍ボスミン® ガーゼを用いて止血．明らかな出血点を認めない．

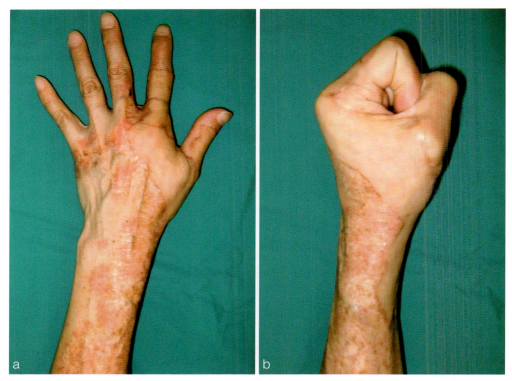

[8] 移植部の術後状態（術後1年）

移植部

- 術後の安静が重要である．四肢では，ギプスによる外固定を行い，患肢を挙上する．
- 術後5～7日目に初回のガーゼ交換を行い，抜糸は，通常10～14日目に行う．
- 外固定は2週間で終了するが，術後1年間，テープ，スポンジ，サポーターなどを用いて，圧迫・固定を行う．
- 生着した植皮片は，乾燥するため，ヒルドイドソフト®軟膏を塗布する．また色素沈着の進行を抑えるために，遮光が最低1年間必要である [8]．

（朝村真一，磯貝典孝）

■文献

1. Converse JM. Reconstructive plastic surgery. 2nd ed. Vol.1. Philadelphia：W.B. Saunders；1977. p. 166-81.
2. Lee Y, Hwang K. Skin thickness of Korean adults. Surg Radiol Anat 2002；24：183-9.

■参考文献

1. 蘇　雅宏，中島龍夫．遊離植皮術の基本手技．Orthopaedics 2000；13：5-9.
2. 向田雅司．植皮の基本手技．Orthopaedics 2013；26：9-15.

皮膚の手術
有茎皮弁，遊離皮弁

手術の概要

- 軟部組織欠損に対して，どの組織を使って，どのように被覆するかは reconstructive ladder の考え方に沿って計画する [1][1,2].
- 欠損している皮膚と"よく似た"組織で再建することを原則とする．よく似た組織で再建できれば，知覚の回復も良く，整容的改善も得られ，満足度も高い．

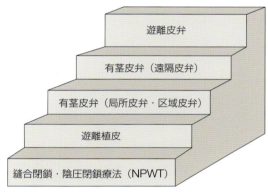

[1] reconstructive ladder

適応

- まずは，そのまま縫合できないかを考えるが，最近では一期的な縫合を目指さずに陰圧閉鎖療法（negative pressure wound therapy：NPWT）も新たな治療法として考えられる[3].
- 次に，遊離植皮ができないか検討する．
- 遊離植皮が適当でない場合は，創の近在で有茎皮弁ができないかを考える．有茎皮弁は移動距離の少ない局所皮弁と，移動距離の大きな遠隔皮弁に分けられる．
- 局所皮弁は欠損部に隣接した部分に作製され，axial pattern flap（血行動態が主たる血管を軸に広がっているもの）である場合は区域皮弁（regional flap）ともよばれる．
- 遠隔皮弁は距離的に遠い部分に作製されるものをいう．これには皮膚弁だけでなく，筋弁や筋膜弁も含まれる．
- 以上のいずれの方法でも被覆困難な場合に遊離皮弁を選択する．遊離皮弁では，血管吻合を要するため，動脈硬化や糖尿病あるいは年齢などによる制限が生じる．

▶手術のポイント

①血管茎の走行を考慮して皮弁のデザインを行う.
②実際の術野で血管の走行を確認して，必要であれば皮弁デザインの変更を行う.
③筋膜弁を挙上する.
④筋膜弁で被覆し，筋膜弁を周囲皮膚に固定する．血管茎が圧迫されないかを確認する．四肢の場合は隣接した関節をシーネ固定する.
⑤固定した筋膜上に植皮を行う.
⑥皮弁採取部を閉創する．必要であれば何らかのドレーン処置を行う.

手術手技の実際

- 下腿アキレス腱上の径4 cmの皮膚欠損を下腿筋膜弁と植皮で再建する[4-6].

❶…皮弁のデザイン

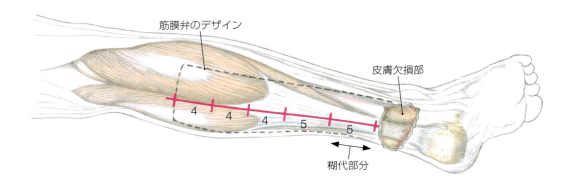

▶ポイント
- 再建部位に厚みをもたせたいときは筋膜を折り重ねることを想定してデザインする.

- 皮膚欠損部の大きさに合わせて5 cm程度の糊代として剥離しない部分を設定し，皮膚欠損部の大きさに合わせて筋膜弁をデザインする．下腿筋膜弁は後脛骨動脈と腓骨動脈からの血行により挙上できる．したがって，上縁は膝窩から3～5 cm末梢，下縁は足関節内果から6～8 cmの領域内で作製する.

❷…皮弁の血管茎の走行を確認する

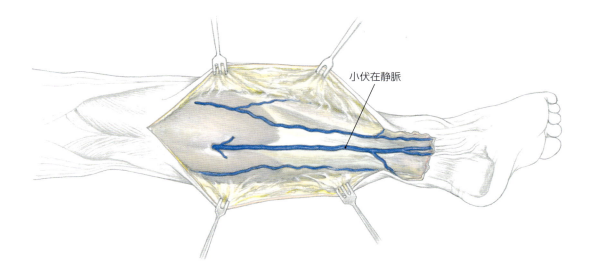

- 駆血帯下で下腿後面に長軸に皮切を加え，わずかな脂肪を付けて皮下を広く剥離する．皮下脂肪の大半は筋膜弁側に残す．
- 下腿筋膜弁の栄養血管は小伏在静脈の周辺を走行しており，小伏在静脈を確実に筋膜弁に含める．

❸…筋膜弁を挙上する

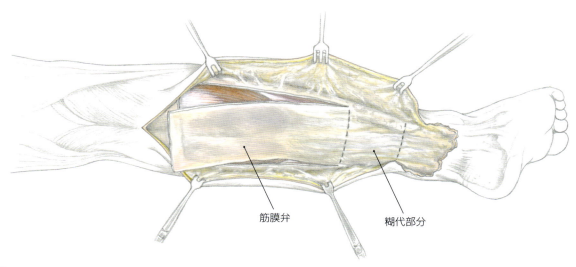

▶ポイント
- 腓腹神経が筋膜弁内に含まれることが多い．温存できないわけではないが，切断しても問題はない．
- また，あまり末梢へ剥離すると後脛骨動脈と腓骨動脈からの穿通枝を傷つけてしまうので，足関節内・外果から6〜8cmの位置を越えて剥離しないように注意する．

- 幅広い皮弁茎（10〜15 cm）で筋膜脂肪弁を筋上で剥離し，末梢へ翻転する．糊代部分は剥離しないように注意する．

❹…筋膜弁で被覆する

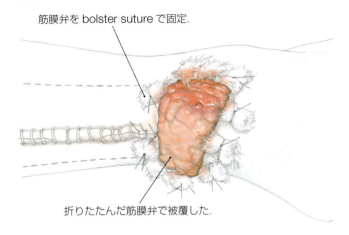

筋膜弁をbolster sutureで固定.

折りたたんだ筋膜弁で被覆した.

- アキレス腱露出部を筋膜弁で被覆し，周囲皮膚に引き込んでbolster sutureで固定する．

▶ポイント
- 筋膜の厚みが足りなければ何重にも折りたたんで厚みをもたせる．

❺…植皮を行う

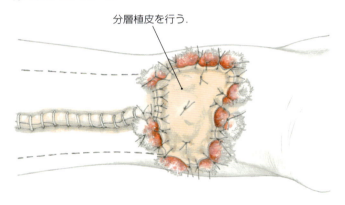

分層植皮を行う.

- 筋膜上に分層植皮を行い，タイオーバー固定あるいは綿包帯で圧迫する．

❻…閉創する

- 皮弁採取部を閉創する．
- 必要であれば何らかのドレーン処置を行う．

▶ 後療法
- 足関節は2週間のギプスシーネ固定とする．

（平瀬雄一）

■文献
1. 児島忠雄ほか．植皮か皮弁かの適応についてのわれわれの見解．形成外科 1990；33：621-30.
2. 児島忠雄．手の皮膚軟部組織欠損に対する術式の選択について．形成外科 1996；39：297-301.
3. Argenta LC, Morykwas MJ. Vacuum-assisted closure：A new method for wound control and treatment：Clinical experience. Ann Plast Surg 1997；38：563-76.
4. 平瀬雄一．Reverse turn-over fascial flap アキレス腱部再建　やさしい皮弁．東京：克誠堂出版；2009. p. 325-6.
5. Thatte RL, et al. A manoeuvre to cover exposed metal using a de-epithelized "turn-over" fasciocutaneous flap. Br J Plast Surg 1985；38：223-9.
6. Sarhadi NS, Quaba AA. Experience with the adipofascial turn-over flap. Br J Plast Surg 1993；46：307-13.

筋切り術，腱切り術 | 31

筋・腱の手術

筋切り術，腱切り術

──手術の概要

- 筋・腱の緊張異常は大関節を含め，関節変形や拘縮の発現，部位によっては体幹の異常姿勢を引き起こす．それに伴い，ADL の制限，疼痛の増悪をきたすことになる．
- 中枢性疾患だけでなく，炎症性疾患や変性疾患にもこのような症状の出現をみる．最近，これらの症状の改善目的として，新たな治療法にボツリヌス注射療法が出現したが，それは一時的な症状の軽減である．手術療法としての筋・腱切り術は，効果の持続や成績などから判断して，その存在価値は高い．
- 本項では，変形性股関節症（以下，股関節症）における O'Malley 法（以下，オマリー手術）を中心に筋・腱切り術の手術方法について述べる．
- オマリー手術は，もともと脳性麻痺患者に対する股関節屈曲変形拘縮に施行されたが，上述したように股関節症にも同様な変形が生ずるため，本法を施行したところ良好な成績を収めたとの報告以来，わが国でもその術式が取り入れられてきた．
- 最近では原法どおりに，主として脳性麻痺患者に施行されることが多くなっているが，股関節症において，人工関節置換術を行うには年齢的に早すぎる症例（ステージは問わない），あるいは人工関節置換術施行後の屈曲変形例などに，症例数は少ないものの，なお用いられてきている．
- またさらに，麻痺性疾患では下肢，とくに足関節を中心に選択的緊張筋解離術が導入され，運動障害を軽減させる目的で取り入れられている．これらに関しても簡単に触れる．

▶適応

- 変形性股関節症（ステージは問わない）．
- 脳性麻痺，脳卒中．
- 関節リウマチにおける足指変形，など．

▶手術のポイント

オマリー手術

①体位：仰臥位とし，脊椎麻酔ないし全身麻酔で行う．
②皮切：上前腸骨棘と膝蓋骨外側縁を結ぶ線上で，上前腸骨棘の末梢1〜2横指から7〜10 cm の縦皮切を加える．
③大腿直筋起始部を切離する．
④腸腰筋を切離する．
⑤関節包・Y 靱帯（腸骨大腿靱帯）を切離する．
⑥皮膚を縫合する．

⑦内転筋を切離する．

尖足に対する腓腹筋の延長
①体位：腹臥位で行う．
②皮切：下腿後面の1/2の高さで縦切を加える．
③腓腹筋腱を露出する
④腓腹筋腱膜を横切し　尖足を矯正する．

手術手技の実際

オマリー手術

❶…手術体位，皮切

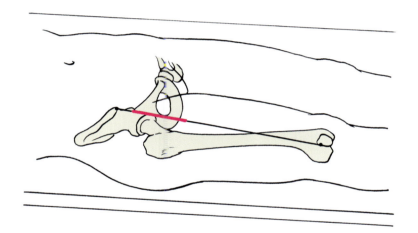

- 仰臥位とし，脊椎麻酔ないしは全身麻酔で行う．
- 上前腸骨棘と膝蓋骨外側縁を結ぶ線上で，上前腸骨棘の末梢1～2横指から7～10 cmの縦皮切を加える．

❷…大腿直筋起始部の切離

- 皮切に沿って筋膜を切開し，縫工筋と大腿長軸に走る大腿筋膜張筋を確認し，この両筋間を分けて進入する．

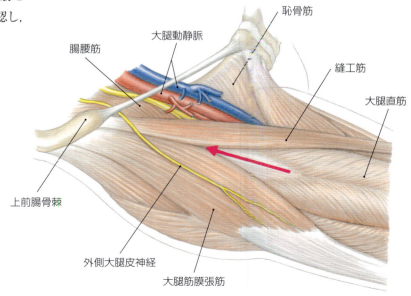

筋切り術，腱切り術 | 33

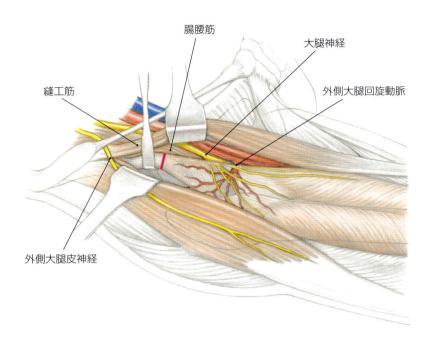

- この部位にある外側大腿皮神経を損傷しないように，縫工筋を内側に，また大腿筋膜張筋を外側に分ける．そうするとその直下に大腿長軸に走る大腿直筋を認める．
- 大腿直筋を，後面とのあいだを十分に剥離して筋鉤で持ち上げ，できる限り起始部に近いところで切離する．

▶ポイント
- 外側大腿皮神経および外側大腿回旋動静脈と大腿神経を損傷しないようにする．

❸…腸腰筋の切離

- 切離した大腿直筋を末梢に翻転すると外側大腿回旋動静脈と大腿神経の筋枝が網状になって存在している．
- この血管・神経網を損傷しないように，用手的にこの末梢で大腿骨内側に沿い，まっすぐに深部に進めると小転子に達する．
- この部で周囲を剥離し，腸腰筋をメスないしは切腱刀（Mayo 剪刀でも可）で切離する．

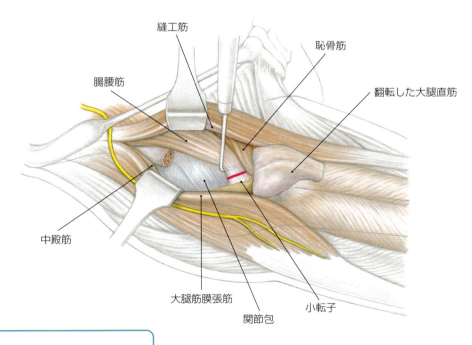

▶ポイント
- 腸腰筋を切離する際，同腱の付着部である小転子を探すにあたって，大腿骨を触れながら深部に進めていくことが鍵となる．

❹ 関節包・Y靭帯（腸骨大腿靭帯）の切離

- 大腿直筋を翻転したまま展開を股関節に移すと，関節包が緊張して存在する．
- 下肢を保持しつつ，回旋して大腿骨頭の動きを確認し，関節包・Y靭帯（腸骨大腿靭帯）を横に切離する．また大腿筋膜張筋の横切も加える．

❺ 皮膚の縫合

- 切離した大腿直筋を元の位置におき，皮下・皮膚縫合を行う．

❻ 内転筋の切離

- 股関節を軽度屈曲・外転位にすると内転筋起始部が緊張してくるので，これを皮下切腱刀で切離する．指先で切離部を圧迫し，その後ガーゼで圧迫固定する．

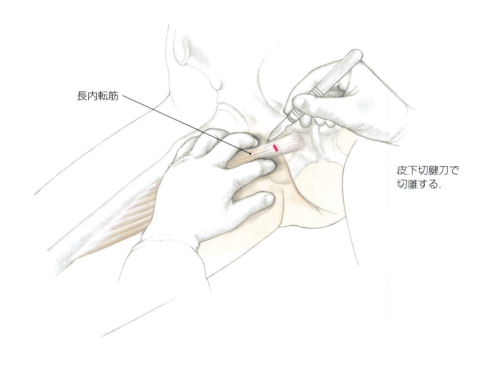

▶後療法

- 術直後から下肢の介達牽引（2〜3 kg），殿部に砂嚢を入れ，股関節は可及的に伸展・外転位，さらに内外旋中間位に保持する．
- 術後は牽引とリハビリテーションが重要である．とくに術直後の牽引下でのX線写真撮影にて，関節裂隙の開大が得られていることが良好な成績につながる．

尖足に対する腓腹筋の延長

❶…手術体位
- 腹臥位で行う．

❷…下腿後面を縦切し，腓腹筋腱を露出する
- 下腿後面の1/2の高さで縦切を加え，腓腹筋腱を露出する．

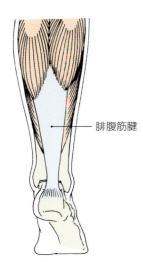
腓腹筋腱

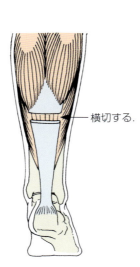
横切する．

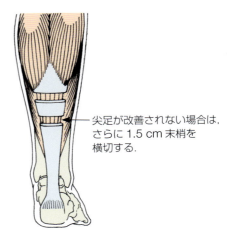
尖足が改善されない場合は，さらに1.5 cm末梢を横切する．

▶ポイント
- 筋・腱切り術を行う筋や腱を解剖学的に，動的に確認しながら行う．時にスライド延長となることもある．

❸…腓腹筋の選択的延長を行い，尖足を矯正する
- 内外側の筋腹の高さで腓腹筋腱膜を横切する．そこで徒手的に尖足の矯正を図る．
- それでも尖足が改善されない場合，さらに1.5 cmくらい末梢で腱膜を横切し，尖足の矯正を行う．

（中島育昌）

■参考文献
1. O'Malley AG, et al. Correspondence and preliminary communications, osteoarthritis of the hip. J Bone Joint Surg Br 1959；41：888-9.
2. 中島育昌．関節温存，筋解離術（オマリー法）．岩本幸英編．新 OS NOW No.11 股関節疾患（小児・成人）の手術療法．東京：メジカルビュー社；2001. p. 135-43.
3. 松尾　隆．脳性麻痺の整形外科的治療．東京：創風社；1998. p. 155.

筋・腱の手術
腱延長術

手術の概要

- 腱延長術は，関節拘縮の原因となっている筋肉の全長を延長することで，肢位の改善や可動域の回復を目的としている．
- 腱延長手術手技は主に3つに分類される [1]．筋腱移行部の腱膜を切離するfractional延長法，および腱実質部で延長を行うスライド延長法とZ延長法である．
- 手術手技自体は比較的容易であるが，どの腱をどの程度延長すべきか判断するには経験を要する．解剖学的知識だけでなく，拘縮の原因となっている疾患の病態と予後，成長に伴う四肢の伸長による影響に関しても深い造詣を必要とする．
- 腱延長後の筋力低下により肢位の支持性が損なわれないような配慮が必要である．松尾は，腓腹筋などの多関節筋に比べて，ヒラメ筋などの単関節筋のほうが肢位の支持性や抗重力安定性に対する寄与率が高く，腱延長は多関節筋に施し，できるだけ単関節筋を温存することを推奨している[1]．
- 本項ではスライド延長法の手術手技について述べる．

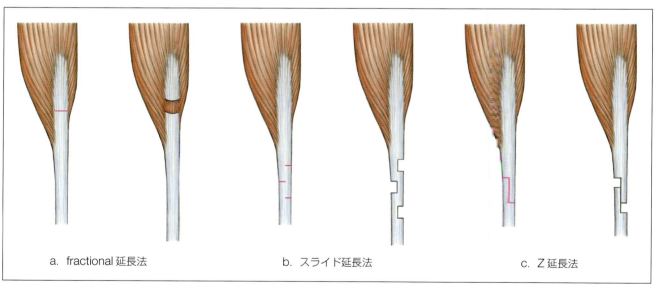

a. fractional 延長法　　b. スライド延長法　　c. Z 延長法

[1] 主な筋延長手術手技

▶適応

- 理学療法や装具治療で矯正が困難な筋短縮に伴う不良肢位全般が腱延長術の対象となるが [2]，適応は相対的なものであり，原因疾患の予後や年齢を考慮したうえで手術時期を判断する必要がある．

▶手術のポイント

①腱延長を行うべき筋を特定し，延長量を推測する．
②延長法の選定．
③腱を展開する．
④縫合糸を掛ける．
⑤スライド延長を行う．
⑥腱を縫合する．

[2] 腱延長術の適応となる代表疾患

中枢神経障害	脳性麻痺 脳卒中 二分脊椎 急性灰白髄炎
末梢神経障害	Charcot-Marie-Tooth 病 腕神経叢麻痺
筋拘縮	コンパートメント症候群 先天性内反足 筋ジストロフィー症
先天性関節拘縮	多発性関節拘縮症

● 手術手技の実際

❶…腱延長を行うべき筋を特定し，延長量を推測する

- 関節可動域の測定および腱制動テストを行って必要な獲得関節可動角と延長すべき筋腱を決定する．
- エコーを用いて対象となる筋の筋腱移行部を観察しながら関節を屈伸させ，関節の運動量に対する筋腱移行部の滑走距離を測定して腱延長量の参考とする．
- 最終的には術中に関節可動域，筋緊張を評価しながら延長量を決定するが，前腕では 10～20 mm，下腿では 15～30 mm ほどの延長量を要することが多い．

❷…延長法の選定

- 推測した延長量から適当な延長手技を選択する．
- 対象となる筋肉の短縮が軽度の場合は，筋力への影響が軽微とされる fractional 延長法を第一選択とする．fractional 延長法による延長可能な長さは 5～10 mm で，切離箇所を追加しても最長で 20 mm 程度である．
- fractional 延長法単独では延長量が不足する場合，腱実質部での延長を追加する．
- 筋肉の短縮や萎縮が高度な場合には，単独でのスライド延長法もしくは Z 延長法を選択する．

図中ラベル：長趾屈筋，後脛骨筋，15～20 mm，15～20 mm，追加スライド延長

▶ポイント

fractional 延長法
- 腱膜切離部は筋腱移行部最遠位より 15～20 mm 以上離す．追加の切離は 15～20 mm 離して行う．

| 38 | II. 基本的な手術手技／筋・腱の手術

❸…腱を展開する

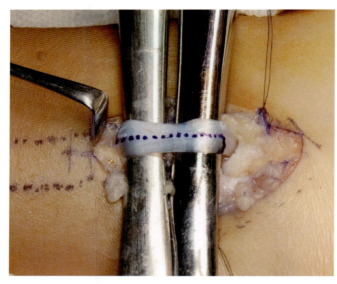

[3] 腱の展開
腱半切部間の距離が予定延長量より 10 ～20 mm 長くなるようにデザインする.

- スライド延長後に，肢位支持に重要な腱では 15～20 mm 以上，それ以外では 10 mm 程度の長さで腱の重なり（縫合部）が残るように腱半切箇所をデザインする.
- できるだけ腱延長部が滑車にかからないようにする.
- 露出した腱の下にエレバトリウムなどを通して挙上しておくと，その後の処置が容易となる [3][2].

❹…縫合糸をかける

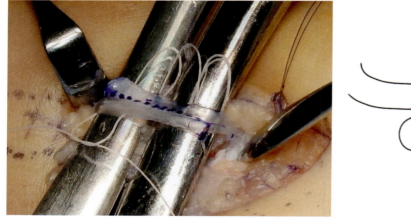 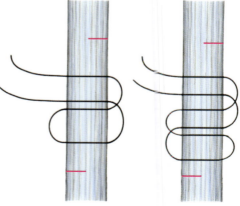

[4] 縫合糸のかけ方

- 吸収性縫合糸を中枢側から Z 字状に二重もしくは三重にクロスさせてかける [4][2,3].

❺ 腱をスライドさせて延長する

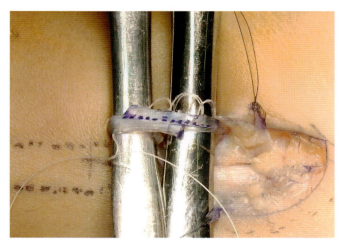

[5] 腱のスライド延長

- 中枢側で腱の半分を，末梢側で対側の半分を横切する．
- 腱が伸張する方向へ関節にストレスをかけて徐々に腱をスライドさせる [5].
- 予定延長距離に達したら，腱下に挿入していたエレバトリウムを一度抜去して関節可動域と腱の緊張を確認する．決して過延長とならないよう，延長量が不確定な場合には徐々にスライドさせていくことが肝要である．

❻ 腱を縫合する

- 先に通しておいた縫合糸を結紮し，アキレス腱など強い張力の働く腱に対しては，側側縫合を追加する．

▶後療法

- 術後の外固定はfractional延長法単独の場合，ギプス固定を術後2週間施した後，装具固定に変更して可動域訓練を開始する．スライド延長法やZ延長法を実施した場合，上肢ではfractional延長法と同様だが，下肢では術後5〜6週でギプスを除去して装具固定に変更する．

（太田憲和，下村哲史）

■文献
1. 松尾　隆．脳性麻痺の整形外科的治療．東京：創風社；1998．p.11-2．
2. 福岡真二ほか．脳性麻痺による足部変形に対する治療．山本晴康編．整形外科 Knack & Pitfalls 足の外科の要点と盲点．東京：文光堂；2006．p.298-306．
3. 松尾　隆．脳性麻痺・脳血管障害による痙性軟部手術．松崎昭夫ほか編．OS NOW No.5 足部疾患の治療．東京：メジカルビュー社；1992．p.42-53

40　II. 基本的な手術手技／筋・腱の手術

筋・腱の手術

腱剥離術

━ 手術の概要

- 腱修復後や骨折後に生じた腱の癒着が原因で，手指の十分な可動性を獲得できない場合に適応となる[1].
- 腱と周囲組織の間のわずかな癒着でも容易に滑走障害を生じるので，完全な剥離が必要である.
- 骨折，神経損傷などの合併損傷や皮膚の状態を考慮して手術計画を立てる必要がある.
- 麻酔はできるだけ手関節ブロック，指ブロックないしは WALANT とし，術中に患者自身に自動運動をさせて十分な剥離効果を確認することが望ましい.
- 腱剥離術後の後療法も重要であり，後療法と合わせた総合的な治療として理解する.

> ▶ ポイント
>
> **WALANT**
> - wide awake local anesthesia no tourniquet (WALANT) は，近年，手外科領域で使用される局所麻酔法. エピネフリン入りキシロカイン® を使用するが，適応外使用のため注意を要する.

▶ 適応

①自動関節可動域が健側のおよそ 70 % 以下である.
②腱癒着以外の要因を除去したうえで，他動関節可動域が自動関節可動域より大きい.
③十分な期間の後療法後に関節拘縮が少ない状態である.
④骨折が治癒している（2～3 か月）. 組織反応が鎮静化している（4～6 か月）[2].
⑤知覚，筋力の回復が十分である（3～4 か月）.
⑥患者が病状，手術，後療法について十分に理解している.
- 以上の条件から，時期的には初回術後 6 か月以降とすることが多い[3,4].

▶ 手術のポイント

①術前の処置と準備.
②皮切.
③十分に展開し，近位側から鋭的に剥離する.
④腱損傷部の確認・処置.
⑤腱鞘の縫合・処置.

手術手技の実際

手指屈筋腱剥離術

❶ 術前の処置と準備

- 手術と後療法を合わせて長期間の治療が必要であり，経過中まれに腱断裂が起こりうることを説明しておく．
- 腱の状態によっては人工腱の使用や遊離腱移植術に変更する可能性があるため，術前に準備をしておく．

❷ 皮切

- 固有指部では zig-zag 切開あるいは側正中切開，手掌部近位は母指球皮線に沿う皮切とする．

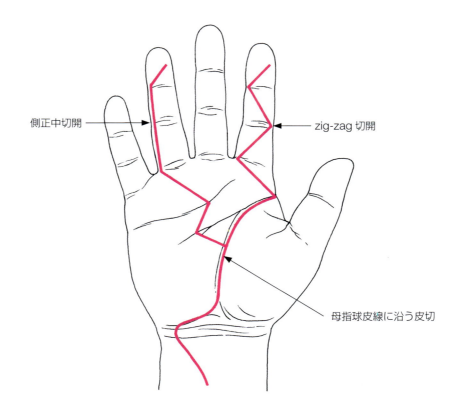

❸ 十分に展開し，近位側から鋭的に剥離操作を行う

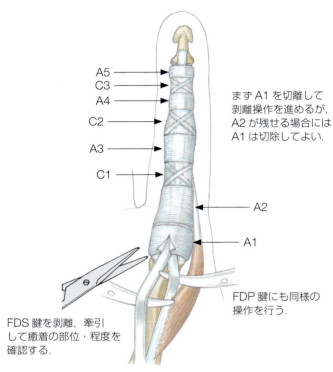

まず A1 を切離して剥離操作を進めるが，A2 が残せる場合には A1 は切除してよい．

FDS 腱を剥離，牽引して癒着の部位・程度を確認する．

FDP 腱にも同様の操作を行う．

- 神経血管束に注意しながら癒着形成部分だけでなく，DIP（遠位指節間）関節から手掌中央部の虫様筋部まで，必ず正常部分を含めて広く展開する．
- 近位の正常な滑膜性腱鞘部分を切開し，FDS（浅指屈筋）腱と FDP（深指屈筋）腱をそれぞれ引っ張りながら癒着の状態や範囲の目安をつける．
- 腱鞘は MP（中手指節）関節近傍の pulley として A2（まれに A1）を，PIP（近位指節間）関節近傍の pulley として A4（あるいは C1, A3, C2 群）を残すようにし，それぞれコの字形弁状あるいは三角弁状に切離する．

▶ ポイント
- 靱帯性腱鞘は斜方向あるいはコの字形弁状あるいは三角弁状に切開して再縫合しやすくする[5, 6]．

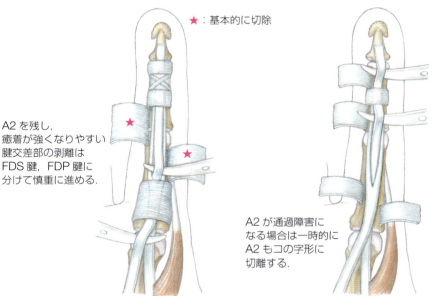

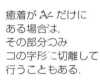
★：基本的に切除

A2 を残し，癒着が強くなりやすい腱交差部の剥離は FDS 腱，FDP 腱に分けて慎重に進める．

A2 が通過障害になる場合は一時的に A2 もコの字形に切離する．

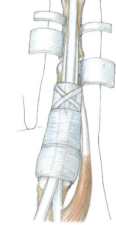
癒着が A2 だけにある場合は，その部分のみコの字形に切離して行うこともある．

- 剥離操作はまず直視下に FDP 腱周囲より行い，腱鞘間から滑走床間へ進み，最後に FDP/FDS 腱間の癒着を剥離していく．
- 健常部から腱を引っ張りながら曲がりモスキートなどで鈍的剥離を行いつつ剥離用剪刀を用いて鋭的に切離していく．

❹ 腱損傷部の確認・処置

- 腱縫合部が良好ならば同様に剥離操作を進める．
- 腱の縫合不全や延長，瘢痕組織化が明らかな場合には自家腱あるいは人工腱の移植術へ変更する．

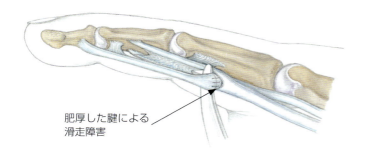

- 屈曲拘縮が著明な場合はFDS腱の切離操作を行う．腱交差部で肥厚した腱による滑走障害が生ずる場合はFDS腱の片側を切除する．さらにA2部分での滑走障害ではA2の部分切除ないし弁状切離による内腔拡大を行う．
- FDS腱の状態が不良の場合は全切除するが，この場合は腱交差部の腱紐は温存し，それより近位で切離する[5,6]．

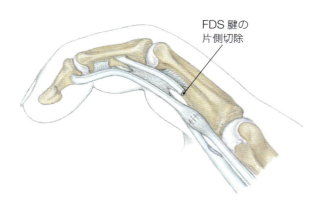
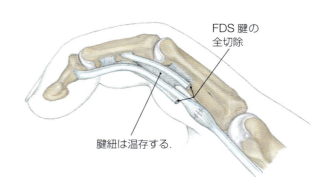

> **▶ポイント**
> ● FDS腱の状態が不良な場合や癒着が広範な場合には，FDS腱を切離し，FDP腱のみ剥離して，FDP腱のみに1本化する．

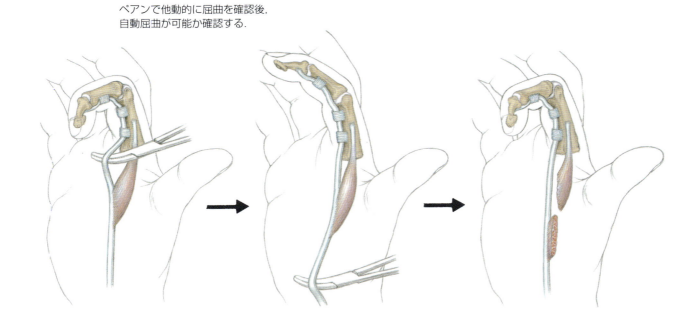

- 自動屈曲で完全屈曲が不可能な場合は虫様筋の瘢痕化や筋膜肥厚などが原因なので，手根管を開放して虫様筋の影響を確認後に，これを切離ないし一部切除する．
- 関節拘縮が残存する場合は掌側板の切離も行うこともあるが，この場合，十分な止血と十分な理学療法を行わない限り再拘縮を高率に起こすので注意する．

❺…腱鞘の縫合・処置

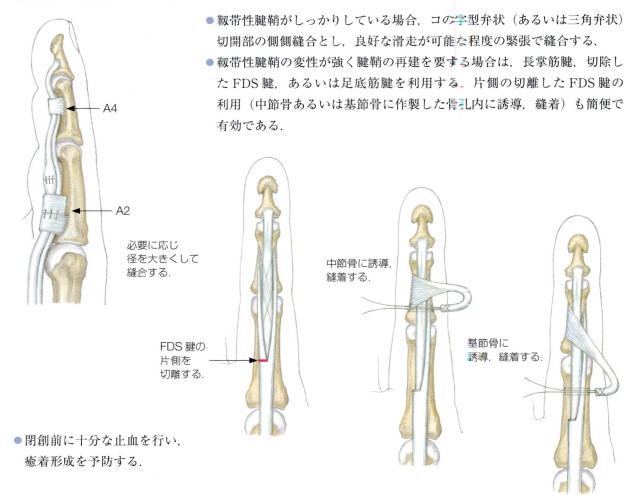

- 靱帯性腱鞘がしっかりしている場合，コの字型弁状（あるいは三角弁状）切開部の側側縫合とし，良好な滑走が可能な程度の緊張で縫合する．
- 靱帯性腱鞘の変性が強く腱鞘の再建を要する場合は，長掌筋腱，切除したFDS腱，あるいは足底筋腱を利用する．片側の切離したFDS腱の利用（中節骨あるいは基節骨に作製した骨孔内に誘導，縫着）も簡便で有効である．

- 閉創前に十分な止血を行い，癒着形成を予防する．

▶後療法

- 術後当日はintrinsic plus肢位とし，翌日から自・他動運動を行う．
- その後，夜間は屈曲位でテーピングし，夜間に生じやすい癒着を翌日の他動伸展運動で癒着剥離する[5,6]．

> ▶ポイント
> - 術後の夜間固定肢位を屈曲位としてテーピングしておくと，癒着が生じても他動伸展することで最大限の腱剥離効果が得られる．

（吉川泰弘）

■文献
1. 荻野利彦. 手指屈筋腱の治療—最新の進歩. 日整会誌 2002；76：1-9.
2. 吉川泰弘, 矢部　裕. 組織別創傷治癒の基礎知識　腱の修復過程. 形成外科 1995；38：1187-202.
3. Peacock EE Jr. Repair of tendons and restoration of gliding function. Surgery and biology of wound repair. Philadelphia：WB Saunders；1970. p. 331-424.
4. Whitaker JH, et al. The role of flexor tenolysis in the palm and digits. J Hand Surg 1977；2：462-70.
5. 吉津孝衛. 屈筋腱剥離術. 林　浩一郎ほか編. OS NOW No.28　手の外科—先端的状況. メジカルビュー社；1997. p. 89-97.
6. 森谷浩治, 吉津孝衛. 手掌中央以遠における屈筋腱剥離術. 関節外科 2010；29：35-41.

筋・腱の手術

腱縫合術

手術の概要

- 切断された腱の縫合方法は手の外科の進歩とともに著しく改善された[1]．それは，腱損傷の頻度として上肢が圧倒的に多いことをふまえると必然といえる．
- 上肢における機能障害は仕事に直結するなど，日常生活に大きな影響をもっている．さらに，上肢の治療原則は下肢にすべて応用できるため，本項では筆者らが手指腱損傷で実施している腱縫合法について述べる．

適応[2,3]

- 開放創を伴う腱損傷は原則的にすべて可能な限り解剖学的に修復する．
- 受傷6～8時間（golden hour）以後に受診した場合でも，創の汚染がなければ，十分なデブリドマンと洗浄を行った後に抗菌薬を投与すれば腱を縫合してよい（一次修復：primary repair）．
- 汚染が危惧される場合は創を閉鎖または開放とし，感染の有無を確認してから受傷2週以内に腱縫合する（遷延一次修復：delayed primary repair）．
- 受傷2週以降でも，無理なく腱断端を寄せることができれば端端縫合する（二次修復：secondary repair）．
- 指背腱膜部の伸筋腱断裂では8字縫合，Kessler法の変法であるPennington

サイドメモ

腱縫合法

- 腱縫合法は腱内を通過する縫合糸の数で呼称される2-strand sutureから6-strand sutureまでが一般的に用いられ，縫合糸が多いほど強度は増す[7]．
- 主縫合は縦，横，そしてそれぞれを結びつける部分（Link）の3つの構成要素から成り **[1a]**，さらにそのLink要素は腱を把持する様式によりlocking縫合とgrasping縫合の2つに分けられる **[1b]**[8]．
- 腱束をしっかり把持するlocking縫合はgrasping縫合よりも強度に勝るため[7,8]，主縫合にはできるだけstrand数の多い，locking縫合を選択すべきである．

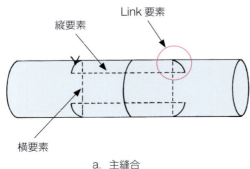

a. 主縫合

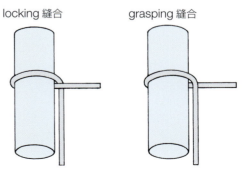

b. Link要素

[1] 腱縫合法

法[4]，津下法[5] などが主縫合となる．
- 屈筋腱や固有腱部の伸筋腱は吉津1法や2法[6]，double looped suture 法などで主縫合し，補助縫合を加える．

▶手術のポイント

① 縫合材料の準備．
② 体位：手指の腱縫合は仰臥位とし，空気止血帯を用いる．助手が2人確保される手用腕台を使用する．
③ 皮切：掌側ではジグザグ切開か正側方切開，背側は縦切開か弧状切開とする．
④ 展開および近位断端の処置．
⑤ Pennington 法による主縫合．
⑥ 津下法による主縫合．
⑦ 吉津1法による主縫合．
⑧ 補助縫合．

手術手技の実際

❶ 縫合材料の準備

- さまざまな素材や様式の縫合材料が存在するため，施行予定の主縫合に応じた縫合材料をあらかじめ準備しておく．
- 縫合強度の観点からモノフィラメントナイロンは強度において劣るが[9]，腱内を円滑に動くため扱いやすく，また縫合糸にかかる張力が均一となり，結節もほどけにくいという利点がある．
- 縫合糸の径は縫合強度に影響し，太い縫合糸を用いるほど張力も大きくなる[7]．

❷ 手術体位

- 小児では全身麻酔，小学校高学年以上では腕神経叢ブロックにより，十分な筋弛緩を得る．
- 術者の邪魔とならず助手が2人確保される手用腕台を使用する．
- 手指の腱縫合は仰臥位とし，空気止血帯で血流を止め，術野を無血とする．

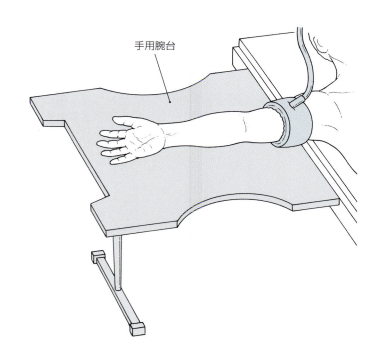

手用腕台

❸…皮切[2]

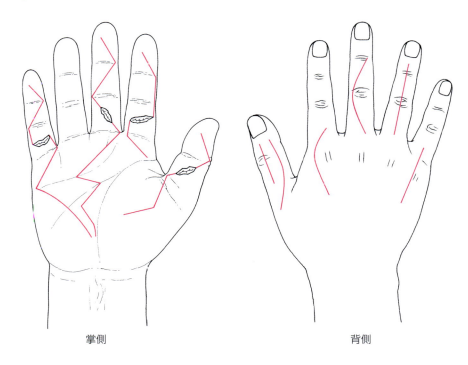

掌側　　　　　　　　　背側

- 掌側の皮膚切開ではジグザグ切開か正側方切開を用いる．
- 背側は皮膚にゆとりがあり，瘢痕拘縮が発生しにくいため，関節上の縦切開，弧状切開のいずれでもよい．

> ▶手技のコツ
> - 手指屈筋腱の指屈曲位損傷例では創を遠位方向に拡大し，伸展位損傷例ではその反対に近位へ延長する．
> - この原則は手指伸筋腱損傷では逆になる．

❹…展開および近位断端の処置

- 手指屈筋腱損傷では腱鞘を切除せず，数mm幅の弁状にして開放する．

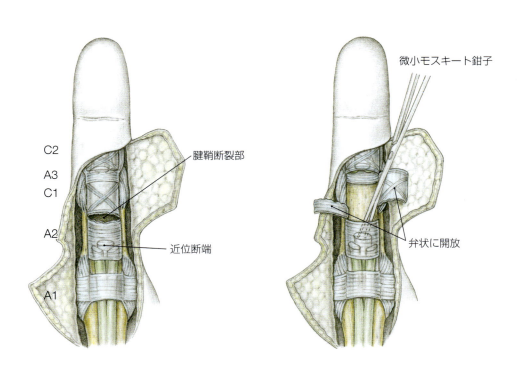

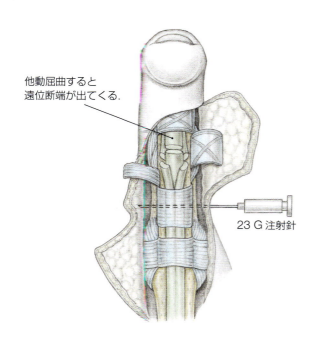

他動屈曲すると遠位断端が出てくる．

23 G 注射針

- 断裂部に引き出した近位断端を経皮的に刺入した 23 G 注射針で固定し，近位側へ再退縮しないようにする．
- 遠位断端は，屈筋腱損傷では手指を他動屈曲，伸筋腱損傷では他動伸展すると腱断裂部に現れる．

❺ 主縫合 1：Pennington 法[4]

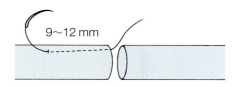

- 腱断端面外縁から，約 9〜12 mm 離れたやや腱中央寄りに向けて縦糸を通す．

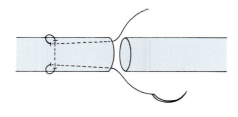

- 縦糸を先に通した横糸の後方を通るように，やや内側から針を入れて断端外縁に出す．

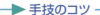
▶ 手技のコツ
- 横糸は必ず縦糸の前方を通過するようにしなくてはならず，細心の注意が必要となる．とくに 1 回目と 3 回目の locking loop 作製時の操作には気をつけなくてはならない．

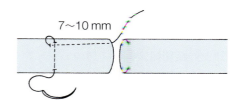

- 断端から 7〜10 mm 離れた部位から縦糸の前方を通過するように横糸を通す．

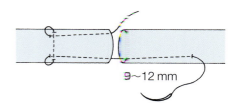

- 相対する腱断端面から，9〜12 mm 離れたやや腱中央寄りに向けて縦糸を通す．

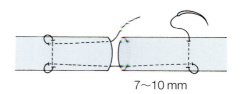

- 断端から 7〜10 mm 離れた部位から，先程通した縦糸の前方を通過するように横糸を通す．

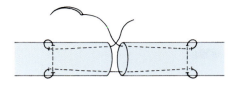 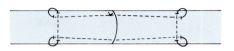

- 再度，縦糸を横糸の後方を通るように，やや内側から針を入れて断端外縁に出し，締結する．

❻ 主縫合2：津下法簡便常用法[5]

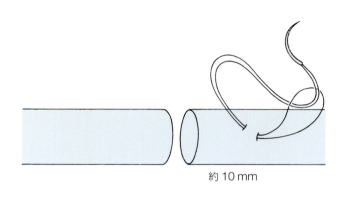

約10 mm

- 断端より約10 mmのところに津下式ループ針（河野製作所製．以下，津下針）を刺入し，針をループにくぐらせ結び目を作る．

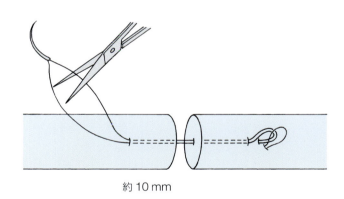

約10 mm

- 再び腱に針を刺入して腱断端中央に引き出し，次いで反対側の断端中央から針を入れて約10 mm離れたところに引き出す．糸を牽引して断端の接合を図った後，一側の糸を切断する．

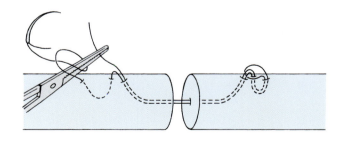

- 今一度，腱に針を通してから，適度な緊張のもとで結節縫合を行う．

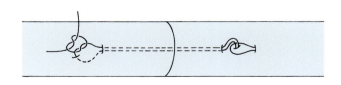

❼ 主縫合3：吉津1法[6]

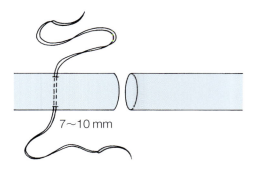

- 吉津式腱縫合用針付縫合糸（ベアーメディック製．以下，吉津針）を用いて，Pennington法の横糸を腱断端から7〜10mm離れた部位の腱実質中央部に通す．

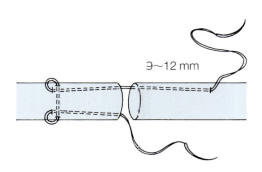

- 相対する腱断端面から，一方の針で9〜12mm離れたやや腱中央寄りに向けて縦糸を通す．

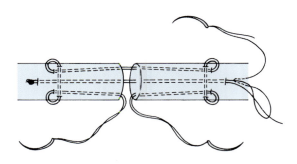

- 再度，横糸の後方を通るように縦糸をかける．

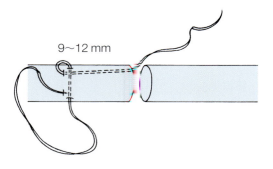

- 縦糸を先に通した横糸の後方を通るように，やや内側から針を入れて断端外縁に出す．もう一方の針でも同様の操作を行う．

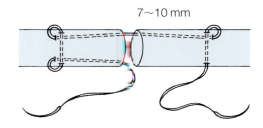

- 断端から7〜10mm離れた腱表面のやや後方に針を入れ，腱線維をすくうようにして縦糸の前方に横糸を通す．

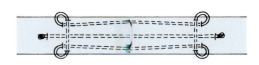

- Pennington法より2〜3mm近位，遠位に腱把持部がくるように津下法を行うが，先にPennington法を完成させ，次に津下法の締結を行う．

> **ポイント**
> **吉津1法におけるPennington法**
> - 吉津1法で施行するPennington法は，原法とは異なり横糸を先に掛けているため，厳密にはPennington変法といえる．最初に横糸を通すことで，Pennington法における縫合針を腱断端面から刺入する困難さがなくなり，さらにlocking loopが作製しやすくなる．
> - なお，吉津2法とは吉津針を用いたPennington変法のことである．

❽⋯補助縫合

- 屈筋腱や固有腱部の伸筋腱では主縫合に合わせて 5–0 あるいは 6–0 ナイロン糸で接合部全周の連続縫合を行う.
- 補助縫合は腱接合部の粗面を少なくするだけでなく,腱断端から 4 mm 程度のバイトを確保すると張力も増加する[10].

（森谷浩治,吉津孝衛）

■文献

1. 天児民和.腱の手術.天児民和ほか編.神中整形外科学.第14版.東京：南山堂；1964. p. 39–43.
2. 草野 望,吉津孝衛.腱損傷.茨木邦夫ほか編.手の外科診療ハンドブック.第1版.東京：南江堂；2004. p. 100–19.
3. 斎藤英彦.筋・腱の損傷.平澤泰介編.新図説臨床整形外科講座 第6巻 前腕・手.第1版.東京：メジカルビュー社；1995. p. 152–75.
4. Pennington DG. The locking loop tendon suture. Plast Reconstr Surg 1979；63：648–52.
5. 津下健哉.屈筋腱損傷.私の手の外科—手術アトラス—.第1版.東京：南江堂；1984. p. 283–342.
6. 吉津孝衛ほか.早期自動屈曲療法のための新しい屈筋腱縫合法の試み.日手会誌 1997；13：1135–8.
7. Kim HM, et al. Technical and biological modifications for enhanced flexor tendon repair. J Hand Surg Am 2010；35：1031–7.
8. Hotokezaka S, Manske PR. Differences between locking loops and grasping loops：Effects on 2-strand core suture. J Hand Surg Am 1997；22：995–1003.
9. Lawrence TM, Davis TR. A biomechanical analysis of suture materials and their influence on a four-strand flexor tendon repair. J Hand Surg Am 2005；30：836–41.
10. Hirpara KM, et al. The optimum length of the Silfverskiöld circumferential cross stitch. J Hand Surg Eur Vol 2009；34：651–5.

筋・腱の手術

腱移植術

手術の概要

- 腱移植術は，陳旧性屈筋腱断裂，屈筋腱・伸筋腱皮下断裂，上腕三頭筋腱再建法である Moberg 法[1] などで行われる．
- 屈筋腱，伸筋腱に対する腱移植術で重要な点は，移植される筋腱の筋短縮性拘縮が軽度であり，筋収縮が十分あることである[2]．筋収縮がない場合は腱移行術を選択する．
- 移植腱は長掌筋腱，足底筋腱が用いられるが，これらの欠損例では足趾伸筋腱を使用する．深指屈筋腱損傷に浅指屈筋腱を用いる場合もある．Moberg 法では大腿筋膜を用いる．
- 腱縫合法は腱編み込み縫合（weaving or lacing suture）が基本である[3]．屈筋腱遠位末節骨への縫合法は骨内へ埋没し，爪甲で縫合する pull-out 法や，骨内への腱縫合，骨アンカーを用いた縫合なども行われている[4]．
- 腱移植術の順序は，損傷腱の近位端と遠位端の確認→移植腱採取→遠位部腱縫合→遠位部皮膚縫合→近位部腱縫合→近位部皮膚縫合の順で行う．
- 屈筋腱では，腱の緊張は橈側隣接指より少し強めになるように縫合する．伸筋腱の腱移植では隣接指とほぼ同様の腱の緊張にする．

▶適応

- 数週間〜数か月経過した陳旧性屈筋腱断裂で，屈筋腱が端端縫合できない症例．
- 頚髄損傷手で機能再建を行う症例．
- 指あるいは手掌部の挫滅，屈筋腱欠損症例で皮膚の状態が良好な場合．
- Kienböck 病，豆状三角骨関節症，有鉤骨鉤偽関節による摩擦によって起こる屈筋腱皮下断裂症例．
- リウマチや非特異的滑膜炎による屈筋腱皮下断裂症例．
- 筋短縮性拘縮を考慮し，伸縮幅が 15〜20 mm 以上ある症例．
- 関節性の拘縮がない症例．

屈筋腱に対する腱移植術

- 以下では，屈筋腱に対する腱移植術を述べる．

▶手術のポイント

①術前に皮膚性・関節性拘縮の有無を確認する．
②損傷腱の腱，線維性腱鞘の状態を観察する．
③移植腱（長掌筋腱，足底筋腱，足趾伸筋腱）を採取する．

④移植腱を手根管内，腱鞘内に通す．
⑤移植腱と屈筋腱遠位断端の腱縫合を行う．
⑥移植腱と屈筋腱近位断端の腱縫合を行い緊張を決める．

手術手技の実際

❶ 術前に皮膚性・関節性拘縮の有無を確認する

- 術前リハビリテーションで，伸展不足がないように，また他動屈曲が十分行える状態にしておく．
- 腱移植する指に皮膚性の拘縮，関節性拘縮がある場合は，皮膚置換，関節授動術を行ってから腱移植の手術を計画する[5,6]．
- 指交差皮弁，他の有茎植皮，遊離植皮も用いる．全層植皮，中間層植皮は移植皮膚の余裕がなく，腱移植前の処置にはむかない．

▶ ポイント
術前の治療原則
- 皮膚の置換，関節切離などにより，指関節の他動的可動域を得ておくこと，すなわち supple joint の状態を得ておく必要がある．

❷ 損傷腱の腱，線維性腱鞘の状態を観察する

- 屈筋腱を確認し，断裂近位部に筋短縮性が少ないことを確認する．
- 腱近位部を十分に剝離し，筋収縮性を得ておく．
- 腱移植の必要な長さを計測する．
- 腱鞘の状態を確認する．腱鞘が損傷されている場合は腱鞘再建を行う[5]．
- 筋の伸縮性は筋性拘縮も考慮して 1.5～2.0 cm あれば腱移植は可能である[2]
 [1]．

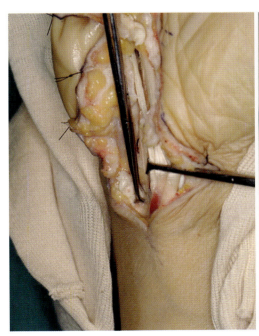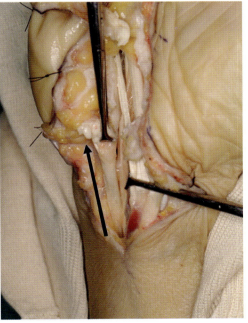

[1] 筋の伸縮性
深指屈筋腱（FDP）の手関節での皮下断裂例．屈筋腱近位断端の伸縮性を確認する．2 cm 以上の伸縮性があることが望ましい．

❸ 移植腱（長掌筋腱，足底筋腱，足趾伸筋腱）を採取する

- 移植腱は，通常，長掌筋腱を用いる．
- 2〜3か所の横皮切を前腕に加えて長掌筋腱を採取する．tendon stripper を用いる場合もある．

❹ 移植腱を手根管内，腱鞘内に通す

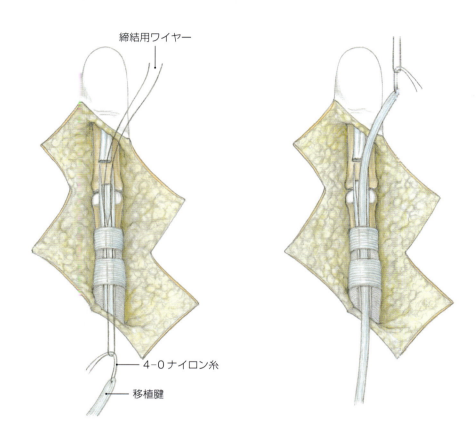

> **▶ 手技のコツ**
> **締結用ワイヤーを用いた腱鞘内の移植腱の通し方**
> - ループにした締結用ワイヤーを遠位から近位に通し，移植腱に縫合したナイロン糸をかけ，遠位に移植腱を引き出す．

- 移植腱の遠位または近位に 4-0 ナイロン糸を縫合し，5 cm 程度残しておく．
- 締結用ワイヤーをループにして腱鞘内，手根管内を遠位から近位に通し，このループにナイロン糸をかけて移植腱を遠位に引き出す．

❺…移植腱と屈筋腱遠位断端の腱縫合を行う

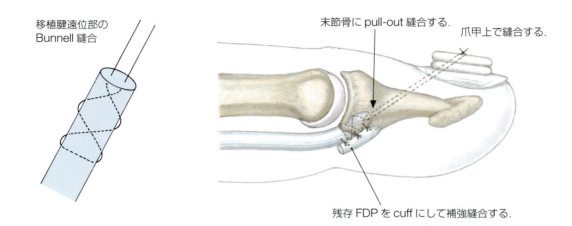

- 縫合法は腱編み込み縫合（weaving or lacing suture）が基本である[3]．腱遠位断端が短い場合の末節骨への縫合方法は，腱遠位部に Bunnell 縫合を行った移植腱を骨内へ埋没させ，ナイロン糸を末節骨に通して爪甲上で縫合する pull-out 縫合を行う．
- 残存する深指屈筋腱（FDP）を cuff にして補強縫合する．
- FDP の断端，周囲組織に補助縫合を行う．
- 手関節近位から手掌部での腱移植（short bridge graft）では，遠位腱縫合部も編み込み縫合を行う．

▶ポイント
- 近位部腱縫合部での緊張を決めるためには，遠位部腱縫合が終了したら皮膚は縫合しておく．

❻…移植腱と屈筋腱近位断端の腱縫合を行い緊張を決める

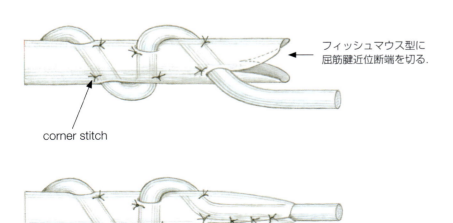

- 指部での腱移植では腱鞘，chiasma（腱交差）を通して移植腱を手掌部へ引き出す．chiasma 部が癒着している場合は通さなくてもよい．
- 浅指屈筋腱（FDS）の chiasma 部は深指屈筋腱（FDP）の滑走床として重要であり，swan-neck 変形防止のためにも残す．
- 腱鞘が損傷されている場合は腱鞘再建を行う．
- 近位部での移植腱の縫合は Pulvertaft 法を用いた編み込みを行い corner stitch を行う．3回程度編み込み縫合を行った後にフィッシュマウス型に腱を切り移植腱を包み込む[3]．

- 腱の緊張は橈側隣接指よりもわずかに強い程度にする［2］．

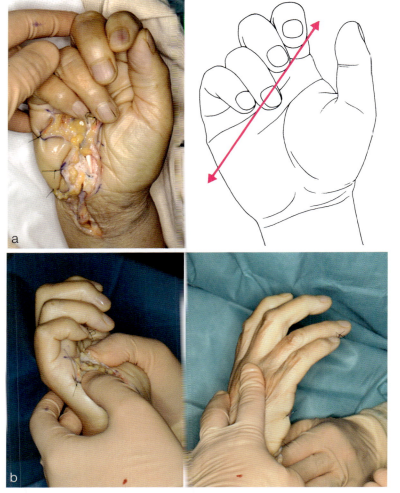

[2] 移植腱の緊張の決め方
a：橈側隣接指よりやや強い緊張で縫合する．
b：手関節最大伸展（左）で指屈曲，手関節最大屈曲（右）で指が伸展可能であることを確認する．

▶ポイント
- あまり強い緊張で縫合すると屈曲拘縮を残すため，正しい緊張で縫合する．局所麻酔で手術が行えれば，術中自動運動により，適切な緊張を知ることができる．

▶ 後療法

- 後療法として固定法と早期運動療法がある[5-7]．
- 固定法は約4週間の外固定後に，他動屈曲，自動運動を行う［3］．

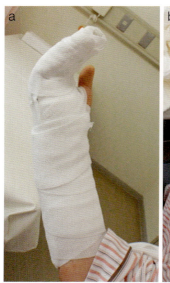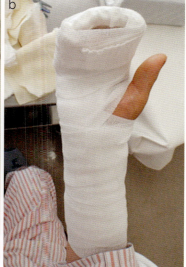

[3] シーネ固定肢位

▶ポイント
- 外固定の肢位は手関節軽度屈曲，MP関節 45〜60°屈曲，PIP，DIP関節伸展位がよい．

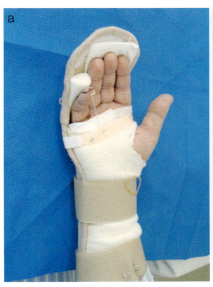 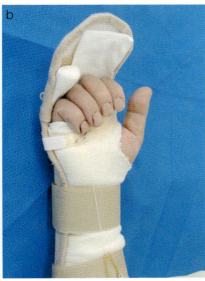

[4] 早期運動療法
自動伸展，他動屈曲，屈曲保持から始めて徐々に自動屈曲を行い，単関節の他動伸展を行う．

- 屈筋腱縫合より条件の悪い腱移植術では，より癒着が強いと考えられるために，早期運動療法 **[4]** を行うほうがよい．

(坪川直人)

■文献

1. Moberg E. Surgical treatment for absent single-hand grip and elbow extension in quadriplegia principles and preliminary experience. J Bone Joint Surg Am 1975；57：196-206.
2. 斎藤英彦．腱手術の基礎としての腱活動距離の検討．日整会誌 1972；48：497-501.
3. Pulvertaft RG. Tendon grafts for flexor tendon injuries in fingers and thumb：A study of technique and results. J Bone Joint Surg Br 1956；38：175-94.
4. Taras JS, et al. Flexor tendon reconstruction. Greens DP, et al, editors. Green's Operative Hand Surgery. 5th ed. Philadelphia：CL Elsevier；2005. p. 241-76.
5. 牧　裕．屈筋腱損傷―陳旧例に対する腱移植術と腱移行術．高岡邦夫編．新 OS Now No. 22 手指の外科．東京：メジカルビュー社；2005. p. 80-7.
6. 吉津孝衞．IX．腱損傷とその治療．第 28 回新潟手の外科セミナー・テキスト．新潟：新潟手の外科研究所；2009. p. 306-76.
7. 大井宏之ほか．陳旧性屈筋腱損傷に対する遊離腱移植後の早期運動療法．日手会誌 1999；15：781-5.

筋・腱の手術

腱移行術

手術の概要

- 腱損傷や神経麻痺などにより力源を失った腱に対し，残存する腱を移行すること は有用な手段である[1-3].
- 移行腱の選択には十分な滑走性を有し，腱移行に使用しても機能的な障害を残さ ない協調筋を選択する.
- 移行腱は正常な筋力を有し滑走性の大きいものが望ましい.
- 作用する関節に拘縮のないことを確認する.
- 獲得機能を有効にするためには，腱移行時の緊張の決定がきわめて重要である[4,5].

▶適応

- 末梢神経損傷・麻痺で神経の手術を行っても回復の期待できない症例[1-3].
- 腱自体に摩耗・変性を生じた腱の皮下断裂.
- 頚髄損傷患者で前腕筋の残存する症例[6].

▶手術のポイント

長母指伸筋腱断裂に対する腱移行術
①末梢腱（断裂腱）を展開する.
②移行腱を展開する.
③移行腱の緊張を決定して仮縫合する.
④腱端を結節縫合する.

関節リウマチの伸筋腱皮下断裂に対する端側縫合による腱移行術

手術手技の実際

長母指伸筋腱断裂に対する腱移行術

- 長母指伸筋腱断裂に対する腱移行術を例に解説する.

❶…末梢腱（断裂腱）を展開する

- 末梢腱の周囲との癒着を除去する.
- 陳旧例では，末梢腱を中枢に一度牽引し，腱自体の短縮を除去 する.
- 正常な腱組織の部位で腱移行する.

> **▶ポイント**
> - 周囲との癒着を取り除き，十分な滑 走性を得る.
> - 頚髄損傷患者に対する機能再建術で は筋肉の支配神経や血管を温存し， 筋腱移行部まで腱を剥離・展開する.

❷ 移行腱を展開する

- 力源（移行腱）に十分な滑走性があるものを選択する．
- 移行腱はできるだけ末梢で切離し，腱の長さに余裕をもたせる．
- 移行腱の走行はできるだけ直線的になるようにする．

[末梢腱に対し移行腱を通す穴の作製方法]

▶ **interlacing suture（編み込み縫合法）**

- 末梢腱を把持し，腱の長軸に沿って中央部にメスを入れる．
- 対側でメスの刃先をペアン鉗子でつまむ．
- ペアン鉗子を手前に引き抜き，移行腱の断端を把持して末梢に引き抜く．
- 次に，少し末梢で直交する位置にメスで腱孔を作製し，対側に移行腱を引き抜く．さらに末梢で直交する位置に切開を加え，移行腱を末梢に引き抜く．
- 編み込み縫合は，3回腱内を通過させることで強い把持力が獲得される．

▶ **ポイント**
- 腱の長さに余裕があれば，3回の編み込み縫合を行う．

- 両腱端を引っ張り，腱移行部の滑走性を確認する．

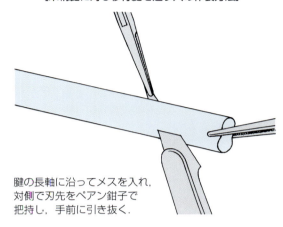

腱の長軸に沿ってメスを入れ，対側で刃先をペアン鉗子で把持し，手前に引き抜く．

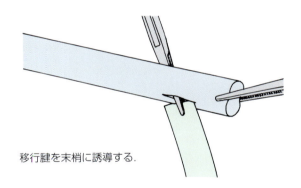

移行腱を末梢に誘導する．

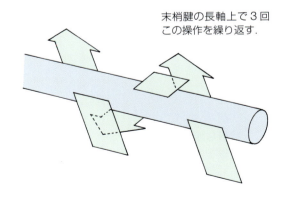

末梢腱の長軸上で3回この操作を繰り返す．

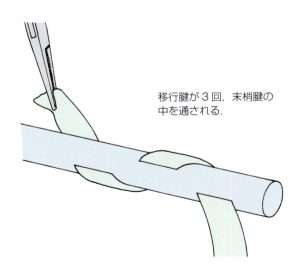

移行腱が3回，末梢腱の中を通される．

❸…移行腱の緊張を決定して仮縫合する

● 獲得機能を確実にするために，移行腱の緊張の決定はきわめて重要である．

[腱移行後に獲得したい可動域]

移行腱が最大緊張下にある肢位である．この肢位で最大緊張下に仮縫合を行う．

● 獲得したい機能と，失ってはいけない機能の両方を加味し，作用する関節の可動域を考慮する．
● 腱移行部が最大緊張下になる肢位で，最大緊張下に仮縫合を加える．
● 麻酔下では抵抗を加えないと，腱移行後は機能的肢位を呈する［1］．

▶ポイント
● 腱移行時の緊張の決定が最も重要である．移行腱が最大緊張下になる肢位に保持し，最大緊張下に仮縫合する．

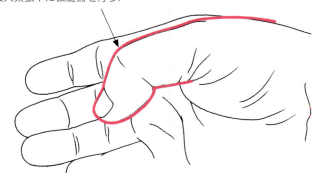

麻酔下では拮抗筋である屈筋とのバランスのとれた肢位を呈する．

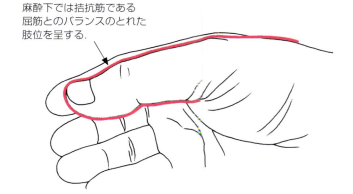

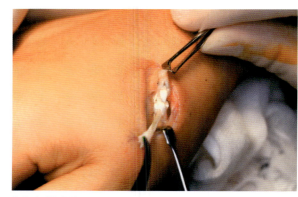

[1] 仮縫合後
仮縫合をした後，緊張を取り除くと屈筋とのバランスのとれた肢位になる．

移行腱が十分に機能した場合の母指の伸展可動域を示す．

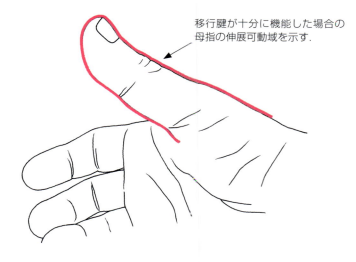

❹…腱端を結節縫合する

● 仮縫合で問題なければ，余分な腱端を切除して結節縫合する．

▶ポイント
余分な腱端は切除する
● 腱移行部の滑走性を良くするため，余分な腱端（赤点線）を斜めに切除して，腱端を結節縫合する．

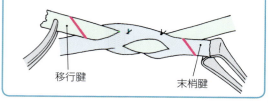

移行腱　　末梢腱

▶後療法

- 編み込み縫合は腱の把持力が強いため，腱縫合法よりも後療法が容易である．
- 腱移行部に過度の緊張がかからない肢位でギプス固定を行う．
- 術後は3週間のギプス固定を行う．ギプス除去後は自動運動を開始し，夜間はギプスシーネで保護する．
- 他動運動は術後6週から許可する．

関節リウマチの伸筋腱皮下断裂に対する端側縫合による腱移行術

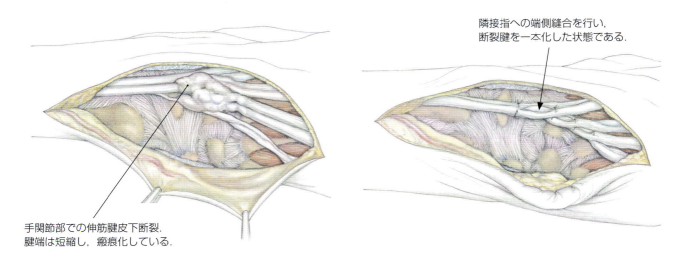

手関節部での伸筋腱皮下断裂．
腱端は短縮し，瘢痕化している．

隣接指への端側縫合を行い，断裂腱を一本化した状態である．

- 腱の皮下断裂は，隣接する腱への端側縫合による腱移行術の適応となることが多い．
- 断裂腱を隣接腱に対し末梢から中枢にかけて編み込み縫合を行う．
- 関節リウマチなど手関節部での伸筋腱皮下断裂では，断裂腱を一本化してから隣接腱に端側縫合を行う[7,8]．

▶後療法

- テーピングにより減張位を保持して早期運動療法を行う．

（石黒　隆，池上博泰）

■文献

1. 水関隆也．手術療法・腱．生田義和ほか編．上肢の外科．東京：医学書院；2003. p. 91-8.
2. 津下健哉．末梢神経麻痺に対する腱移行術．手の外科の実際．改訂第5版．東京：南江堂；1974. p. 560-612.
3. Green DP. Radial nerve palsy. In：Operative Hand Surgery. 3rd ed. New York：Churchill-Livingstone；1993. p. 1401-18.
4. Brand PW, et al. Relative tension and potential excursion of muscles in the forearm and hand. J Hand Surg 1981；6：209-19.
5. 有野浩司ほか．長母指伸筋腱の皮下断裂．MB Orthop 1995；8：33-8.
6. Zancolli EA. Functional restoration of the upper limbs in traumatic quadriplegia. In：Structural and Dynamic Basis of Hand Surgery. 2nd ed. Philadelphia and Toronto：Lippincott；1979. p. 229-62.
7. 石黒　隆ほか．手指伸筋腱皮下断裂に対する再建法―減張位早期運動療法について．日手外会誌 1989；6：509-12.
8. 石黒　隆ほか．手関節部における総指伸筋腱の皮下断裂―減張位早期運動療法について．Orthopedics 1995；8：7-15.

筋・腱の手術
腱固定術

手術の概要

- 末梢神経麻痺，脊髄損傷などによる四肢運動麻痺の二次的機能再建術には第一選択として筋腱移行術が行われる．移行する力源となる筋腱が存在しない場合には，最近は遊離筋肉移植術が応用されるが，従来からは隣接する関節の間接的協同運動を利用する腱固定術が行われる．
- 腱固定術は，関節の協同運動メカニズムを理解すれば，手術手技自体は簡単であるので，麻痺四肢の運動再建には利用価値の高い方法である．
- 本項では腕神経叢損傷 C5-8 型麻痺における手関節・手指伸展障害 [1] に対して総指伸筋腱を橈骨に固定する方法[1] [1] についてのみ紹介する．

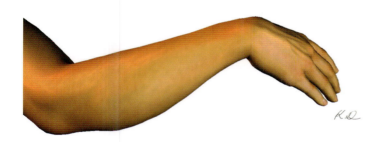

[1] 腕神経叢損傷 C5-8 型麻痺における手関節・手指伸展障害

▶ 適応

- 適応は C5-8 型麻痺で，肩および肘機能再建後の症例が対象となる．強い手指屈曲ができることが前提条件であり，手関節，手指関節の拘縮は術前に寛解しておく必要がある．小手筋麻痺による claw 変形（鉤爪変形）のない症例が適応であるが，claw 変形が存在していれば，術後，PIP，DIP 関節の伸展制限が残るので intrinsic tenodesis や Zancolli の MP 関節包固定術の追加手術が必要となる．
- その他，腱固定術の適応となる代表的外傷，疾患は下記のとおりである．
  - 頸髄損傷における key pinch 再建のための長母指屈筋腱の橈骨への固定（Moberg 法[1]）．
  - 腕神経叢損傷，頸髄損傷における claw 変形矯正のための総指伸筋腱固定と intrinsic tenodesis（House 法[1]）．
  - 関節リウマチによる手指 PIP 関節スワンネック変形に対する浅指屈筋腱の腱固定[2]．
  - 麻痺性踵足に対するアキレス腱の腓骨への腱固定（Westin 法[3]）．

総指伸筋腱固定術による手指・手関節伸展再建

▶ 手術のポイント

①術前の確認事項：手関節，MP 関節の他動可動域および手指屈曲力．
②皮膚切開：伸筋腱第 4 区画上に長軸状の皮膚切開をおく．
③総指伸筋腱を同定し，展開する．
④橈骨への腱固定の準備．
⑤腱固定術を行う．
⑥皮膚閉鎖を行う．

● 手術手技の実際

- 本手術は，総指伸筋腱を橈骨に固定することにより，腱滑走距離をゼロにして，重力および手指自動屈曲力を利用して，手関節，MP 関節の関節モーメントアームを，受動的 MP 関節伸展，手関節伸展運動に変換，再建する方法である[4]．

❶ 術前の確認事項

- 手関節，MP 関節の他動可動域はほぼ正常に温存されていることが条件である．
- 手指完全屈曲力により受動的に手関節が伸展する角度も決まってくるので，手指屈曲力も MMT4 以上の筋力が温存されている必要がある．

❷ 皮膚切開

- 全身麻酔で駆血帯を使用する．前腕背側末梢で，伸筋腱第 4 区画上に長軸状の皮膚切開をおきアプローチする．

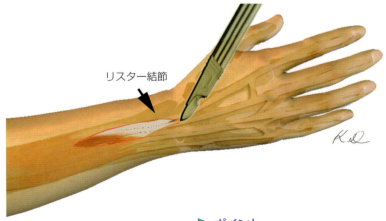

リスター結節

▶ ポイント
- 前腕末梢背側の知覚脱失がある場合には局所麻酔でも手術は可能であるが，橈骨にドリリングする際の痛み，不快感を訴えることが多いので，筆者は全身麻酔下手術で行っている．

❸…総指伸筋腱を同定し，展開する

- 前腕背側筋膜を皮膚切開と同じ範囲で切除し，総指伸筋腱を展開する．滑走状態を確認し，必要に応じて示指固有伸筋腱，小指固有伸筋腱も含めて腱固定する．
- これらの腱を牽引し，各指のMP関節が最大伸展できるように緊張を調節し，3-0プロリン糸で側側縫合する．

❹…橈骨への腱固定の準備

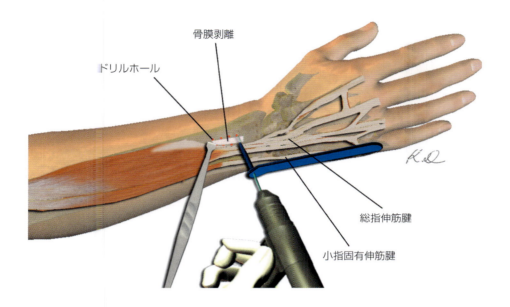

▶ポイント
- 以前は，橈骨を開窓し，腱をpull-outする古典的方法を行っていたが[5]，縫合時の緊張度の調整が難しい．最近は，骨膜を剥離した後に橈骨に直接，縫合固定する方法を行っている．

- 橈骨の骨膜を剥離後，橈骨皮質に腱固定用縫合糸を通すための孔を開ける．
- 1.8 mm径のKirschner鋼線でドリリングし，孔にサージロン糸を通して縫合する．縫合には，ステイタックなどの市販の糸付きスクリューも便利である．
- 通常，4か所の縫合を基本とする．

❺…腱固定術を行う

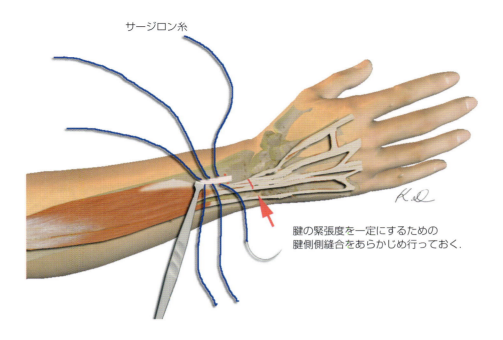

サージロン糸

腱の緊張度を一定にするための
腱側側縫合をあらかじめ行っておく．

- 術後，腱固定角度が緩んでくるのが通常であるので，腱固定縫合時の肢位決定には手関節20°伸展位でMP関節が完全伸展できる位置とする．この肢位で橈骨に通した縫合糸と腱の位置をマーキングする．

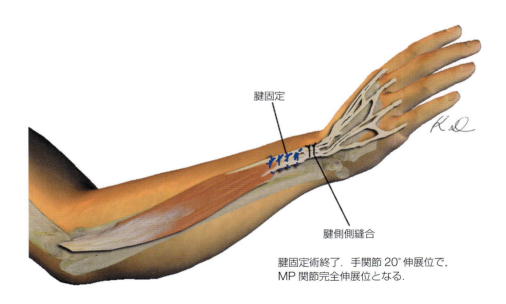

腱固定

腱側側縫合

腱固定術終了．手関節20°伸展位で，MP関節完全伸展位となる．

- 最も末梢側の縫合糸から，すべての腱に糸が通るように針を通し，固定する．この時点で再度，縫合緊張度を確認する．
- 次いで，順次，中枢の縫合を行っていく．

6…皮膚閉鎖を行う

- 最後に剥離挙上した骨膜と腱を縫合し，ドレーンを挿入し，皮膚閉鎖を行う．

▶後療法

- 術後は，4週間の肘70°屈曲位，前腕回内位，手関節45°伸展位，MP関節最大伸展位でのlong arm castを装着する．指PIP，DIP関節はフリーとし，術後は自動屈伸運動を行わせる．
- 術後5週で手関節軽度伸展位でのshort armプラスチックスプリントに変更し，リハビリ室での手関節他動運動を行う．手関節は20°伸展位までの屈曲を許可する．
- 最終的にはスプリントは8週間装着する．

▶腱固定効果

- 本手術により，前腕回内位での安静時には手関節中立位でMP関節は完全伸展し，指自動屈曲により手関節は伸展する [2]．

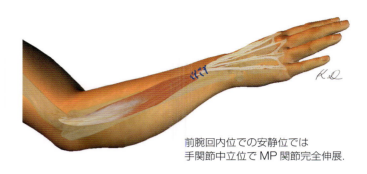

前腕回内位での安静位では手関節中立位でMP関節完全伸展．

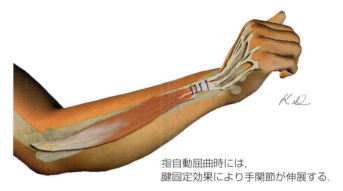

指自動屈曲時には，腱固定効果により手関節が伸展する．

[2] 総指伸筋腱固定術後のダイナミック・アクション

（土井一輝）

■文献

1. Heest AV. Tetraplesia. In：Green DP, et al, editors. Green's Operative Hand Surgery. 5th ed. Philadelphia：Elsevier；2005. p. 1271-95.
2. Feldon P, et al. Rheumatoid arthritis and other connective tissue diseases. ibid. p. 2110.
3. Sawyer JR. Paralytic Disorders. In：Canale ST, Beaty JH, editors. Campbell's Operative Orthopaedics. 12th ed. Philadelphia：Elsevier；2013. p. 1272-4.
4. Brand PW. Mechanics of Tendon Transfer. In：Hunter JM, et al, editors. Rehabilitation of the Hand：Surgery and Therapy. 4th ed. St Louis：Mosby；1995. p. 715-28.
5. 落合直之．EDC tenodesisによる手指伸展再建術．原 徹也編．腕神経叢損傷診療マニュアル．東京：金原出版；1995. p. 233-6.

MOVIE 6歳，男児，Hopkins症候群による腕神経叢麻痺に対する総指伸筋腱固定術による手指伸展再建例．小手筋麻痺によるclaw変形があり，理想的適応ではないが，手術術式の概略は理解できるので御覧いただきたい．

末梢神経の手術

神経剥離術，神経縫合術，神経移植術

● 神経剥離術の概要

- 神経は機械的ストレスにきわめて弱い組織であり，繊細な手術操作が要求される．このため顕微鏡下での atraumatic surgery に習熟する必要がある．
- 神経幹は paraneurium あるいは conjunctiva nervorum とよばれる疎性結合組織に包まれており，四肢の動きに合わせてこの中を長軸方向に滑走する．
- 神経上膜には神経幹を取り囲む epifascicular epineurium と神経束間を埋めるように存在する interfascicular epineurium がある．安全に神経剥離を実施するには，これらの結合組織の構造と役割を熟知している必要がある．
- 末梢神経を栄養する血管は階層構造をなして縦走する複数の血管系により構成されている．神経幹外に位置する系，epifascicular epineurium に接するように位置する系，interfascicular epineurium 内を縦走する系の3者は分節状に交通しており，いずれかの系が損傷されても他が側副路を提供することで神経束への血流は保たれる．
- 神経剥離術は剥離する層により神経外剥離術と神経内剥離術に大きく分けられる．瘢痕が存在する部位により術式を使い分ける必要がある．
- 神経剥離術とは神経幹に対する周辺構造物による圧迫を除去し，神経幹の滑走を回復させるための措置であり，通常実施されるものは神経外剥離術である．神経外剥離術は末梢神経手術には必須の手術操作であり，習熟する必要がある．
- 剥離操作が深部に及ぶに従い，階層状に存在する栄養血管系は順次破壊されていく．剥離操作が interfascicular epineurium に及ぶと神経束への血流は著しく低下する．
- 神経周膜の損傷は，たとえ軸索損傷を伴わなくても，軸索が周膜の損傷部からヘルニア状に脱出する神経周膜窓とよばれる病変を生じ，広範な脱髄を引き起こして麻痺を生ずる．このため神経内剥離術に際しては決して神経束を損傷してはならない．

▶ 適応

- 神経がその走行上で骨・靱帯や筋肉で構成される狭窄部を通過する部分では，機械的ストレス，繰り返される虚血再灌流障害，それに伴う炎症と線維化の進行，の3要素により，徐々に進行する慢性圧迫病変を生じやすい．絞扼性神経障害と総称され，好発部は絞扼点とよばれる．手根管症候群，肘部管症候群，足根管症候群などがこれにあたり，多くは神経外剥離術により治療される．肘部管症候群では神経の滑走床を改善し，牽引ストレスを軽減する目的で神経移所術を追加することもある．
- 重度外傷においては神経幹が骨により圧迫されたり，周囲組織と癒着して正常

な滑走が障害を受けていることがある．この際も，極力，神経外剥離術で対応する．

- 神経内剥離術の適応は少なく，神経幹内腫瘍の摘出時，神経部分損傷の修復や神経周膜縫合に際しての神経束の分離などに限られる．わが国では前・後骨間神経に主に発症し，砂時計状くびれを伴う特発性神経麻痺に対しても実施されるが，その有効性に関してはいまだに多くの議論がある．

▶神経剥離術における留意点

① 駆血帯の使用やエピネフリン添加生理食塩水の活用により，極力，無血野で神経を展開する．

② 神経の剥離は可能な限りメスで行い，周囲組織への障害を最小限にとどめる．

③ 拡大鏡，あるいは顕微鏡を使用して神経の伴走血管や神経上膜内を走行する血管を詳細に観察し，可能な限りこれらを温存するように心がける．

④ 神経幹を圧迫している構造物を確認し，atraumatic に除圧する．また，paraneurium が瘢痕化して周囲と癒着している部分では神経幹を損傷しないように丁寧に剥離を進め，四肢の動きに応じて神経が無理なく滑走できるようにする．

⑤ 視診と触診により神経の絞扼部と瘢痕化の程度を正確に把握する．神経幹周囲の瘢痕化にとどまる際には神経外剥離術をもって完了するが，external epineurium の瘢痕化が狭窄の一因となっている際には，さらにこれを縦切開する．瘢痕化が interfascicular epineurium に及ぶ際の判断はきわめて難しい．神経束の分離後に術中電気診断を行い，神経伝導性が十分に保たれている神経束を温存する．神経束内に瘢痕化が及ぶものに対しては神経修復または神経移植による治療を考慮する．

──神経縫合術の概要

- 軸索は神経束内に存在している．神経断端を引き寄せる際に，神経束同士が正確に接するように注意する必要がある．

- 神経縫合には上膜にのみ糸を通す神経上膜縫合，上膜と周膜に糸をかける上周膜縫合，周膜に糸をかけて個々の神経束を縫合する神経束縫合，これらの縫合を組み合わせて用いるハイブリッドな縫合などがある．神経束を完全に分離する神経束縫合は軸索再生の確実性という点では最も信頼性が高いが，一方で，神経上膜を介して周膜に至る血管系を破壊するという負の側面もある．このため状況に応じて縫合法を合理的に選択する必要がある．

- 神経縫合が完了したら他動運動によりどの程度のストレスが縫合部にかかるかを確認し，後療法の参考にする．

- 神経縫合後は，原則として3週間，縫合部に過度の牽引力が発生しないように配慮する．

▶適応

- 神経幹完全断裂．
- 神経幹部分断裂．
- 有連続性神経損傷のなかで神経束内に瘢痕化が及ぶもの（Sunderland 分類3，4型に相当する）．

- 肋間神経移行術，副神経移行術，尺骨神経部分移行術（Oberlin 法）などの神経交差縫合術．
- 血管柄付き遊離筋移植術．
- 知覚皮弁術．

▶神経縫合術における留意点

①神経縫合の最大のトラブルは過誤支配である．過誤支配とは，本来のターゲットあるいは異なる機能の神経束間で神経縫合が行われることで発生する混乱した軸索再生であり，中枢の可塑性を超えた規模で発生すると不可逆性の機能障害となる．拮抗筋の収縮が同時に生ずる金剛金縛りが典型的な事例であり，筋の収縮は十分に生じているにもかかわらず有効な機能が回復しない．神経縫合に際しては神経束トポグラフィーや血管の走行に注意して，ねじれなどを生じないように正確に縫合する必要がある．

②軸索は瘢痕を越えて伸張することはできない．また，軸索が長距離にわたり伸張するためには末梢神経幹内に構成される Schwann 管の存在が不可欠である．Schwann 管とは，軸索変性後に基底膜内で生ずる急速な Schwann 細胞の増殖によって形成される構造物であり，軸索再生の足場を提供する．神経縫合とは人為的に中枢の神経線維断端を末梢に形成された Schwann 管に誘導する行為である．軸索は瘢痕を越えて伸張することはできないので，神経縫合に際しては中枢，末梢双方の神経断端で確実に瘢痕組織を切除し，両断端を新鮮化したうえで，過誤支配を生じないように神経断端を引き寄せることが大切である．

③発達した側副路と，神経束進入部における栄養血管の螺旋状の走行など，特有の構造により神経内血行は圧迫や伸張ストレスにさらされても容易には停止しない．しかし，10％を超える伸張ストレスが加わると血流は著しく低下し，軸索再生にきわめて不利な環境となる．それゆえ，神経縫合に際しては決して神経断端を無理に引き寄せてはならない．剥離操作や神経移所といった操作により断端間のギャップを縮め，8-0 ナイロン糸 2 本で縫合部が保持できる程度の緊張にとどめるようにする．

◯─ 神経移植術の概要

- 神経移植術の目的は，再生軸索が伸長するための足場を補充することである．神経縫合部に無理な牽引ストレスが発生することが予想される際には，無理な神経縫合を行うことなく，積極的に神経移植術を選択する．
- 後述するようにきわめてまれな機会を除き，遊離神経移植が選択される．移植直後は組織灌流だけで栄養されることになるので，直径が 1.5 mm を超えると移植片の中央部分は壊死に陥ることになる．決してこれ以上の太さの神経片を遊離移植してはならない．
- 移植神経としては腓腹神経や前腕内側皮神経などの小径の感覚神経がもっぱら用いられる．
- 神経移植は十分な量を行うことが大切である．レシピエント部の太さと同等，あるいは少し多めになるように採取をする．
- 移植に際しては，移植片の末梢側をレシピエントの中枢断端に縫合するように移植片を設置する．神経は走行の途中で必ず分枝を出している．このため反対方向に移植すると，せっかくの再生軸索が分岐部分から漏れ出てしまうことに

なる．このため逆行性に移植片を設置しない限り，移植神経内に入った軸索が確実に末梢まで伸長することはできない．

- 過誤支配を最小限とするように，レシピエント断端のトポグラムを詳細に観察し，また，神経上膜上の血管の走行を参考に，極力正確に中枢と末梢神経断端間の架橋を行う．
- 神経部分損傷例では神経内剥離術を行い，正常に機能している神経束と断裂・変性しているそれとを分離する必要がある．
- 神経縫合術の項で詳述した要領に従い，丁寧に神経縫合を行う．神経移植では縫合部が2か所になるため，とりわけ丁寧に実施しないと良好な神経再生は期待できない．

▶適応

- 神経縫合術の適応となる状況で，直接，神経を縫合することが困難なギャップが神経断端間に存在するときである．

▶神経移植術における留意点

①移植片の採取により神経障害性疼痛などを生じないように，採取に際しては徹底して atraumatic な操作に気をつける．神経外剥離は，基本的にはすべてメスで行う．採取に際しては，20万倍エピネフリン含有生理食塩水を用いることで駆血帯を使用することなく実施可能である．また，神経外血管の凝固は丁寧に行い，採取後も止血操作を丁寧にする．

②神経は採取をすると短縮することを忘れてはならない．レシピエント部の神経欠損長よりも2割程度長めに神経片を採取する．

③移植床の血流が障害されていない限り移植片の長さに明確な制限はない．とりわけ関節周囲に移植をする際には，術後の可動域訓練も考慮して移植片に過度のストレスが生じないように必要十分な長さの移植を行うようにする．レシピエント部の準備に際しては神経剥離術や神経移行術も行い，欠損長を最短とできるように配慮することも怠ってはならない．

④運動神経を主体とする神経束と感覚神経を主体とする神経束を誤って架橋すると軸索は伸長しても機能回復を生じない事態となるので，とりわけ注意を払う必要がある．必要があれば，運動枝の確認のために末梢神経断端の神経内剥離術を行うこともある．

⑤神経機能の確認には術中の電気生理検査が必要なことも多い．駆血帯使用下では神経は阻血により伝導性を失っている．このため検査の実施に際してはあらかじめ駆血帯を解除し，十分に伝導性が回復するまで待機する必要がある．通常10分程度は待つ必要がある．運動機能の確認は誘発筋活動電位が有用だが，感覚神経の機能を確認するには脊髄誘発電位や体性感覚誘発電位など，より専門性の高い検査技術が求められる．必要に応じて検査技師などの手配を忘れずに行う．

外傷性神経腫に対する神経剥離，神経移植，神経縫合

▶手術のポイント

①術前の処置と準備．
②神経損傷部を展開する．
③神経断端を新鮮化する．
④移植神経を採取する．
⑤神経移植と神経縫合．

手術手技の実際

- 正中神経の部分神経損傷後に生じた外傷性神経腫を例にあげて説明する [1]．

❶ 術前の処置と準備

- 外来・病棟における神経学的な評価，電気生理学的評価は詳細に行い，神経損傷の状況を正確に把握する．腕神経叢など，大径神経が対象となる状況では MRI，とりわけ STIR 法での評価がきわめて有用である．最近の超音波画像診断装置は神経内の構造まで詳細に観察可能である [2]．
- 駆血帯が利用できない部位では 20 万倍エピネフリン含有生理食塩水などを用い，できる限り無血野での手術となるようにする．

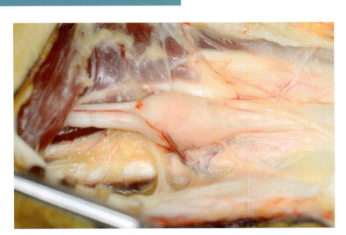

[1] 正中神経の部分神経損傷後に生じた外傷性神経腫

▶ポイント
- 12 MHz 以上の高周波プローブが必要であるが，執刀直前にも詳細に損傷神経の観察を行い，また，術中にも使用して損傷範囲の広がりや神経断端の位置を正確に把握する．

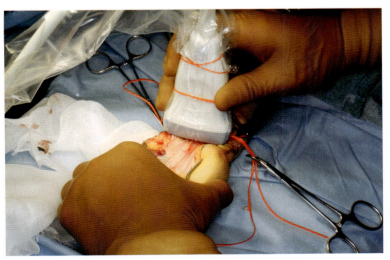

[2] 超音波画像診断装置による神経束構造の術中評価

❷…神経損傷部を展開する

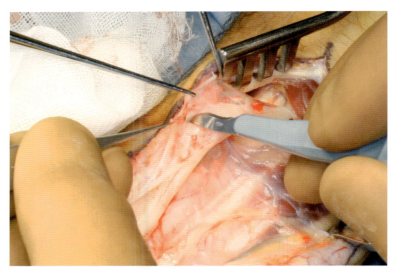

[3] 手術用ルーペを用いた剥離操作
paraneurium の剥離を行っているところ.

- できる限り，メスで神経外剥離を進め，神経への圧迫を取り除き，周囲との癒着を剥離する [3]．atraumatic な操作が必要なことはいうまでもない．
- 神経損傷部を確認したら，視診，触診，必要に応じて超音波画像診断装置による観察を行い，損傷の広がりを確認する．

❸…神経断端を新鮮化する

- 神経腫の切除を行う [4]．完全切断例では中枢断端，末梢断端ともに正常な神経内トポグラムが観察できるまで徹底した新鮮化を行う．
- 有連続性損傷では神経内剥離術 [5] を行い，機能している神経束と，断裂・変性している神経束を正確に分離する [6]．必要に応じて上述の要領で電気生理学的検査を実施する [7]．
- 中枢断端，末梢断端の双方で神経外剥離術を行い，また，神経の走行を調整して，神経断端をできる限り近づけるようにする．
- 手術後の後療法も考慮しつつ神経欠損長を計測する．

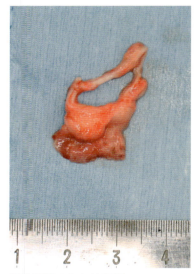

[4] 切除された神経腫

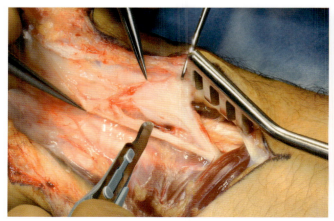

[5] 神経内剥離術
神経束の走行に注意しつつメスで剥離を進めていく．

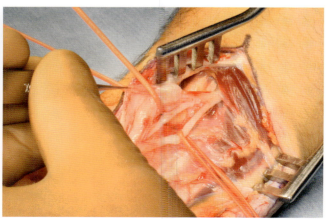

[6] 神経内剥離を完了

神経剥離術，神経縫合術，神経移植術 | 73

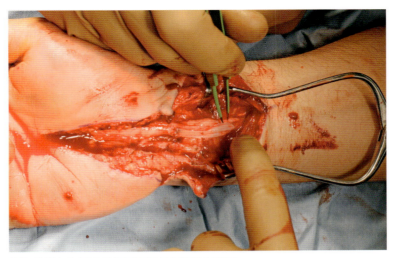

[7] 分離した正中神経反回枝の伝導性を確認

❹ 移植神経を採取する

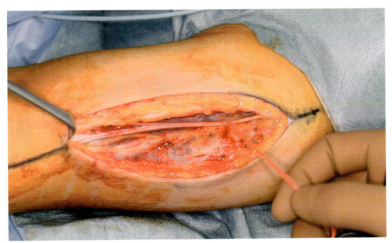

[8] 移植神経（内側前腕皮神経）の採取

- 超音波画像診断装置により移植神経の部位を確認する．直上で皮膚および皮下組織に20万倍エピネフリン含有生理食塩水を浸潤し，無血野手術を可能とする．
- 神経外剥離術は基本的には拡大鏡下にメスでatraumaticに行う．必要となる移植神経片の本数を勘案し，採取する長さを決定する．レシピエント部の欠損長よりも20％程度長めとなるように採取をする［8］［9］．

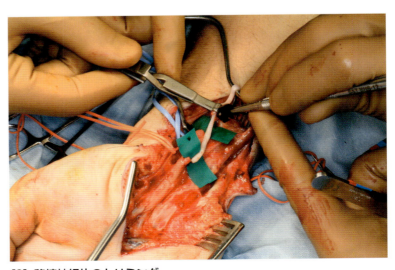

[9] 移植神経片のトリミング

❺…神経移植と神経縫合

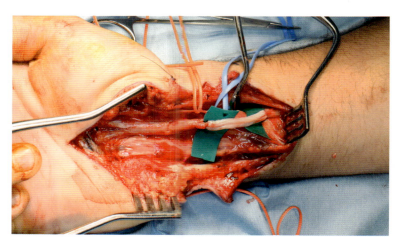

[10] 神経移植を完了

- 神経は必要本数を束ねてケーブルグラフトとする．この際，フィブリン糊を用いて束ねると取り扱いがしやすくなるだけでなく，縫合に際して糸をかけやすくなる．ケーブルグラフトの両断端だけをフィブリン糊で束ねてもよい．
- 神経束が機能別に確実に識別できている場合には，神経束間を架橋するinterfascicular nerve graft とするほうがよい．これが困難な場合には，双方の神経束パターンや表在血管の位置に配慮してケーブルグラフトを行うが，このときも移植神経断端が確実に中枢および末梢神経断端の神経束と向かい合うように注意する [10]．
- 神経縫合には，神経束の太さにもよるが，8-0 から 10-0 のナイロン糸を用いる．断端を強く引き寄せすぎないように注意する．
- 最後に縫合部をフィブリン糊で補強してもよい．

▶後療法

- 手術中に hand therapist とともに神経修復部に機械的緊張が加わらない周辺関節の運動範囲を確認し，また，固定範囲を決定する．手術後は3週間ギプス固定を行い，神経縫合部が確実に連続してから神経修復部に隣接する関節の運動を開始する．
- 麻痺のある部位を積極的に他動運動させ，麻痺回復までに不良肢位拘縮を生じないようにする．知覚脱失部位への外傷や熱傷に注意をするように，患者に説明し，毎日1回は麻痺部分に外傷がないことを視診で確認するように注意を促す．
- 多くの場合，感覚の回復早期には異常感覚や痛覚過敏を伴う．患者に事前に情報を与えることで不要な不安感を回避する．異常感覚の治療には柔らかい布などを用いた患者自身によるマッサージが有効であり，順応を促進させる．
- 筋収縮を触れるようになったらバイオフィードバックにより随意運動の円骨な学習を支援する．修復レベルにより麻痺回復までに要する期間は異なるが，Tinel 徴候などを参考に患者におよその回復状況を伝え，自宅でも適切に機能回復訓練を行えるように丁寧に訓練指導をする．
- 感覚の回復は年齢とともに不良となるが，高齢者でも神経修復後長年にわたり継続する．
- 機能回復の状況を詳細に記録し，また十分な期間フォローアップして感覚麻痺回復の状況を見定める．手術後1年半を経過しても有効な筋力を回復していない部位は腱移行術や関節固定術などの追加により機能改善を図る必要がある．

〈平田　仁〉

神経移行術

末梢神経の手術

手術の概要

- 神経移行術は，損傷神経を使用した神経縫合や神経移植などでは神経自体の再生が不可能か困難な場合に用いる．
- 代表例として，腕神経叢損傷の神経根引き抜き損傷に対して肘屈曲機能再建目的で肋間神経を筋皮神経に移行する肋間神経移行術があげられる．1963 年に Seddon[1] が神経移植を利用するこの神経移行法を発表した．1965 年に原と津山[2] は直接縫合による神経移行法を開発し，東大グループにより手技が確立された[3-8]．
- 肋間神経移行術は，分娩麻痺の回復不良例にも適応になるが，そのほかに，腋窩神経，正中神経，遊離筋肉移植[9] の移行神経としても用いられる．展開時に気胸にならないように注意が必要である．
- 他の神経移行術としては，副神経移行術，橈骨神経移行術，尺骨神経部分移行術（Oberlin），対側第 7 頚髄神経移行術（Gu）や長胸神経移行術などがある[10]．
- ここでは，神経移行術の代表である筋皮神経への肋間神経移行術の手術手技を記載する．

筋皮神経への肋間神経移行術

▶ 適応[3-8]

- 肋間神経移行術は，C5, C6, C7 根の引き抜きを含む節前損傷が本来の手術適応である．
- 30 歳以下で受傷後 6 か月以内が良い適応になるが，診断が確定すれば，早いほうが良い成績が望める．
- 40 歳以上は肋間神経移行術の成績は不良なので，可能なら腱移行術を選択する．
- 第 4, 第 5 肋間神経 2 本を用いて筋皮神経に端端縫合で移行する．
- 肋骨骨折や血胸・気胸などの胸部損傷が併存する場合は，周辺の肋間神経損傷が考えられ，使用は避けることが望ましい．

▶ 手術のポイント[3-8]

①術前の処置と準備．
②体位：出血を少なくするために，上半身を 30° ほど起こし，患側を 20° 斜めに起こす肢位をとる．
③皮切：第 4, 第 5 肋間神経を展開，挙上する目的で，第 3-4 肋間の中腋窩線の部から乳頭の下 2〜3 cm を通り，第 3-4 肋間の胸骨外縁に至る弧状の皮切をデザインする．筋皮神経を同定，剥離する目的で，患肢を外旋し，三角筋胸筋溝

(deltopectoral groove)から上腕二頭筋の内側近位部に沿って約5〜7 cmの縦皮切をデザインする．
④筋皮神経を同定，剥離する．
⑤第4，第5肋骨の骨膜を順次展開，剥離する．
⑥第4，第5肋間神経を同定し，順次剥離，挙上する．
⑦肋間神経と筋皮神経の神経縫合を準備する．
⑧肋間神経と筋皮神経を端端縫合する．
⑨十分に洗浄後，追層縫合して閉創する．ストッキネットベルポー固定を行う．

手術手技の実際

❶ 術前の処置と準備

- 患肢全体，患側の頚部から胸部を胸骨中央，肩甲骨を含む背部にかけ，広範囲に消毒し術野を確保する．
- 清潔覆布を糸針，または覆布テープを貼ってずれないようにする．
- 20万倍ボスミン加生理食塩水を皮内・皮下・筋肉内に注射して出血を最小限に抑える．止血には，電気メスとバイポーラ凝固止血器を使用する．

❷ 手術体位と皮切

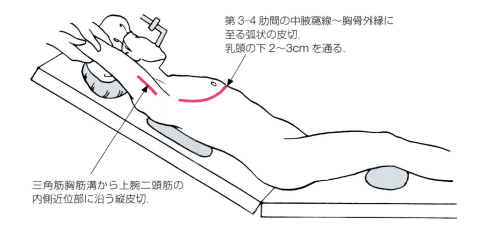

▶ポイント
- 第4，第5肋間神経を使用する．4本必要な場合は第3〜第6肋間神経を使用する．

- 仰臥位で上半身を30°ほど起こし，患側の背部に枕を入れて患側を20°ほど起こして胸を反らせる．腕神経叢を展開するときは，顔を健側に向かせ側屈する．
- 全身麻酔下に行うが，電気刺激で筋収縮を確認するので，肋間神経を切離するまでは筋弛緩薬の使用は避ける．
- 患肢と同側の第4，第5肋間神経を展開挙上する目的で，第3-4肋間の中腋窩線の部から乳頭の下2〜3 cmを通り，第3-4肋間の胸骨外縁に至る弧状の皮切を皮膚マーカーでデザインする．直上の皮切でもよいが，複数の肋間神経を使用するときや，とくに女性では美容上もこの皮切が推奨される．
- 患肢を外旋し，上腕近位部で上腕二頭筋を触診して，三角筋胸筋溝（deltopectoral groove）から上腕二頭筋の内側近位部に沿って約5〜7 cmの縦皮切を加える．

❸…筋皮神経を同定し，剥離する

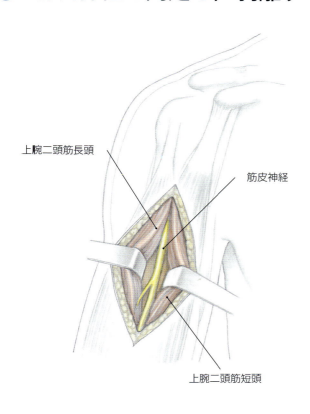

- 重症な引き抜き損傷では移行する予定の筋皮神経が牽引損傷を受け，傷害されていることもあるので，筋皮神経を最初に展開し確認しておく．
- 上腕二頭筋の筋膜を縦切し，長頭と短頭を確認して，二頭間を鈍的に展開すると筋皮神経を同定することができる．
- 筋皮神経を末梢に展開していくと，上腕二頭筋筋枝である運動神経枝と外側前腕皮神経になる知覚神経枝の同定が可能になるが，完全に分離しない部位で通常は縫合を行うので，ここでは上腕二頭筋に入り込むところまで剥離しておく．

❹…肋骨骨膜の展開

- 前胸部に皮切デザインに沿って皮切を加える．
- 出血点は，電気メスとスウェーデン摂子およびバイポーラ凝固止血器を使用して丁寧に止血する．
- 大胸筋は肋骨停止部で一部切離し，上方に翻転する．
- 第4肋骨を確認し，その前面中央で肋骨の弯曲に沿い骨膜および小胸筋を電気メスで切離し，肋骨用のラスプを用いて肋骨骨膜の剥離を進める．

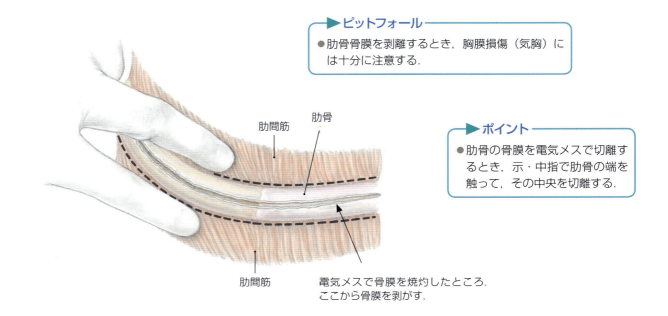

▶ピットフォール
- 肋骨骨膜を剥離するとき，胸膜損傷（気胸）には十分に注意する．

▶ポイント
- 肋骨の骨膜を電気メスで切離するとき，示・中指で肋骨の端を触って，その中央を切離する．

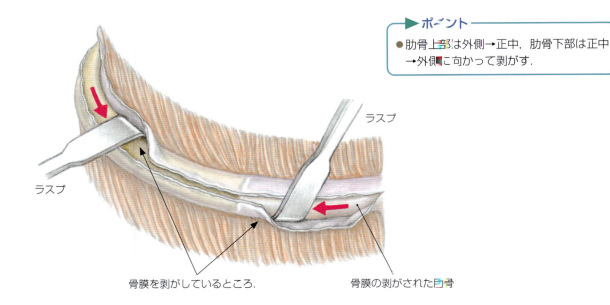

骨膜を剥がしているところ． 骨膜の剥がされた肋骨

▶ポイント
- 肋骨上部は外側→正中，肋骨下部は正中→外側に向かって剥がす．

- 肋間筋の肋骨付着部を展開するときは，筋の走行と逆の方向に剥がしていくと剥がしやすい．上部は外側から正中に向かい，下部は正中から外側に向かってラスプ（肋骨用剥離子）で展開していく[6,8]．
- 肋骨の上下の骨縁は，とくに丁寧に剥離し，下面に少し入るところまで剥離する．このとき胸膜の損傷にはとくに注意する．

▶手技のコツ
- エッジを利用して左右に動かし剥離する．

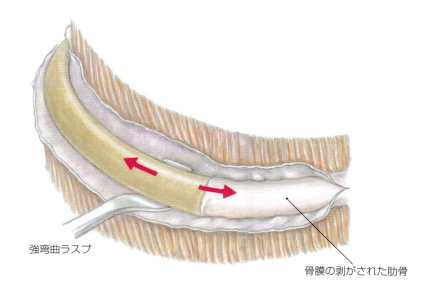

強弯曲ラスプ

骨膜の剥がされた肋骨

- １か所で下面まで注意して剥離し，強弯のラスプ（肋骨用深部剥離子）を肋骨の下をくぐらせる．これを用いて，エッジを立てて肋骨骨膜の剥離を進める．
- 肋骨は切離しないで，ガーゼなどで縛って，扱いやすくする．
- 次いで第５肋骨も同様に行う．

▶ポイント
- 以前は肋骨を切離していたが，肋骨は切離しないで十分に手術可能である．

❺…肋間神経を同定し，剥離挙上する

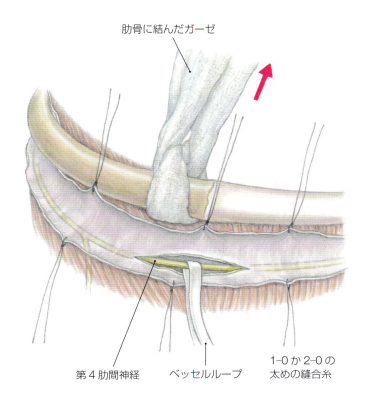

- 肋骨に結んだガーゼ
- 第4肋間神経
- ベッセルループ
- 1-0か2-0の太めの縫合糸

▶ ポイント
- 肋間神経の末梢での切離は最後にする．

- 第4肋間神経を，まず，剥離挙上する．
- 肋骨の下方裏面の骨膜幅の下中 1/3〜1/4 部（骨膜下縁より約 3 mm）に小切開を加え，肋間筋を血管剥離鉗子で鈍的に分けて肋間神経を同定する．
- 判定しにくいときは，肋間神経外側枝（知覚枝）が分岐する部位よりも外側を展開する．前腋窩線より外側は，分岐前なので肋間神経が太く同定しやすい．
- 肋間神経が同定できれば，これをベッセルループなどで保護し，神経刺激装置を用いて刺激し，それより末梢の肋間筋が収縮することを確認する．
- 確認できたら，肋骨を引き上げたりして，コントロールしながら，丁寧に肋間神経の剥離を進める．
- 通常は，肋間神経の多くの分岐は処理する．
- 時々，神経刺激装置で刺激し，肋間筋が収縮することを確認する．肋間神経の末梢での切離は最後にする．
- 肋間神経を剥離する範囲は，中腋窩線から末梢は肋軟骨移行部までとする．肋軟骨移行部付近では，胸膜が薄く，気胸になりやすいので注意する．
- 第5肋間神経も同様に同定し，剥離挙上する．

❻ 肋間神経と筋皮神経の神経縫合の準備

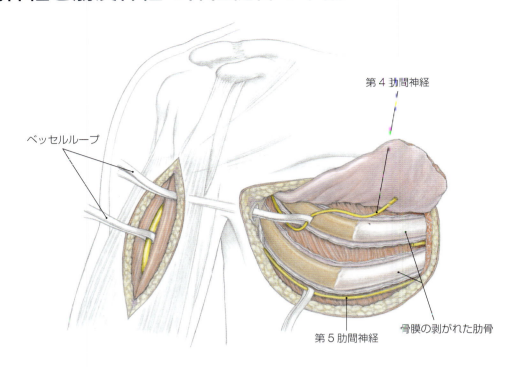

ベッセルループ
第4肋間神経
第5肋間神経
骨膜の剥がれた肋骨

- 肋間神経を末梢で切離して分岐をすべて処理し，腋窩の皮下に移行肋間神経ができるだけまっすぐになるようにケリー鉗子でトンネルを作製し，上腕内側に誘導する．
- 誘導はベッセルループを用いる．これをループ状にし，そこに肋間神経を通して，ゆっくりと引き出す．通常は抵抗なく引き出せるが，抵抗があるときは無理に引っ張らないで，もう一度確かめる．
- 皮下トンネルを通過した後，肋間神経にねじれや折れ曲がりなどのないことを確認する．
- 第4肋間神経が終了したら，第5肋間神経も同様に誘導する．
- 肋間神経の最も末梢（後に切除される部分）に5-0針付きナイロン糸をかけ，神経が戻らないように工夫をする．
- この段階で，胸部の創は十分に洗浄して，生理食塩水を創部にためて，気泡が出るか否かをみる．出るようなら，丸針を用いて縫合し，閉鎖に努める．止血を確認し，骨膜，小胸筋を可及的に寄せるように縫合し，大胸筋，皮下，皮膚を縫合する．

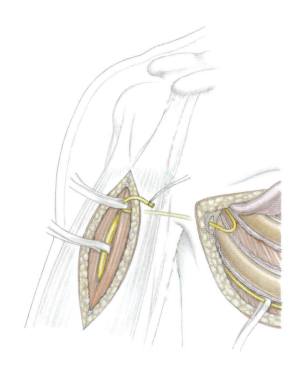

▶ポイント
- 切離した2本の肋間神経は，別々の皮下トンネルを通し，筋皮神経の展開部に誘導する．

❼…肋間神経と筋皮神経を端端縫合する

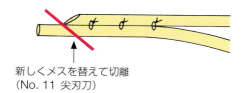
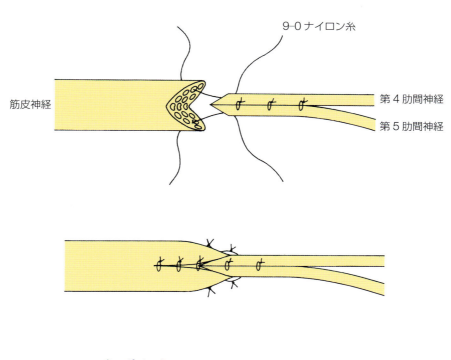

> ▶ポイント
> ● buckling を避けるため，糸を強く結びすぎないように注意する．

- 誘導した肋間神経と筋皮神経が，肩関節回旋中間位・外転 30°で神経に緊張がかからない長さになるように調整し切離する．
- 誘導した肋間神経と筋皮神経を端端縫合する．
- 端端吻合時は，筋皮神経が圧倒的に太いので，V カットして肋間神経を鉛筆の芯状にして，それを中に縫い込む．
- 縫合糸は 9-0 針付きナイロン糸を用い，顕微鏡下に数か所，縫合する．

❽…閉創する

- 創部は十分に洗浄後，止血を確認し，追層縫合する．
- 清潔のまま，胸部 X 線正面像を撮影する．もし，気胸になっている場合，軽度であればそのままでもよいが，必要に応じて胸腔ドレーンを挿入する．
- ストッキネットベルポー固定を行う．

▶後療法 [5, 8)]

● 6 週間は肩を挙上位にしたり，上肢を振り回す状態にならないように注意する．

● 6 週からお辞儀運動を許可する．3 か月後までは無理をさせないように指導する．

● 筋電図検査で波が拾えるようになったら，最初は呼吸と連動して肘を曲げるように訓練する．

● 初期には，上腕二頭筋筋腹に表面電極をつけて拾えた波と同時に音を聞きながら，biofeedback 訓練を行うのが効果的である．

● 徐々に持久力をつける訓練も大切である．

(堀内行雄)

■文献

1. Seddon HJ. Nerve grafting. J Bone Joint Surg Br 1963；45：447-61.
2. 原　徹也，津山直一．外傷性腕神経叢麻痺（引きぬき損傷）に対する肋間神経移行術．手術 1969；23：1087-98.
3. Nagano A, et al. Direct nerve crossing with the intercostal nerve to treat avulsion injuries of the brachial plexus. J Hand Surg Am 1989；14：980-5.
4. 原　徹也．腕神経叢麻痺—腕神経叢神経根引きぬき損傷．室田景久ほか編．臨床整形外科手術全書　第 1 版．⑤上腕・肘・前腕．東京：金原出版；1994．p. 453-68.
5. 原　徹也．腕神経叢損傷に対する手術　肋間神経交差移行術．阿部宗昭ほか編．新 OS NOW No.9 神経修復術と機能再建手技—麻痺との対決．東京：メジカルビュー社；2001．p. 27-32.
6. 長野　昭．腕神経叢損傷の手術療法：肋間神経交差吻合術の適応と手技．林浩一郎編．OS NOW No.3 神経手術と機能再建．東京：メジカルビュー社；1991. p. 84-93.
7. 長野　昭．2．腕神経叢展開術　3．肋間神経移行術．長野　昭ほか編．整形外科手術　第 11 巻 B　神経の手術 II　上肢神経障害．東京：中山書店；1995．p. 17-26.
8. 長野　昭．肋間神経移行術．山内裕雄ほか編．整形外科治療のコツと落とし穴　上肢．東京：中山書店；1997．p. 256-7.
9. Doi K, et al. Double free-muscle transfer to restore prehension following complete brachial plexus avulsion. J Hand Surg Am 1995；20：408-14.
10. 柿木良介．神経移行術のコツ．金谷文則編．手の外科の要点と盲点．東京：文光堂；2007．p. 254-60.

骨移植術

手術の概要

- 骨移植は普段汎用される手術手技だが，骨は再生力のある組織で，比較的容易に好結果が得られるため，荷重部位に行う骨移植以外では論議される機会が少ない．
- 骨移植は自家骨移植，同種骨移植，人工骨移植に分類することができる．また前2種の生体骨移植は，海綿骨移植と皮質骨移植に大別されるが，力学的強度とそれに相反する代謝速度の問題で両者間の様相は大きく異なる．当然，荷重部位には強度の高い皮質骨移植が必要である．
- 有茎移植（血管柄付き，筋弁付き）以外の遊離骨移植では，移植骨は，いわば鋳型として機能するだけで，多くの場合いずれ新生骨に置き換わる．
- 移植骨の働きは骨誘導と骨伝導で説明される．骨誘導とは未分化間葉系細胞を分化させることによって能動的に骨をつくり出すことで，主として骨形成蛋白（bone morphogenetic protein：BMP）がその役割を担っている．また骨伝導とは骨母床から移植片に新生血管や骨形成細胞が侵入し，新生骨が形成されることである．
- 人工骨は支持体としての強度，骨組織との親和性，骨伝導性の導入などの点で改善が図られているが，まだまだ改善の余地がある．

▶ 適応

- 骨移植の主目的は，大きく2つに分けられる．
- 一つは骨腫瘍その他の外科治療後にできる，本来，骨組織があった空間・間隙に骨組織を再生させることにより，他の組織の侵入・生育を阻止しようとする場合である．その場合，基本的に力学的強度は求められないので，通常は海綿骨移植で事足りる．
- もう一つは，骨移植によって不足しているレシピエントサイトの力学的強度を補足しようとするもので，皮質骨あるいは人工骨の強度を利用する必要があり，工夫を要する．

▶ 手術のポイント

① 母床を作製する．
② 移植骨を選択する．
③ 移植法．
④ 必要な場合の固定法．
⑤ 困難な固定の一例．
⑥ decortication（Judet）法．

サイドメモ

骨誘導と骨伝導，骨移植の鍵はどちらか？

- 骨移植について，もし骨誘導が大きな役割を果たしているとすれば，BMPを含んでいる骨組織を，たとえば筋組織内に埋入しても，骨が保持形成されるはずだが，メカニカルストレスの不在の要素があったとしても，現実には吸収されてしまうことが多い．したがって，骨移植成功の鍵は骨伝導能を十分に発揮させることである．そのために，介在物のない母床骨面と移植骨との接着が必要である．メカニカルストレスはそのあとについてくる要素である．

84 Ⅱ. 基本的な手術手技

●──手術手技の実際

❶…母床を作製する

- 母床面に線維性あるいは瘢痕性組織が残っていると，それが骨伝導のバリアになってしまう．また母床面が皮質骨の場合も，血管新生や骨形成細胞の移植骨側への移行が困難であり，骨新生の妨げになる．したがって，母床面は少なくとも一部は海綿骨が露出していることが望ましい．そのために母床面から微小出血をみるまで新鮮化する．
- 母床面が皮質骨化していて，どうしても海綿骨が出てこない場合は Kirschner鋼線（K鋼線）などを用いて母床面に穿孔し，骨新生のための組織の通り道をつくっておく．

❷…移植骨を選択する

- 多くの場合，自家骨が用いられているが，ドナーサイトの問題で，どうしても量が不足になりがちである．同種骨（バンクボーンを含む）が利用可能な場合はそれを用いてもよいが，わが国ではなかなか良いソースがないので，種々の性状をもった人工骨の開発が盛んである．

サイドメモ

人工骨の種類と特徴

- 人工骨は，当初，緻密体セラミックが開発されたが，強度はともかく，骨との親和性がまったくないため，HA，次いで生体内吸収性のβ-TCPが導入された．しかし気孔率を上げて骨伝導能を付与すると，強度は損なわれる．そこで気孔率を上げつつ強度も保つために種々の工夫がなされ，最近は緻密体と多孔体を組み合わせたコンポジット人工骨や荷重方向に強度をもたせた配向性連通多孔HAも上市されている[2] [1]．

[1] 種々の人工骨

製品名	リジェノス	ネオボーン	アパセラム-AX	オスフェリオン	スーパーポア
メーカー	クラレ	コバレント	HOYA	オリンパス	HOYA
組成	HA	HA	HA	β-TCP	β-TCP
気孔率	75％	75％	85％	75％	75％
圧縮強度	配向連通多孔方向 14 MPa 垂直方向 2 MPa	10 MPa	2 MPa	2～5 MPa	5～6 MPa
生体吸収性	吸収性なし	吸収性なし	吸収性なし	吸収性あり	吸収性あり
微細構造	配向連通多孔	ランダム多孔	ランダム多孔	ランダム多孔	ランダム多孔

HA：hydroxyapatite，β-TCP：β-tricalcium phosphate.

（名井 陽．人工臓器 2011：40：76-80[2] を参考に作成）

- 強度，吸収性ともに期待できないが，荷重部でなければ，気孔率が高く骨伝導性に優れたHA（ハイドロキシアパタイト）か，吸収性のあるβ-TCP（トリカルシウムホスフェート）を用いてもよい．ただし高価である．
- 繰り返しになるが，荷重部には皮質骨移植か，あるいは骨盤などではHAのブロックに自家骨移植を加えたり，HAブロックにβ-TCPを組み合わせた人工骨を用いたりする．

❸ 移植法

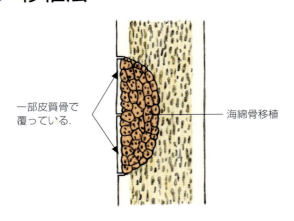

一部皮質骨で覆っている．
海綿骨移植

- 荷重部以外で海綿骨移植で問題なければ，骨細片を母床部に軽く潰れるまで叩入する．骨細片の大きさに決まりはないが，通常はおおむね5mm径ぐらいが用いられる．皮質骨で蓋をすることもある．

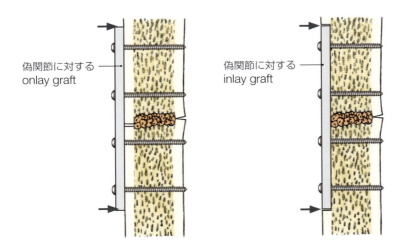

偽関節に対する onlay graft
偽関節に対する inlay graft

- 荷重部や長管骨で欠損が大きい部位に骨移植をする場合は，強度に優れた皮質骨移植を行いたい．とくに偽関節では，母床の骨表面に移植骨を置く onlay graft 法と，母床に深く骨髄腔に達する溝をつくって移植骨をはめ込む inlay graft 法がある．
- onlay graft 法では移植骨はプレートの代わりと考えることができるし，inlay graft 法では骨膜で覆うことができるので骨新生に有利である．

❹ 必要な場合の固定法

- ボックス型の母床に骨移植をする場合は埋入するだけでよいが，長管骨の偽関節などではスクリュー，プレートによる固定やワイヤーによる締結を行う．

❺…困難な固定の一例

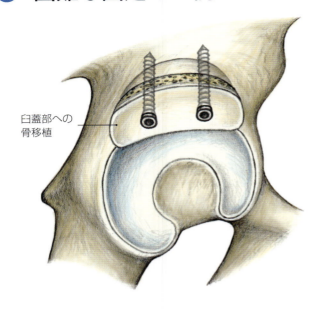

臼蓋部への骨移植

- たとえば臼蓋部の骨欠損に骨移植する場合，十分な固定性を得るためには骨盤内壁までスクリューを貫通させなければならないが，移植骨を通して母床まで穿孔する操作は，感触が得にくく危険を伴う．
- その場合は，
  ① 移植骨に固定用のスクリュー孔を開けるとき，母床の浅部までスクリュー孔を通し，一度，移植骨を外して母床だけに貫通孔を開け，再度，移植骨を戻して固定する．
  ② スクリュー孔を開けるのに，ドリリング（約1,250 rpm）ではなくリーミング（約250 rpm）のスピードを用いる．
  ③ ドリルを用いるときは手先で押さず，脇を締めて身体全体で押すようにして急速な前進を避ける．抵抗が最大，ドリリング音が高調になったときはきたるべき瞬間を予知し，貫通を感じた瞬間にスイッチから指を外す．

などの配慮が必要である．

❻…decortication（Judet）法

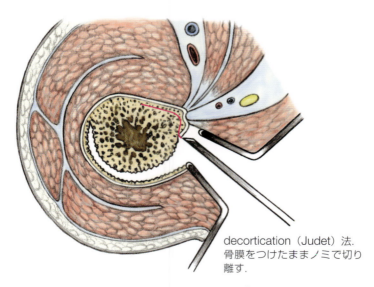

decortication（Judet）法．骨膜をつけたままノミで切り離す．

（菅野卓郎ほか．整形外科 1972；23：539-47[3]）を参考に作成）

- 偽関節や遷延治癒骨折に対し，病巣周囲の骨皮質を薄い骨片として骨膜などの軟部組織をつけたままノミで切り離し，仮骨形成を促そうとする方法である．
- decorticationの厚さは皮質骨表層の1～3 mm，範囲は病変部中心に上下5～6 cm，骨の周囲の2/3程度を行う，いわば局所有茎小骨片移植ともいうべき方法である．

（泉田良一，逸見　治）

■文献
1. 森　諭史．骨移植の病態生理と人工材料の応用．須田立雄ほか編．骨の科学．第1版．東京：医歯薬出版；2007. p. 255-61.
2. 名井　陽．人工骨の歴史と最新デザインコンセプト．人工臓器 2011；40：76-80.
3. 菅野卓郎，田中　守．Decortication 法の応用．整形外科 1972；23：539-47.

骨軟骨移植術
骨軟骨柱移植術

手術の概要

- 骨軟骨柱移植術（mosaicplasty）は，関節内骨軟骨欠損に対して硝子軟骨による被覆が可能となる術式である．離断性骨軟骨炎の発症原因などはいまだに不明な点も多いが，とくに投球動作では治療後も繰り返す外反ストレスが加わることが関連すると考えられている．術後にも継続するこれらのストレスに対して安定した関節を再構築するため，筆者らは現在のところ，骨軟骨柱移植術による力学的に十分な支持機構の再建が望ましいと考えている．
- 上腕骨小頭へのアプローチは肘筋を split して進入する[1]．展開が不足する場合は，遠位方向に展開していくと外側尺骨側副靱帯損傷のリスクがあるので，近位方向へ展開する．病巣部は術前画像所見を十分検討して決定するが，実際の術中所見では術前の MRI 所見より不安定であることも少なくない[2]．
- 一方，正常膝関節軟骨への影響は十分考慮されるべきである．筆者らは影響の少ない膝蓋大腿関節の非荷重面外側を採取部位とし[3]，かつ採取軟骨柱の直径を小さくして対応している．

▶ 適応

- 投球動作に関連した上腕骨小頭離断性骨軟骨炎の治療原則は，投球制限を含む十分な保存加療が勧められる．とくに骨端線閉鎖以前には治癒能力が十分にあり，病巣の縮小が期待できる例が少なくない．
- しかし，骨端線閉鎖後も治癒傾向にない症例で，三浪分類による分離型または遊離型の場合には，いたずらに保存加療を継続することは橈骨頭の変形を含む関節症性変化につながるため，手術加療を要する．
- 筆者らは，術式の決定のために，超音波検査，CT，MRI による病変の評価を行っている．

▶ 手術のポイント

①体位：仰臥位で肘は胸の前に置く．肘の下に覆布などを置き，下がらないようにする．
②皮切：肘後方アプローチを使用し，肘筋を線維方向に split して進入する．
③損傷部位の展開を行う．
④病巣部を同定し，移植する骨軟骨欠損部の辺縁および移植母床の新鮮化を行う．
⑤移植母床の大きさを計測し，採取すべき移植骨軟骨柱のサイズと本数を決定する．
⑥骨軟骨柱を採取する（Acufex Mosaicplasty system）．
⑦骨軟骨欠損部へ骨軟骨柱を移植する．
⑧閉創する．

手術手技の実際

- 右上腕骨小頭離断性骨軟骨炎（15歳，男児）の骨軟骨柱移植術を例に述べる．

❶ 手術体位と皮切，展開

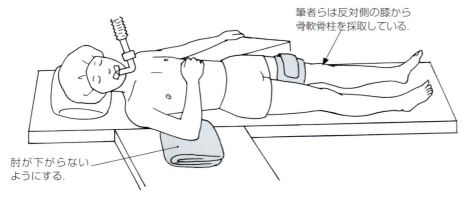

筆者らは反対側の膝から骨軟骨柱を採取している．

肘が下がらないようにする．

- 仰臥位で，肘は胸の前に置く．肘の下に覆布などを置き，肘が下がらないようにする．原則的に肘と反対側の膝から骨軟骨柱を採取する．
- 皮切は，肘後方アプローチを使用し，肘筋を線維方向にsplitして進入する．展開して滑膜炎が強い場合は滑膜を一部切除する．肘関節の著明な屈曲制限がある場合には本アプローチは使用できないこともある．

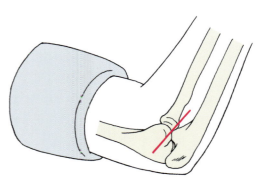

❷ 病巣部を同定，移植する骨軟骨欠損部を新鮮化する

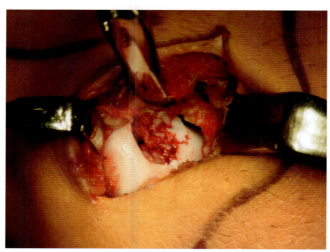

[1] 移植母床の新鮮化

- 肘を十分に屈曲させることで病巣部を同定できる（スポーツ種目によって，好発部位が異なる）．
- 移植する骨軟骨欠損部の辺縁および移植母床の新鮮化を行う [1]．

❸ 移植母床を計測し，移植骨軟骨柱のサイズと本数を決定する

- 採取する骨軟骨柱の直径は 3.5 mm または 4.5 mm，長さは 10～15 mm が多い．
- 病巣部の大きさによって 3～6 本採取する．

❹ 骨軟骨柱を採取する

- 通常は肘患側の対側をドナー膝とする．骨端線閉鎖について術前単純 X 線で確認する必要がある．
- 外側傍膝蓋骨アプローチにて大腿骨外側顆の膝蓋大腿関節外側面を展開する．
- 膝蓋骨を内側へ展開し，大腿骨外側顆を十分に展開したのち，特殊にデザインされた骨軟骨採取デバイス（Acufex Mosaicplasty DP：Smith & Nephew）を用いて，大腿骨外側顆より小径（主に 3.5 mm 径，長さ 10～15 mm）の骨軟骨柱を採取する [2] [3]．
- この際，ドナー側の骨折を防ぐため，採取部の間隙は少なくとも 5 mm はあける．
- 成長期の患者では，膝骨端線が未閉鎖のこともあり，採取部位と長さは注意する．

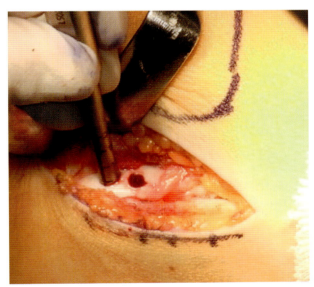

[2] 骨軟骨柱の採取

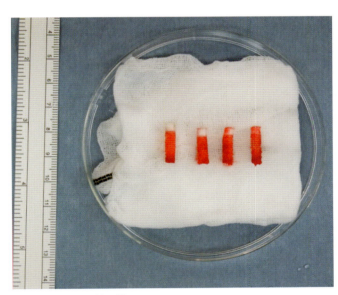

[3] 採取した骨軟骨柱

▶ ポイント
- 骨軟骨柱採取部からの術後出血を予防するため，ボーンワックスを充填している．

❺…骨軟骨柱を移植する

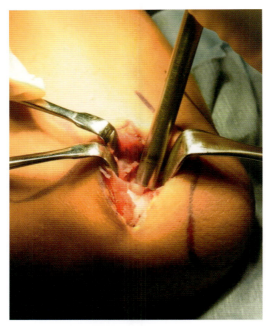

[4] 骨軟骨柱の移植

- ドリルガイドを用いて関節面に垂直に骨孔を作製する（ダイレーターを用いて移植する骨軟骨柱より2～3 mm深くする）．
- 骨軟骨柱を移植する [4]．この際，深く入れすぎて移植した関節面が周囲軟骨面から沈み込まないようにするために，−2 mmまでの打ち込みにとどめておく．また，移植柱がドリル先に当たったり，移植柱同士が干渉しないように平行に入れる．

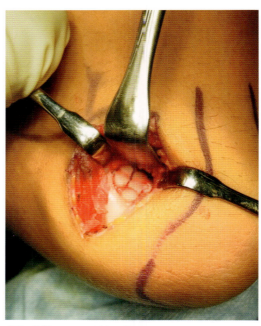

[5] 移植された骨軟骨柱

- 最終的に移植軟骨柱の高さをそろえる [5]．この際，移植した骨軟骨柱より大きな直径の打ち込み器を用いることで周囲の関節面と適合させる．

❻…閉創する

- 閉創する．

▶ 後療法

- 肘は屈曲90°で約2週間固定する．
- 膝は術後1～2週で全荷重を許可する．

（船越忠直，岩崎倫政）

▶ 手技のコツ
- 骨軟骨柱が貫通しすぎて周囲軟骨面から移植した関節面が沈み込まないように注意する．
- 挿入してある骨軟骨柱にドリルが当たって沈み込んでしまうことのないように，移植柱同士の間隙は少し離すようにする．

■文献

1. Iwasaki N, et al. Autologous osteochondral mosaicplasty for osteochondritis dissecans of the elbow in teenage athletes : Surgical technique. J Bone Joint Surg Am 2010 ; 92 Suppl 1 Pt 2 : 208-16.
2. Iwasaki N, et al. A retrospective evaluation of magnetic resonance imaging effectiveness on capitellar osteochondritis dissecans among overhead athletes. Am J Sports Med 2012 ; 40 : 624-30.
3. Nishida K, et al. Distribution of bone mineral density at osteochondral donor sites in the patellofemoral joint among baseball players and controls. Am J Sports Med 2012 ; 40 : 909-14.

骨軟骨移植術

肋骨肋軟骨移植術

●——手術の概要

- 関節軟骨の障害は関節機能に大きな影響を与え，その影響は恒久的に残存する可能性がある．したがって，関節軟骨障害の治療に際しては可能な限り正確な解剖学的整復が要求される．

- 一方で硝子軟骨である関節軟骨は再生能に乏しく，一度損傷を受けると硝子軟骨による完全な修復は困難である．

- 関節軟骨障害に対する治療法として，組織工学・遺伝子治療を応用した再生医療の試みも始まっている．iPS 細胞などの多能性幹細胞による組織再生にも大いなる期待がかかっている．しかし，関節面を硝子軟骨により解剖学的に再建することはいまだに困難であり，現時点で最も信頼のおける関節再建法の一つが骨軟骨移植術である．

- 骨軟骨移植術の問題点はドナー関節に対する侵襲が大きいことであるが，肋骨肋軟骨移行部をドナーとする自家骨軟骨移植術は他の関節に侵襲を与えない．

- 肋骨肋軟骨移植術は，もともとは顎関節形成術など口腔外科領域で使われていたテクニックであり[1]，整形外科領域で本移植術が応用されるようになったのは比較的最近である[2-13]．

- Kitaoka ら[14] は，肋軟骨と関節軟骨の表現型の類似性，すなわち肋軟骨が関節軟骨と同じ硝子軟骨であることを報告し，筆者らも家兎を使った基礎実験で同様の結果を確認し，さらに肋軟骨の組織学的・生化学的特性が移植後 1 年まで保たれることを証明した[15]．これらの結果は，肋骨肋軟骨が骨軟骨移植術の有用なドナーになりうることを示唆する．

- 本移植術は，①他関節を犠牲にしない，②関節面を硝子軟骨により生物学的・解剖学的に修復することが可能である，③軟骨をメスなどにより自由に形成可能であり，欠損部母床に合わせた関節形成が容易である，などの長所を有する．

- 一方，①手術手技に多少の習熟が必要である，②肋軟骨の石灰化を認める年配者では関節形成が困難である，③ 1 片の肋骨肋軟骨片で修復できる関節軟骨欠損の大きさに限界がある，といった短所もある．

▶適応

- 本移植術の適応となる疾患は，外傷性骨軟骨欠損，外傷後の関節症性変化，肘離断性骨軟骨炎などさまざまな原因による四肢の比較的小さな関節の障害・欠損である．

- 手指関節では，外傷による関節欠損や関節内骨折変形治癒，外傷後の二次性関節症などに対して適応がある．手指では基本的には MP 関節，PIP 関節を対象とするが，関節可動性の獲得を強く希望する場合には IP 関節，DIP 関節に本移植術を行うこともある．

> **サイドメモ**
>
> **適応の限界**
> - 肋骨肋軟骨移植術には適応の限界が2つある．
> - 一つ目の限界は，加齢に伴う肋軟骨の変性，石灰化である．変性，石灰化した肋軟骨はスムースな関節面を形成することが難しい．筆者は術前単純X線像で肋軟骨に明らかな骨化を認める例は適応外としている．年齢としてはおよそ50歳前後が骨軟骨移植術適応の境界と考える．
> - 二つ目の限界は，修復可能な関節面の大きさである．
> - 肋軟骨の断面積は個々の体格や採取部位により異なるが，13〜15 mm×10 mm程度が肋骨肋軟骨片1片で修復可能な関節面の大きさと考える．しかし，これより大きな欠損も複数の肋骨肋軟骨により再建可能である．たとえば，2片の肋骨肋軟骨片により橈骨頭全体を再建することも可能である．左右の肋骨肋軟骨計4片を使い，腕橈関節（上腕骨小頭と橈骨頭）の再建が可能であった．

- 肘関節では，上腕骨小頭離断性骨軟骨炎進行期の骨軟骨欠損が本法の最も良い適応と考える．その他，外傷・骨壊死などによる上腕骨小頭・滑車，橈骨頭など限局的な肘関節損傷の再建も可能である．
- 遠位橈尺関節，大腿膝蓋関節の骨軟骨欠損に対しても本移植術は有効であった．また，舟状骨近位部再建や橈骨遠位端関節内骨折変形治癒後の関節面再建の報告もある[3, 11]．

肋骨肋軟骨移植術による指PIP関節全置換術

- 指PIP関節骨性強直に対する関節全置換術を例に述べる [1]．

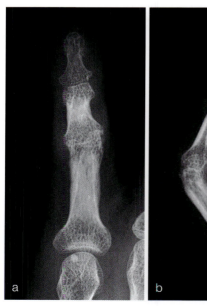
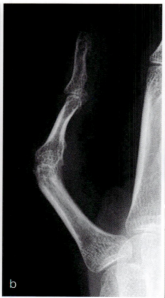
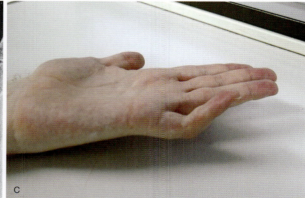
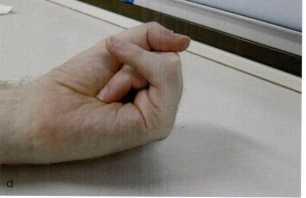

[1] PIP関節強直例（33歳，男性，PIP関節脱臼骨折後）
2年前に左小指PIP関節脱臼骨折をスキーで受傷し，カナダ，アメリカで計2回手術を受けたが，最終的に骨性強直となった．
a, b：初診時単純X線像．
c, d：初診時指伸展/屈曲．

▶手術のポイント

①術前準備：肋軟骨骨化の有無をチェックする．
②手術体位：仰臥位とする．手台上で空気止血帯を使用し，全身麻酔下に手術を行う．
③障害部位に対する手術操作が容易なアプローチを用いて病巣を展開する．
④移植母床を作製する．
⑤肋骨肋軟骨移行部を展開する．
⑥骨軟骨片を採取する．
⑦採取した骨軟骨片をトリミングする．
⑧移植骨軟骨片を固定する
⑨止血，洗浄，閉創する．

手術手技の実際

❶ 術前の準備

- 胸部X線写真により肋軟骨石灰化の有無をチェックする．石灰化が高度な例は適応外とする．

❷ 手術体位

- 仰臥位で肩関節を外転し，指PIP関節に対する操作は手台上で行う．
- 全身麻酔下に，空気止血帯を使用して行う．

❸ アプローチと病巣の展開

- 原則として，障害部位に対する手術操作が容易なアプローチを採用する．外傷による創痕や先行する手術痕がある場合には可能な範囲でそれを利用する．
- 指PIP関節全置換例は背側から進入すると手術操作をしやすい．関節背側に約4cmの縦皮切を加える．
- 中央索と側索を同定・剥離し，中央索は中節骨基部の停止部でいったん切離，翻転する．骨膜，関節包に背側正中縦切開を加え，側副靱帯・掌側板を関節包側に付けて全周性に剥離する［2］．

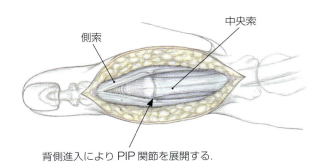

背側進入によりPIP関節を展開する．

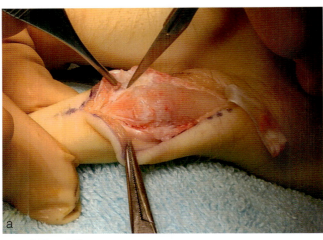
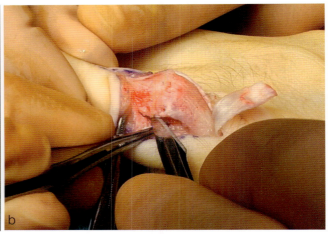

[2] 病巣の展開
a：中央索・側索を剥離後，中節骨基部の停止部で中央索を切離，翻転する．ノミ，ラスパトリウムなどを使い，側副靱帯・掌側板を一緒にして骨膜，関節包を全周性に剥離する．写真は骨膜・関節包とともに橈側側副靱帯をメスで剥離している．
b：同様に関節包と一塊にして掌側板を剥離する．

❹…移植母床を作製する

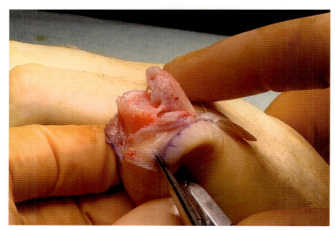

[3] 強直関節の分断
ノミなどを使い，もともとの関節部で基節骨と中節骨を分断する．

- 関節軟骨損傷の範囲を見極め，正常軟骨をできるだけ温存するような移植デザインを行う [3].

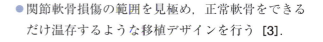
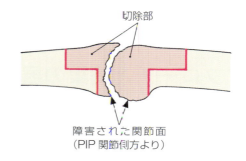

- 移植片と移植母床は骨性部で癒合して生着するので，移植母床をある程度大きく掘削する [4].

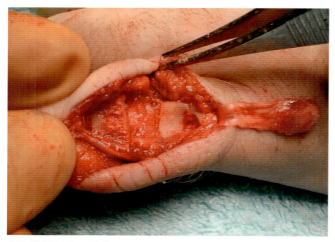

[4] 移植母床の形成
ボーンソー，ノミなどを使い，基節骨と中節骨をそれぞれ step-cut にする．

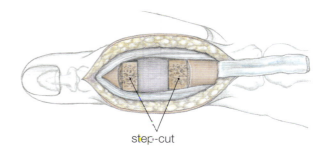

❺ 肋骨肋軟骨移行部を展開する

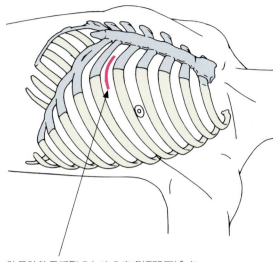

肋骨肋軟骨採取のための皮膚切開デザイン．
2本採取の場合には第5/6肋間に
約5cmの横切開をデザインする．

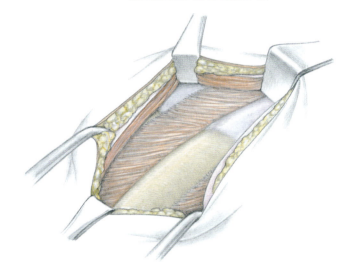

大胸筋を線維間で鈍的に分けて
肋骨肋軟骨移行部に到達する．

- 同側第5あるいは第6肋骨肋軟骨移行部から移植片を採取する．通常，乳頭が第4/5肋間高位であり，乳頭より2～3cm正中側に肋骨肋軟骨移行部がある．痩身例では皮膚の上から移行部を触知可能である．肋骨上のわずかな隆起として触れる．
- 採取予定の肋骨肋軟骨移行部の直上（指関節全置換術や上腕骨小頭関節面広範囲再建術などで骨軟骨を2本採取予定の場合には第5/6肋間）に約5cmの横切開を加え，大胸筋を分けて移行部に達する．

❻…骨軟骨片を採取する

骨膜・軟骨膜を剥離する．

▶ 手技のコツ
- 肋骨部の骨膜剥離は容易であるが，軟骨膜は肋軟骨から容易には剥がれない．先に肋骨から骨膜の剥離を行い，ラスパトリウムや肋骨剥離子などを用いて慎重に肋軟骨側に剥離を進めていく．

肋骨肋軟骨移行部を切離する際には胸膜を損傷しないようにレトラクターなどを肋骨の臓側に挿入する．

- 肋骨長軸正中の切開から骨膜・軟骨膜を全周性に剥離する．肋骨後面で胸腔内穿破しないよう注意が必要である．胸腔側をレトラクターなどで保護しながら，肋骨はボーンソー，肋軟骨はメスにより切離して骨軟骨片を採取する．
- 指関節の部分損傷など比較的小さい部位への移植であれば肋骨肋軟骨移行部の部分的な採取で十分である．すなわち，肋骨肋軟骨の全幅で切離せず，欠損部の大きさに合わせた採取を行い，肋骨肋軟骨の連続性を残す [5]．
- 採取後は胸腔への穿孔がないことを確認し，骨膜・軟骨膜，筋層，皮下，皮膚を追層縫合する．

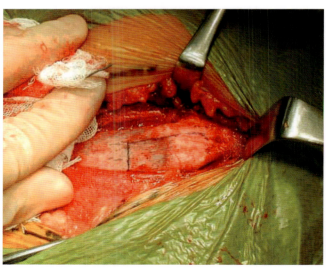

[5] 肋骨肋軟骨移行部の部分的採取
全幅を採取しない．

❼…採取した骨軟骨片をトリミングする

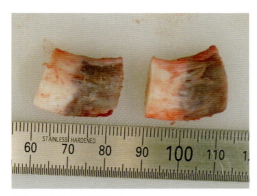

[6] 採取した骨軟骨片

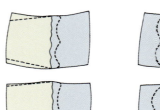
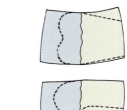

関節形成のためのデザインをする．

- 採取した肋骨肋軟骨片に，形成する関節のデザインをピオクタニンなどで行う．本例では2つの骨軟骨片のそれぞれに基節骨頭と中節骨基部を三次元的（正・側面）にデザインしている [6]．
- 採取した骨軟骨片を母床に適合するようにトリミングする．肋骨部はノミ，リュエル，小型の刃を有するパワーツールなどを使い，肋軟骨部はメスで採型する．

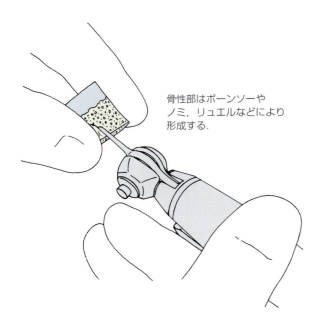

骨性部はボーンソーやノミ，リュエルなどにより形成する．

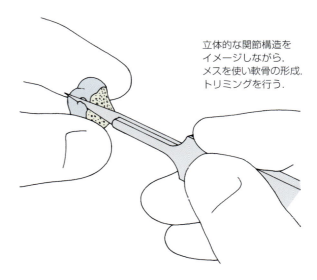

立体的な関節構造をイメージしながら，メスを使い軟骨の形成，トリミングを行う．

▶ 手技のコツ
- 関節凹面の形成の際には熱発生に注意しながらエアトーム（steel bar）を最小限使用する．

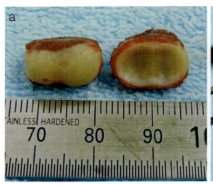
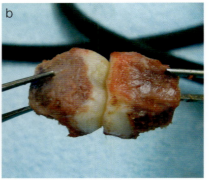

[7] 形成後の移植骨軟骨片

> ▶ポイント
> ● 移植片の骨軟骨移行部がほぼ平面であるため，移植片軟骨部が正常関節よりも厚くなることは避けられない．しかし，生着のために軟骨は可能な限り薄くする．

- 部分欠損や指関節の一側のみ（たとえば，基節骨頭だけ）を形成する例では，周囲関節面や対向する関節面に整合するようにメスを使い軟骨面を丁寧にトリミングする [7]．
- 関節全置換例の関節面形成は容易ではない．筆者は，人工指関節のサンプルや健常関節 X 線写真を参考にしながら手作業で形成している．十分な屈曲・伸展が可能で，側方動揺性が出にくい関節を形成する．

❽ 移植骨軟骨片を固定する

- low profile screw を使い，移植片を骨性部で強固に固定する [8]．
- 形成関節面の保護，早期関節可動域訓練を目的に，筆者は PIP 関節症例では牽引型指創外固定器（DDA®）を使用している [9]．

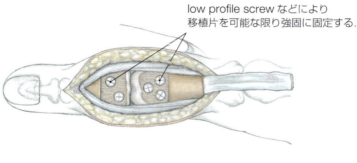

low profile screw などにより移植片を可能な限り強固に固定する．

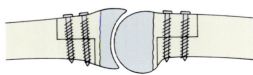

> ▶ポイント
> ● 移植片の固定により指アライメントが決定する．指交差などの変形を起こさないように慎重なアライメント決定が必要である．

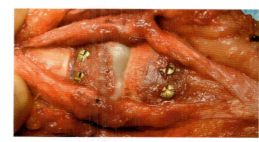

[8] 移植骨軟骨片の固定

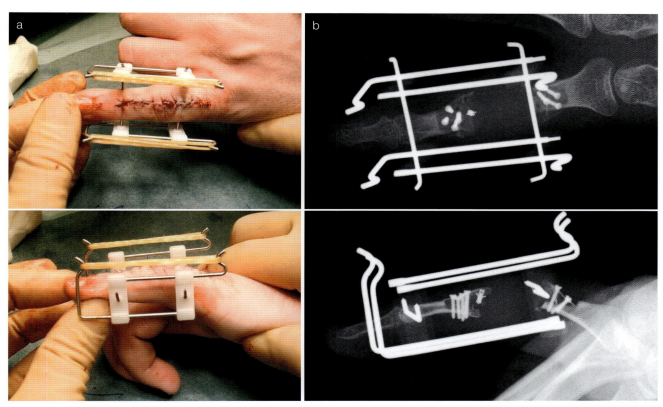

[9] 牽引型指創外固定器の装着

⑨ 止血，洗浄，閉創する

- 出血部を凝固止血し，創部を十分に洗浄する．
- 展開時に全周性に剝離した骨膜と関節包を，側副靱帯・掌側板が解剖学的な位置にくるように整復し，背側で縫合する．
- 中央索を骨アンカーなどにより，中節骨基部に整復固定する．
- 皮下，皮膚を追層縫合し，シーネ固定を行う．PIP関節例ではDDA®を装着したうえでPIP・DIP関節伸展位でアルフェンスシーネ固定する．MP関節はフリーにする．

▶後療法

- 移植骨軟骨片の固定性が良好であれば，術後2週間程度から創外固定器装着下に可動域訓練を開始する．最初は自動運動とgentle assistの他動運動から開始し，徐々に他動運動を行う．十分な可動域を獲得できれば，術後1か月を目安に創外固定器を抜去する．

▶おわりに

- ①加齢に伴う肋軟骨の変性や骨化のみられないこと，②肋骨肋軟骨1片で修復可能な関節軟骨欠損の大きさであること，という適応の限界はあるが，肋骨肋軟骨移植術は，外傷性骨軟骨欠損，外傷後の関節症性変化，肘離断性骨軟骨炎などさまざまな原因による四肢の比較的小さな関節の障害・欠損の再建に有用な手技である．

（佐藤和毅）

■文献

1. Gilles HD. Plastic Surgery of the Face. London：Oxford University Press；1920. 13–15：177–182.
2. Hasegawa T, et al. Arthroplasty of the proximal interphalangeal joint using cartilage grafts. J Hand Surg Br 1992；17：583–5.
3. Sandow MJ. Proximal scaphoid costo-osteochondral replacement arthroplasty. J Hand Surg Br 1998；23：201–8.
4. 佐藤和毅ほか．手指関節損傷における骨軟骨移植術の治療経験．日手会誌 1999；16：204–8.
5. 佐藤和毅ほか．手指関節軟骨欠損に対する肋骨肋軟骨移植術の治療成績―移植軟骨の病理組織の検討―．日手会誌 2000；17：130–5.
6. Oka Y, et al, Treatment of severe osteochondritis dissecans of the elbow using osteochondral graft from a rib. J Bone Joint Surg Br 2001；83：738–9.
7. Sato K, et al. Two cases with osteochondritis dissecans of the capitulum humeri treated with costal osteochondral graft transplantation. J Shoulder Elbow Surg 2003；12：403–7.
8. Sato K, et al. Costal osteochondral grafts for osteochondritis dissecans of the capitulum humeri. Tech Hand Upper Extrem Surg 2008；12：85–91.
9. Sato K, et al. Finger joint reconstruction with costal osteochondral graft. Tech Hand Upper Extrem Surg 2008；12：150–5.
10. Sato K, et al. Clinical outcome and histological findings of costal osteochondral graft for cartilage defect in finger joints. J Hand Surg Am 2008；33：511–5.
11. Obert L, et al. Post-traumatic malunion of the distal radius treated with autologous costal cartilage graft：A technical note on seven cases. Orthop Traumatol Surg Res 2011；97：430–7.
12. Shimada K, et al. Cylindrical costal osteochondral autograft for reconstruction of large defects of the capitellum due to osteochondritis dissecans. J Bone Joint Surg Am 2012；94：992–1002.
13. 佐藤和毅ほか．骨軟骨移植術―肋骨肋軟骨移植―．Bone Joint Nerve 2013；3：295–301.
14. Kitaoka E, et al. Establishment and characterization of chondrocyte cell lines from the costal cartilage of SV40 large T antigen transgenic mice. J Cell Biochem 2001；81：571–82.
15. Sato K, et al. An experimental study on costal osteochondral graft. Osteoarthritis Cartilage 2012；20：172–83.

骨軟骨移植術

手根骨からの骨軟骨移植術

手術の概要

- 手指の関節面の破壊や欠損に対する治療としては，血管柄付き関節移植術，インプラントによる関節形成術，人工指関節置換術，関節固定術のほか，軟骨膜移植術や中間挿入膜移植術などが行われてきた．筆者は部分的な関節欠損に対しては手根骨からの骨軟骨移植術で対応してきた．その概要と術式について述べる．
- 本移植術の利点は，①同一手術野で対処可能，②硝子軟骨で再建できる，③採取部位の脱落症状が最小限である，④手指関節面に良く適合する，ことである．
- 欠点は，片側関節面全体の修復が困難なことである．

▶適応

- MP関節・PIP関節・DIP関節における骨軟骨欠損．
- 関節面の1/2以下の欠損．
- 軟骨活性の面から小児に良い適応がある．
- 外傷性欠損により良い適応がある．

▶手術のポイント

①移植床を準備する．
②骨軟骨片を採取する．
③移植片を移植・固定する．

手術手技の実際

❶ 移植床を準備する

- 関節面が欠損している指関節の側正中切開で進入する．側副靱帯が残存していれば，損傷関節面と反対側で切離，翻転して温存する．多くの場合，関節面が破壊されて瘢痕組織で被覆されているので，これを同様に切離，翻転する．
- 関節欠損部を覆う瘢痕を切除して，欠損面を新鮮化する [1]．
- 軟部組織や腱に拘縮や癒着があれば，これを剥離・除去して，関節可動性の再建と軟部組織による変形の矯正を行う．

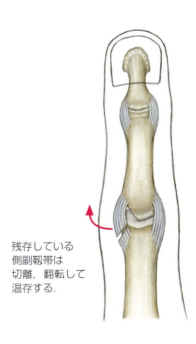

残存している側副靱帯は切離，翻転して温存する．

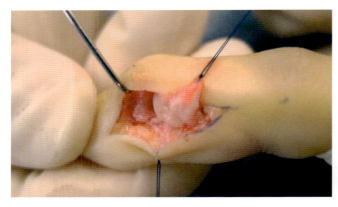

[1] 術中写真（1）
側副靱帯を可及的に温存して，切離，翻転のうえ関節面を展開する．

❷…骨軟骨片を採取する

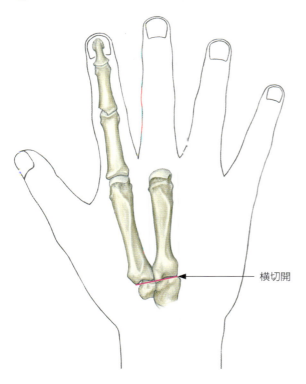

横切開

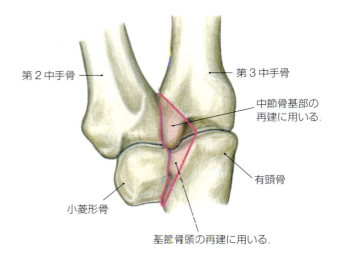

第2中手骨 ／ 第3中手骨
中節骨基部の再建に用いる．
有頭骨
小菱形骨
基節骨頭の再建に用いる．

▶ポイント
- PIP関節では，基節骨頭の再建には有頭骨，中節骨基部の再建には第2・3中手骨基部が適合しやすい．

- 同一手術野で手背に横切開を加え，第2・3中手手根関節を展開する
- 有頭骨，第2・3中手骨のいずれかの関節面から骨軟骨欠損の大きさに相当する骨軟骨片を採取する[2]．

▶ポイント
移植片の正確な適合性
- 適合性が不良であると，対向する関節面の軟骨が変性に陥る可能性がある．

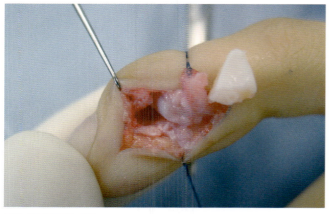

[2] 術中写真（2）
末節骨基部の骨軟骨欠損と採取した骨軟骨片を示す．

❸ 移植片を移植・固定する

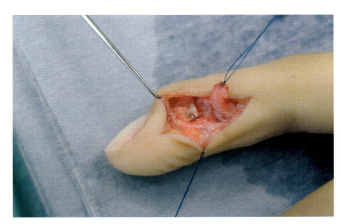
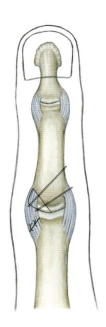

[3] 術中写真（3）
移植後，Kirschner鋼線で固定する．

> ▶ポイント
> **移植片の強固な固定**
> ● 強固な固定は，軟骨下骨組織と早期に癒合することで関節面の圧潰を防ぐためである．また，早期の関節運動による関節拘縮予防のために，強固な固定が重要である．

- 移植片をトリミングして，直径0.8 mmのKirschner鋼線で欠損部に固定する[3]．この際，関節面を解剖学的に修復し，関節の長軸偏位を十分に矯正しておく必要がある．このため，骨欠損が高度である場合には十分に大きな移植骨が必要となる．

▶後療法

- 術後3週頃から自動運動を開始して，Kirschner鋼線は4～6週で抜去する．

（石田　治）

■文献
1. Ishida O, et al. Ipsilateral osteochondral grafting for finger joint repair. J Hand Surg Am 1994；19：372-7.
2. 石田　治ほか．手指関節における遊離骨軟骨移植術の術後成績について．日本手の外科学会雑誌 1993；10：614-7.
3. 生田義和ほか．手の指関節内関節面の欠損に対する遊離骨軟骨移植．日本手の外科学会雑誌 1985；2：505-8.

骨延長術

手術の概要

● "骨延長術" は，骨切りにより2つに分割した長管骨の骨片を，体外に設置した創外固定器により徐々に引き離し，骨長を長くする手術手技である．分割した骨片間には，経過とともに骨が新生され，最終的には分割した骨片が骨性に癒合する．

● 骨延長術中に骨片間に形成される仮骨には可塑性があるため，創外固定器で骨片の動きをコントロールすることで，骨長だけでなく変形矯正も同時に行える．

適応

● 骨延長術の主な適応は，①外傷後の変形癒合（内外反変形，脚短縮など），②骨欠損を伴う新鮮骨折[1]，③先天疾患（四肢短縮型小人症，片側肥大症，骨端異形成症など）である．

● また，骨延長術には，その亜型として骨移動術（bone transport）がある[1,2]．外傷後の感染性偽関節では，感染鎮静化のために血行のない骨組織を広範囲に切除するが，このときには巨大な骨欠損が残ることになる．骨移動術は，この巨大骨欠損を再建するための有用な治療法となる[2]．

大腿骨延長術

● 大腿骨延長術を例にして説明する．

手術のポイント

①術前の評価と手術計画．
②骨切り予定部位の近位および遠位の骨に，ハーフピンまたは貫通ワイヤーを刺入・設置する．
③ピンやワイヤーをクランプで把持し，創外固定器と連結して固定する．
④小切開で大腿骨顆上部または転子下で骨切りを行い，閉創する．
⑤術後1～2週間の待機期間の後，0.5～1.0 mm/日のスピードで骨片間を延長する．
⑥X線写真を毎週撮影して，延長量と変形矯正の評価を行う．
⑦予定どおりの延長・変形矯正が達成できた時点で延長を中止する．
⑧延長仮骨の成熟を待つ．
⑨骨癒合が完了した時点で，創外固定器を抜去する．

手術手技の実際

- 変形矯正術は難易度が高いので，骨延長術についてのみ記載する．

❶…術前の評価

- 脚長差と下肢アライメントとを評価するために，X線撮影を行う．両下肢全長正面像（立位，臥位）を撮影して，下肢アライメントを評価する．スキャノグラムを撮影して脚長差を評価する[3]．
- 短縮変形だけという場合はまれで，通常は角状変形や側方転位変形，回旋変形を合併する．角状変形や側方転位変形の程度は単純X線写真で把握できる．回旋変形は，股関節，膝関節，足関節のCT撮影を行い，おおむねの回旋変形の程度を把握する．角状変形と回旋変形とを合併する場合には，評価はかなり難しくなり，途中で変形予定量を修正しなければならないことも多い．

❷…手術計画（作図）

- 骨延長術と変形矯正術を同時に行う場合には，変形中心を求めて骨長とアライメントを矯正する方法（CORA法）と，下肢機能軸を基準にアライメントを矯正する方法とがある．筆者らは後者を用いているので，この方法について説明する．
- 下肢全長正面像から患側および健側の大腿骨頭から距骨までをトレーシングペーパーに書き写す．このときに健側はX線写真を裏返して描く[1]．
- 患側の最終的な下肢機能軸が健側と同じ膝の位置を通過するように，作図する．延長終了時に，その位置に大腿骨遠位と脛・腓骨を動かすには，どこで骨切りして，どれだけ延長すればよいかを決める．

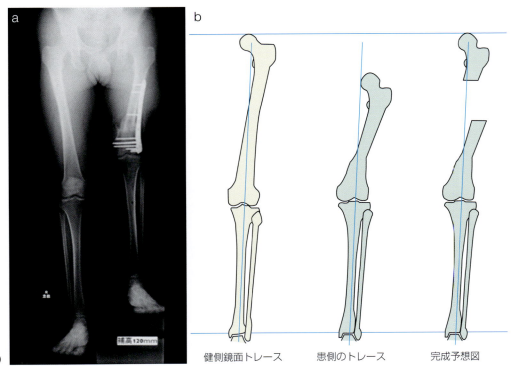

[1] 手術計画（作図）　　　健側鏡面トレース　患側のトレース　完成予想図

❸…ハーフピンの刺入位置と骨切り部を決める

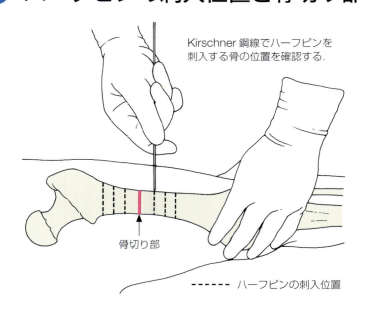

- 患側下肢を消毒して，通常の方法でドレーピングを行う．
- イメージで確認しながら，ハーフピンの刺入位置と骨切り部を決めて，皮膚上にマーカーペンで印をつける．ハーフピンの刺入位置では，各骨片の最初の1本が重要で，この2つを決めると，残りのハーフピン設置位置は決まる．
- ハーフピンやワイヤーの刺入方法は基本に忠実に行う[4]．大腿骨では骨の位置がわかり難いので，まず，Kirschner鋼線でハーフピンを刺入する骨の位置を確認する．

❹…ハーフピンを設置する

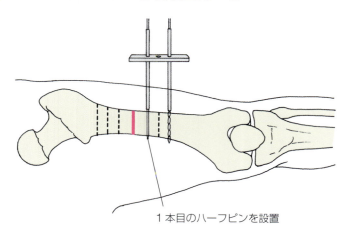

1本目のハーフピンを設置

- 円刃刀で皮膚を小切開し，直のコッヘル鉗子で皮下から筋膜までを剝離する．筋膜を尖刃刀で切り，直のコッヘル鉗子で筋層を剝離して骨の位置を確認する．
- ハーフピンのガイドを挿入し，大腿骨中央にガイド先が当たっていることをイメージで確認する．
- ガイドをしっかりと把持しながら，ドリルで開窓する．ドリルの目盛りを読んで，ハーフピンの切り込みの長さを決める．
- $\phi 6\,mm$ のハーフピンをガイド越しに挿入する．イメージでハーフピンの設置位置に問題がないかを最終確認する．
- 1本目のハーフピンを設置した後，そのハーフピンを基準にして，2～3本のハーフピンを大腿骨近位および遠位ともに専用ガイドを用いて追加刺入する[2]．

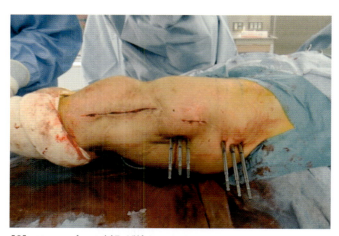

[2] ハーフピンの刺入が終わったところ

❺ 創外固定器を仮設置する

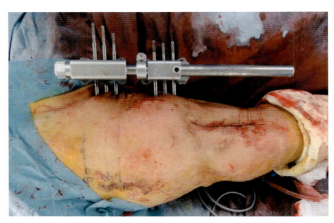

[3] 創外固定器の仮装着

- 大腿骨近位および遠位にそれぞれ3～4本刺入したハーフピンを、創外固定器のピンクランプに固定し、ピンクランプ間を創外固定器の支柱へ固定する [3].
- ハーフピンとピンクランプ、ピンクランプと創外固定器の支柱との位置関係をマーキングする.
- いったんピンクランプと創外固定器の支柱とを抜去する.

❻ 骨切りを行い、創外固定器を再設置する

- 骨切り予定部直上の大腿骨外側に2～3 cmの皮切を加えて、皮下および筋層を剥離する.
- 骨切り方法としては、ジグリソー（Gigli saw）で切る方法と骨ノミで切る方法とがある [4]. オシレーターで切ってはいけない. 熱による組織損傷で骨が形成しにくくなるからである.

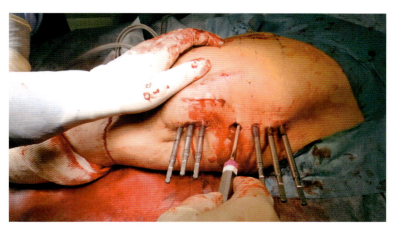

[4] 骨ノミによる骨切りの方法

> ▶ 手技のコツ
>
> **骨ノミによる骨切り**
> - 骨ノミで骨切りを行う場合には、一般的にはドリルで骨孔を多数あけてから、完全に骨切りする方法を用いている人が多い.
> - 筆者は、原則として骨ノミだけで骨を切っている. 骨孔を開けないと、最後に骨が斜めに割れたり、第3骨片ができてしまったりすることがあるが、骨延長では大きな問題がない. ドリリング時の熱で骨、骨膜、軟部組織が損傷され、骨形成が悪いと信じており、プレドリリングは行っていない.
> - 電動ノコギリでの骨切りは骨形成が著しく悪くなる. 最悪の場合、骨がまったく形成されない.
> - ピンと骨切り部位との距離が15 mm以下の時は、ドリリングを行ってから骨切りしている. ドリリングは、Kirschner鋼線で代用せずに必ずドリルを用いることが大切である. Kirschner鋼線で穴をあけると骨形成が悪い.

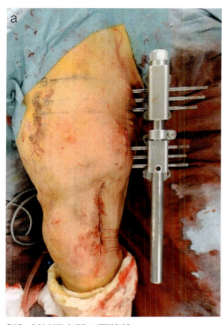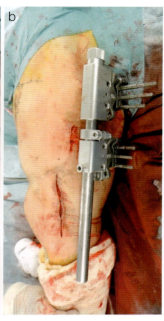

[5] 創外固定器の再装着

- 完全に骨が切れたことをイメージで確認する．
- 皮膚のみを縫合して，いったん外しておいた創外固定器を再度設置する [5]．このときに，先にマーキングしておいた位置に創外固定器を設置することが重要である．もとの位置と異なるところに創外固定器を設置すると，骨切り線が側方転位したり開大したりする．

❼…骨延長を開始する

- 術後1～2週間後から骨延長を開始する．延長速度は0.5～1 mm/日で，1日に2～4回に分割して延長するのがよいとされている．
- 骨延長術では延長仮骨部での変形がよく生じる．意図しない延長仮骨の変形に対しては追加の手術を行う [6]．
- 1週間に1回は，延長している骨の正側2方向のX線撮影を行い，延長できているかどうかをチェックする．延長距離や変形矯正を同時に行うかどうかにもよるが，月に1回は両下肢全長正面像を撮影して，下肢アライメントをチェックする．
- 予定どおりの延長と変形矯正が獲得できたと判断できたら，延長を中止する．

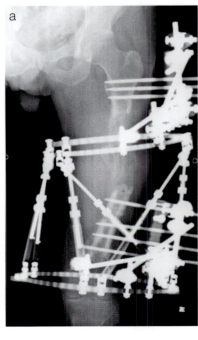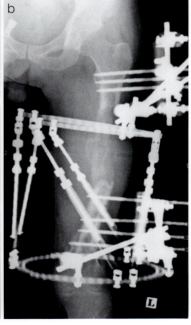

[6] 延長部での変形の矯正と，ピンの追加
延長量が多くなると，延長中にアライメントが悪くなる．この例でも途中でアライメントを矯正して遠位骨片のピンを一部打ち直して，さらに変形を矯正するために別の創外固定器を一時的に装着させている．

❽ 延長仮骨の成熟を待って創外固定器を抜去する

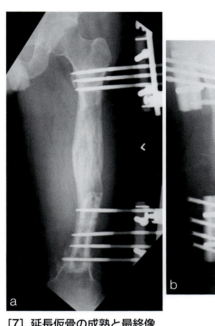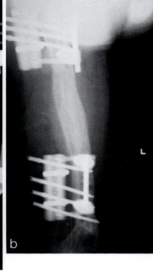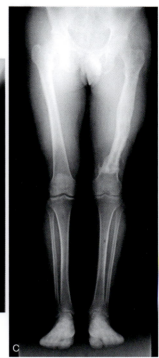

[7] 延長仮骨の成熟と最終像
a：創外固定器抜去直前のX線正面像．
b：同側面像．
c：両下肢全長正面像．延長仮骨の成熟は良好で下肢アライメントも良好である．

- X線写真により，延長仮骨の癒合が進んで，創外固定器を外しても大きく短縮しそうにないと判断できるようになれば，軸圧方向の制御を解除する（dynamization）．
- 延長仮骨の癒合がさらに進んで，骨癒合が完了したと判断したら，まず，ハーフピンのみを残して創外固定器の支柱を抜去する．この状態で2週間歩いてもらい，延長仮骨での骨折や変形が生じなければ，ハーフピンも抜去する [7]．
- ピンを抜去した皮膚は縫合せずに，ガーゼのみを当てておく．ドレナージするためである．また，感染を起こしてピンが弛んでいた部位は，ピン抜去後に鋭匙でピン周囲の骨孔を搔爬する．

（渡部欣忍）

■文献

1. 渡部欣忍ほか．【開放骨折治療マニュアル】骨欠損を伴った脛骨開放骨折の治療．Orthopaedics 2009；22：68-74．
2. 渡部欣忍ほか．【インプラント感染　その予防と対策】骨折内固定後感染　骨折内固定術後感染に対するイリザロフ法による治療．整形・災害外科 2010；53：661-70．
3. 渡部欣忍，松下　隆．Chipping correction osteotomy　術中創外固定と粉砕術を用いた下肢変形矯正法．岩本幸英編．OS NOW Instruction　ここまで使える創外固定：低侵襲固定の最前線．東京：メジカルビュー社；2011：142-56．
4. 渡部欣忍，松下　隆．スタンダード編　III．外傷の処置 1．骨折・脱臼に対する処置　⑤骨折の初期治療における創外固定法．岩本幸英編．整形外科 Knack & Pitfalls　外傷の初期治療の要点と盲点．東京：文光堂；2007：195-204．

関節の手術
滑膜切除術

手術の概要

- 関節包の内側は滑膜とよばれ，血管が認められない軟骨組織とは対照的に滑膜組織には血管が豊富に分布しており，関節液を産生して軟骨へ栄養を供給している．
- 通常，関節リウマチ，慢性化膿性関節炎，また色素性絨毛結節性滑膜炎（pigmented villonodular synovitis：PVS）や滑膜骨軟骨腫症などの疾患では滑膜に炎症や腫瘍による過形成が生じるため，これを切除する滑膜切除術が行われる．これにより疼痛，腫脹などの局所症状を改善し，関節破壊の進行を防ぐ．
- 関節軟骨，軟骨下骨質に炎症が波及しない時期に行うものを早期滑膜切除術とし，炎症の波及後に行うものを晩期滑膜切除術とするが，早期のほうが機能的予後は良好である．
- 可能な限り低侵襲の関節鏡視下操作で滑膜切除を行う．

▶ 適応

- 関節リウマチ（RA）：薬物治療の進歩が目覚ましい近年では，とくに滑膜炎が手指や膝関節などの局所に残存する場合に適応が考慮される [1][2][1)]．すなわち薬物治療で炎症を抑えることができない関節が残存した場合に検討する．ただし，画像的骨破壊は強くなく，高度の拘縮がない場合に限られる．
- 変形性関節症：関節内のデブリドマン（débridement）とともに滑膜切除を行う．
- 腫瘍（PVS，滑膜骨軟骨腫症など）：膝関節など大関節に発症したPVSなどに鏡視下滑膜切除術が適応となる．
- 血友病性関節症．

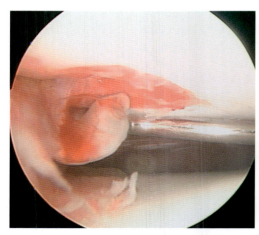

[1] 大腿膝蓋関節鏡視下での炎症性滑膜組織

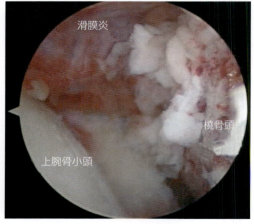

[2] 肘関節鏡視下での炎症性滑膜組織
(Horiuchi K, et al. J Bone Joint Surg Am 2002；84：342-7[1)] より)

> **サイドメモ**
>
> **RA 滑膜切除術の最近の傾向**
>
> - 薬物治療の進歩とともに骨膜切除術の適応は，国内外からの報告でも以前に比べてかなり限られてきている[2-4]．しかし，実際には人工関節置換術や関節形成術などの手術において炎症性の強い滑膜組織が存在した場合には，そのつど切除することが多い．
> - また，実臨床においては血清反応陰性関節炎や，単関節炎（monoarthritis）または小関節炎（oligoarthritis）を経験することは決してまれではなく，診断を兼ねた滑膜切除術を施行することがある．
> - つまり，摘出された滑膜組織の病理組織像や培養などを検討することにより，その病態を解明することが可能となる．

- 慢性化膿性滑膜炎．
- ほかに腱鞘滑膜炎や三角線維軟骨複合体損傷も適応となることがある．

▶ 手術のポイント

①術前の準備：直視下滑膜切除術ではリュエル，鋭匙，髄核鉗子（パンチ）などを，鏡視下手術では関節鏡のほかに各種パンチ，グラスパー，シザース，マイクロ鉗子などを用意する．
②基本的には低侵襲の関節鏡視下での滑膜切除術を選択し，ポータルを作製する．
③病的滑膜を切除する．

手術手技の実際

❶ 術前の準備

- 術前に，滑膜切除術の意義と，場合により再発の可能性があることについて十分に説明を行う．
- 直視下滑膜切除術には特殊な器具は必要ないが，リュエル，鋭匙，髄核鉗子（パンチ）などを用意する．
- 鏡視下手術の場合には，以下の関節鏡を用意する．

  肩関節：外径 4 mm，視野方向 30°，場合によって 70°
  肘関節：外径 2.7 mm，視野方向 30°，有効長はショートもしくはロング
  手関節：外径 2.7 mm もしくは 1.9 mm，視野方向 30°
  股関節：外径 4 mm，視野方向 30°，場合によって 70°
  膝関節：外径 4 mm，視野方向 30°，場合によって 45°，70°
  足関節：外径 2.7 mm，視野方向 30°，有効長はショートもしくはロング

- また鏡視下手術では，各種髄核鉗子（パンチ）に加えて，グラスパー，シザース，マイクロ鉗子，また各種シェーバーブレード，エレクトロブレードを用意する．

❷…関節鏡視下手術の際のアプローチ

- 基本的には低侵襲の関節鏡視下での滑膜切除術を選択する.

肩関節

- 関節鏡視の場合には側臥位にして介達牽引を行い,肩甲上腕関節,肩峰下関節,肩鎖関節を対象とする.
- まず,後方ポータルは肩峰の後外側端の約2〜3cm下方,1〜2cm内側に作製し,烏口突起の方向に刺入する.内側すぎると肩甲上神経,下方すぎると腋窩神経を損傷する危険性があるので注意が必要である.

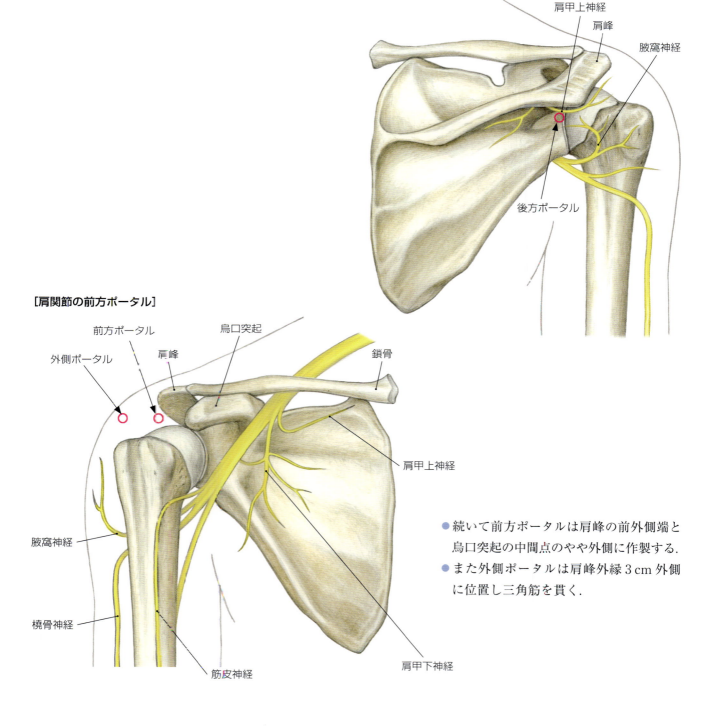

[肩関節の後方ポータル]

[肩関節の前方ポータル]

- 続いて前方ポータルは肩峰の前外側端と烏口突起の中間点のやや外側に作製する.
- また外側ポータルは肩峰外縁3cm外側に位置し三角筋を貫く.

肘関節

- 前外側ポータルは外側上顆2〜3cm遠位，1cm前方の遠位前外側ポータル，腕橈関節の近位で1cm前方に位置する前上外側ポータル，外側上顆2cm近位，1cm前方の近位前外側ポータルがある．いずれも橈骨神経に注意が必要である．
- 前内側ポータルは内側上顆2cm遠位，2cm前方に作製する．ここでは内側前腕皮神経と尺側皮静脈に注意する．
- 後外側ポータルは肘頭端より2〜3cm近位，上腕三頭筋の辺縁すぐ外側に作製する．後前腕皮神経と下外側上腕皮神経に注意する．直線後方ポータルは肘頭端より2〜3cm近位，上腕三頭筋腱の中央に作製する．実際には後外側ポータルの約2cm程度内側になる．

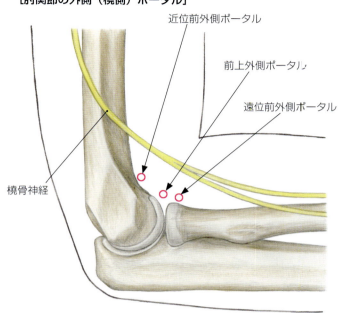

[肘関節の外側（橈側）ポータル]

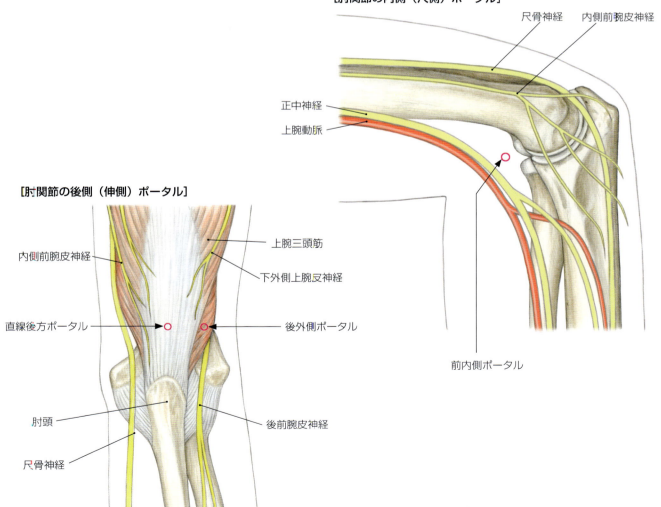

[肘関節の内側（尺側）ポータル]

[肘関節の後側（伸側）ポータル]

[足関節の前方ポータル]

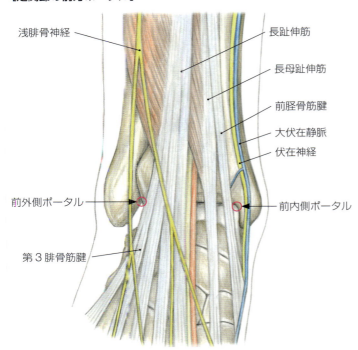

- 後方ポータルは，通常は後外側ポータルを使用する．関節高位でアキレス腱の側縁にポータルを作製する．このとき，前方に寄りすぎて腓腹神経や小伏在静脈を損傷しないように注意する．アキレス腱内縁の後内側ポータルをやむをえず使用するときには後脛骨動脈，脛骨神経に十分に注意する．

❸ 滑膜を切除する

- 丁寧に病的滑膜組織のみの切除を行う．滑膜組織は肉眼的に血管増生が強いと思われる赤みを帯びた組織を切除する[3]．この操作中に軟骨，靱帯，腱などの健常組織に損傷を与えないように注意する．
- 術後出血に注意し，術中での止血操作と術後ドレナージを行う．

▶ポイント
- 関節内の滑膜は可及的に切除を行う．
- 関節軟骨などの健常組織は損傷を加えないように注意する．
- 血管増生が豊富な滑膜を切除すると術後出血が多いため，十分に止血操作を加える．

（桃原茂樹）

膝関節

- 通常は，外側膝蓋下ポータル，内側膝蓋下ポータル，外側膝蓋上ポータルを使用する．

足関節

- 前方ポータルは，通常は前外側ポータルと前内側ポータルを作製する．前外側ポータルは距腿関節の高位で第3腓骨筋腱の側縁に位置する．刺入時は足背皮神経に注意する．前内側ポータルは前脛骨筋腱内縁に位置し，伏在神経や大伏在静脈に注意する．前方外側溝から開始し，前内側に向けて滑膜を切除する．

[足関節の後方ポータル]

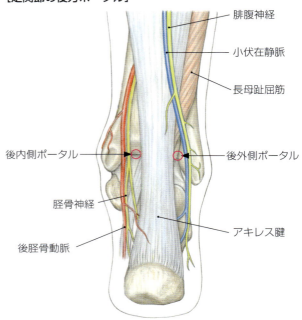

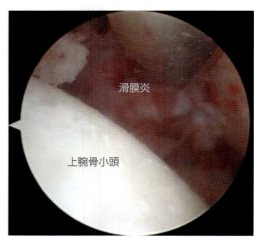

[3] パワーシェーバー使用による鏡視下滑膜切除（[2]と同一症例）
(Horiuchi K, et al. J Bone Joint Surg Am 2002 ; 84 : 342-7[1]) より)

■文献

1. Horiuchi K, et al. Arthroscopic synovectomy of the elbow in rheumatoid arthritis. J Bone Joint Surg Am 2002 ; 84 : 342-7.
2. Momohara S, et al. Declining use of synovectomy surgery for patients with rheumatoid arthritis in Japan. Ann Rheum Dis 2009 ; 68 : 291-2.
3. Shourt CA, et al. Orthopedic surgery among patients with rheumatoid arthritis 1980-2007 : A population-based study focused on surgery rates, sex, and mortality. J Rheumatol 2012 ; 39 : 481-5.
4. Fevang BT, et al. Reduction in orthopedic surgery among patients with chronic inflammatory joint disease in Norway, 1994-2004. Arthritis Rheum 2007 ; 57 : 529-32.

関節の手術
関節固定術

肩関節固定術

手術の概要

- 肩関節固定術は関節外固定術と関節内固定術とに大別されるが，ほとんどの場合，関節内固定術が行われる．固定材料としてはプレート，海綿骨スクリュー，創外固定器などが用いられる．ここではプレート固定法について述べる

- 望ましい関節固定角度は，原疾患や患者の要請によって異なる．手の機能が良好な場合には，一般に外転40°，屈曲30°，肘を曲げると手が口に届く程度の回旋角度が勧められる．手の機能を喪失した全型腕神経叢麻痺では，上肢と本幹とのあいだで物を挟むことが手術の目的となるので，外転20°，屈曲15°，内旋50°程度の固定角度とする[1]．

- 手術後は肩甲上腕関節での回旋運動は失われるものの，肩甲胸郭関節の運動によって日常生活動作の多くは可能である．しかし転倒などによって上腕骨外科頸骨折を起こしやすいことが欠点である．

▶ 適応

- 肩関節固定術は腕神経叢損傷，腋窩・肩甲上神経麻痺などの麻痺性疾患において，肩関節の安定性と一定の可動域を得るために行われる．そのほかには化膿性，結核性肩関節炎などによる関節破壊，人工関節抜去後の再建などが適応となる．

- 本手術を行うにあたっては，肩甲胸郭関節の動きが正常で，僧帽筋の筋力がMMTで3以上あることが必要である．また肩鎖関節，胸鎖関節が正常であることが望ましい．肩関節固定術後にこれらの関節に負荷がかかるからである[1]．

- 一般に，上腕骨の成長障害を生じる可能性がある12歳未満の小児には行わない[1]．

▶ 手術のポイント

①移植骨を採取する．
②体位と皮切：健側下の側臥位とし，肩甲棘の中央部から肩峰，上腕骨近位1/3部に至る皮切とする．
③肩関節を展開する．
④関節軟骨を切除する．
⑤プレートを成形する．
⑥関節を固定する．
⑦骨移植を行う．

手術手技の実際

❶ 移植骨を採取する

- 仰臥位で健側腸骨から，3 cm × 2 cm の全層腸骨片と十分量の海綿骨を採取する．

❷ 手術体位と皮切

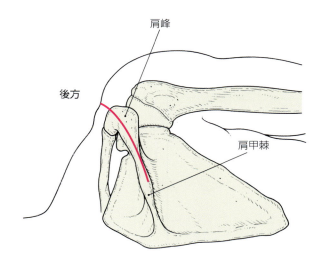

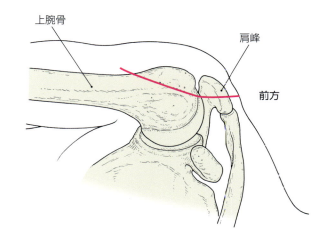

- 健側下の側臥位とする．
- 後方は肩甲棘の中央部から始まり肩峰に向かい，前方は肩峰から上腕近位 1/3 部に至る皮切とする．

❸ 肩関節を展開する

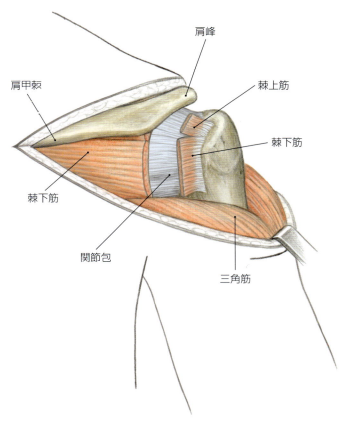

- 三角筋中部線維，前部線維の後方 1/2，後部線維の前方 1/2 を起始から切離し，尾側に翻転する．腱板，関節包を切開し，上腕骨頭と肩甲骨関節窩を展開する．上腕二頭筋長頭腱は温存する．
- 全周にわたって関節包を切開し，関節窩に付着する関節唇とともに骨から剥離する．

❹…関節軟骨を切除する

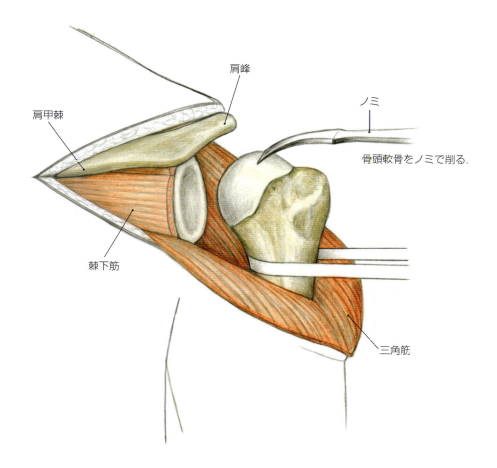

- 上腕骨骨頭と関節窩の軟骨，軟骨下骨をノミにて切除する．関節窩は骨頭との接触面積を増やすため，股関節臼蓋リーマーを用いて球形となるようにする．
- 次いで，肩峰下面の骨皮質をノミで削り，海綿骨を露出させる．

❺…プレートを成形する

- 助手に母指と示指間で上方から肩甲骨をしっかりと押さえさせ，上腕骨を予定の固定肢位に保持する．軟らかいテンプレートを肩甲棘から肩峰，上腕骨近位1/3に当てて型取りする．
- このテンプレートに合わせて，8〜9穴のAOブロードプレートをベンダーで成形する．

❻ 関節を固定する

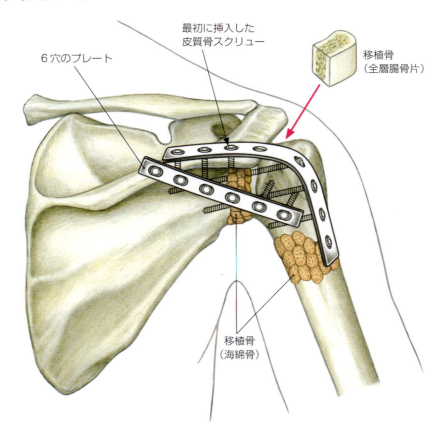

- 成形したプレートを肩甲骨に当て，まず肩甲骨頚部に1本の皮質骨スクリューを挿入する．次いで肩甲棘内側部にも2本のスクリューを挿入する．予定の固定肢位で上腕骨を関節窩に押し付け，上腕骨側に4本のスクリューを挿入する．この際，近位のスクリュー2本は，上腕骨頭，関節窩を貫いて肩甲骨頚部に達するようにする．
- 固定性が不十分な場合には，肩関節後方に6穴のプレートを追加する[2]．

❼ 骨移植を行う

- 肩峰下に全層腸骨片を移植し，また肩甲上腕関節部に海綿骨を移植する．
- AOグループは上腕骨骨折予防のため，肩甲上腕関節部に加えてプレートの遠位部への骨移植を勧めている[2]．

▶ 後療法

- アームスリングと包帯，あるいは装具によって2週間の外固定を行う．その後，日常生活での自動運動，事務労働を許可する．

（玉井和哉）

■文献

1. 長野　昭. 肩関節固定術. 長野　昭ほか編. 整形外科手術 第11巻B 神経の手術Ⅱ―上肢神経障害. 東京：中山書店；1995. p. 42-8.
2. Müller ME, et al. Manual of Internal Fixation. Techniques Recommended by the AO Group. 2nd ed. Berlin：Springer-Verlag；1979. p. 384-5.

関節の手術
関節固定術

手関節固定術

●──手術の概要

- 手関節固定術の目的は　不安定性や関節破壊による疼痛に対して関節を固定することにより，可動性を犠牲にして安定性を獲得し，症状を改善させることである．膝，股，肘などの関節と比べて固定による日常生活動作の制限が少ないため，手関節は関節固定術が最も頻用される関節の一つである．しかし，固定はあくまで最終手段で，まず関節温存を図るべきであり，手術決定は慎重に行う必要がある．
- 関節破壊や関節症性変化が限局している場合，全手関節固定を行う前に部分手関節固定により障害部位のみを固定し可動性を温存することが望ましい．主な部分手関節固定術には橈骨月状骨間固定，舟状大小菱形骨間固定，four-corner fusion などがある．
- 関節リウマチ症例においては尺骨頭を切除し滑膜切除術を併用することもある．
- 固定肢位は機能的肢位を重視して 10〜15° 背屈，軽度尺屈位（第 3 中手骨骨幹の長軸が橈骨骨幹の長軸と一直線に並ぶ位置）が良肢位とされ，これを勧める報告が多い[1, 2]．しかし，この良肢位固定が必ずしも良いとはいえない．掌背屈中間位固定を勧める報告もあるが，かえって掌屈が望ましいこともある．術前に装具着用により個々に至適な固定角度を確認しておくとよい．
- 固定方法では，以前は腸骨からの onlay graft または inlay graft にて固定する方法[1, 3, 4] が行われていたが，近年は AO グループにより開発されている dynamic compression plate を用いることで，強固なプレート固定を行えるようになっている[5]．軟部組織が薄く関節が脆弱である関節リウマチ症例では，2〜3 本の Kirschner 鋼線[6] や髄内釘[7] にて髄内釘固定とするほうが安全である．

▶適応

- 橈骨手根関節の外傷性関節症，関節リウマチによる橈骨手根関節と手根中央関節両方の関節破壊や頚髄損傷，腕神経叢損傷，脳性麻痺などの麻痺手に対しサルベージ手術として行われる．
- 骨端線閉鎖前の若年者や，橈骨手根関節または手根中央関節どちらかの関節が正常な場合は適応外となる．

▶手術のポイント

① 体位：仰臥位として，上腕外転，前腕回内，手関節を軽度屈曲位とする．
② 展開：橈骨遠位部，橈骨手根関節と手根中央関節を展開する．
③ 関節内の処置：海綿骨移植を行い，プレート設置の母床を確保する．
④ 固定：プレートを用いて関節を固定する．関節リウマチなどの骨が脆弱な症例では，Kirschner 鋼線や髄内釘を用いる．

⑤閉創する．

── 手術手技の実際

❶…手術体位

- 仰臥位とし，無血野のための駆血帯を上腕に装着する．上腕外転，前腕回内，手関節を軽度屈曲位とする．

❷…手関節を展開する

- 手関節背側第4区画上に約10cmの縦切開を加える．
- 伸筋支帯を第4伸筋腱区画から切離して橈側に翻転し，第3伸筋腱区画まで露出する．
- 橈骨遠位部を骨膜下に展開する（青線）．
- 関節包を長軸方向と橈骨手根関節に沿って切開し，橈骨手根関節，手根中央関節，第3手根中手関節を露出する（赤線）．

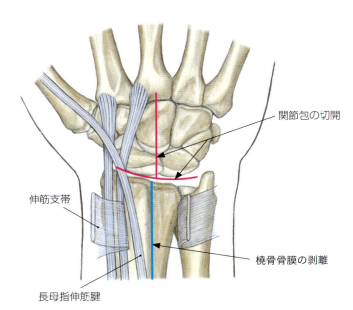

❸…関節内の処置を行う

- 橈骨手根関節，手根中央関節，および第3手根中手関節の関節軟骨を切除し，間隙を海綿骨移植で埋める．
- Lister結節，有頭骨，第3手根中手関節の背側皮質骨を切除し，プレート設置の母床を確保する．
- 第3手根中手関節および有頭舟状月状骨間，橈骨舟状月状骨間は必ず固定すべきで，それ以外の手根骨間は関節破壊の程度に応じて固定する．
- 腸骨から海綿骨移植を行う．尺骨頭を切除した場合は，これを移植してもよい．

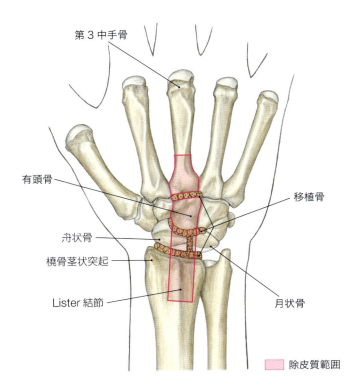

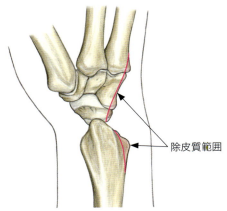

④…関節を固定する

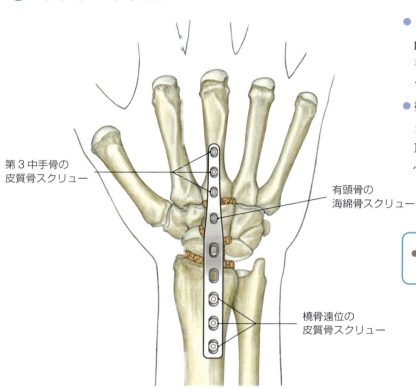

- 外形を合わせた dynamic compression plate を使用し，プレートの長さを合わせ，手関節が術前に企図した角度となるようにプレートの角度を調節する．
- 第3中手骨と橈骨遠位にそれぞれ皮質骨スクリューを含め，中間部のスクリュー孔に1本または2本の海綿骨スクリューを有頭骨へ固定する．

▶ポイント
- 固定の際，徒手的に圧迫をかけることにより骨間に間隙ができないようにする．

- 関節リウマチ症例では，1.8 mm または 2.0 mm 径 Kirschner 鋼線を橈骨茎状突起の近位から斜めに2本，第2中手骨基部寄りの橈側から橈骨へ向けて1本挿入する[5]．また第3中手骨から橈骨まで髄内釘で固定する方法も選択できる[7]．

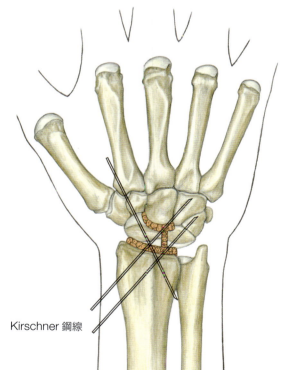

⑤…閉創する

- 関節包，橈骨の骨膜はできる限り閉じる．
- 長母指伸筋腱は伸筋支帯の浅層に置き，橈側に移動させてプレートとの接触を避ける．

▶後療法

● プレート固定の場合，前腕ギプス固定を2週間行う．

● Kirschner 鋼線固定の場合，前腕ギプス固定を6週間行う．その後，手関節固定用のプラスチック装具に変更し，骨癒合が得られるまで装用を続ける．

● いずれの場合も，指拘縮予防のため MP 関節以遠の運動を術後早期から行う．

（兒玉　祥，水関隆也）

■文献

1. Haddad RJ, Riordan DC. Arthrodesis of the wrist. A surgical technique. J Bone Joint Surg Am 1967；49：950-4.
2. Weiss AC, et al. Upper extremity function after wrist arthrodesis. J Hand Surg Am 1995；20：813-7.
3. 津下健哉．骨，関節の手術：手関節．手の外科の実際．改訂第7版．東京：南江堂；2011．p. 196-9.
4. Caroll RE, Dick HM. Arthrodesis of the wrist for rheumatoid arthritis. J Bone Joint Surg Am 1971；53：1365-9.
5. Wright CS, McMurtry RY. AO arthrodesis in the hand. J Hand Surg Am 1983；8：932-5.
6. Mizuseki T. Arthrodesis technique. In：Chung K, editor. Hand and Upper Extremity Reconstruction. Saunders；2009. p. 149-61.
7. Millender LH, Nalebuff EA. Arthrodesis of the rheumatoid wrist. An evaluation of sixty patients and description of a different surgical technique. J Bone Joint Surg Am 1973；55：1026-34.

関節の手術
関節固定術

手指関節固定術

●──手術の概要

- 関節固定術以外に人工関節など再建する方法がないか，十分検討し決定する．
- 関節痛の原因が固定術で消失するか確信するために関節内局所麻酔注射を行うことがある．
- 関節固定する接合部の骨量が十分あり，接触面積があることが不可欠である．骨量が少なければ短縮するか，自家骨移植を考慮する．
- 局所の汚染がないことが必須で，化膿を含めて原因不明な関節炎や滲出・瘻孔を認めれば，先に病巣掻爬・デブリドマンや培養検査，病理検査で原因を確認し，治療を終えてから関節固定術を行う．
- 内固定材，固定手技はその関節に適したものを使うが，基本は Kirschner 鋼線（K 鋼線）固定，軟鋼線（surgical wire）締結法とヘッドレススクリュー固定である．髄内釘固定やプレート固定，創外固定などは特殊な例である [1]．骨癒合後，鋼線類は抜釘することが多いが，ヘッドレススクリューは骨内に留置しておく．
- 尺側指 PIP 関節および MP 関節では屈曲角をやや強くする [2]．母指では多少の許容がある．
- 固定の際に側屈・回旋変形をつくらないこと．
- 指関節は手の末梢にあるため，母指 IP・指 DIP 関節は指ブロック，MP 関節でも腋窩ブロックなどで手術可能であり，外来手術でも行える．ただし，糖尿病やリウマチなどの合併症があれば，入院のうえ感染対策にとくに配慮する．

▶適応

- 外傷では開放粉砕骨折で，構成体の骨関節が破壊・欠損し，周囲の腱も損傷しており，早期の社会復帰・就労に向けて行われる．また関節内骨折を伴う脱臼骨折放置例も部位によっては関節固定術の適応となる．
- 炎症性では，関節リウマチや痛風などの炎症で破壊が高度なものと，化膿性関節炎で関節再建術が不可能なものがあげられる．人工指関節感染後の対策のサルベージ手術としても行われる．
- 変形性疾患では DIP 関節の Heberden 結節，PIP 関節の Bouchard 結節，母指 CM 関節症が進行したものがある．また，関節内粉砕骨折で治療のかいもなく変形性変化が著明で人工関節などの関節形成術が不可能なものにも適応がある．
- 腫瘍では，指列切除を要する悪性腫瘍を除き，広範囲に骨関節を切除せざるをえない例では，機能再建のために関節固定術も考慮する．
- 先天性異常では指関節の屈曲拘縮や内転拘縮が難治性のものでは，関節を固定する例もある．回復のみられない神経麻痺や筋腱の障害で，将来，運動機能の

[1] 固定法・固定材料・適応関節

固定法	固定材料	適応関節
鋼線固定	K 鋼線	指 DIP 関節，母指 IP 関節
鋼線締結法（TBW）	K 鋼線，軟鋼線（surgical wire）	指 PIP 関節，母指・指 MP 関節
スクリュー固定 （ヘッドレススクリュー）	Herbert screw, DTJ screw Mini Acutrak screw	指 DIP 関節を除くほぼすべての指関節
	Acutrak fusion Acutwist	指 DIP 関節
髄内特殊固定	X-Fuse	指 PIP 関節，母指 IP/MP 関節
プレート固定	Modular hand 1.5～2.0 Low profile combo	指 PIP 関節，母指・指 MP 関節
創外固定法	Mini-fixator K 鋼線 + 骨セメント	感染性指 PIP 関節・母指 MP 関節

TBW：tension band wire.

[2] 至適関節固定肢位

関節	MP	PIP	DIP
母指	20～30°	15～35°（IP）	
示指	25°	40°	0～5°
中指	30°	45°	0～5°
環指	35°	50°	0～5°
小指	40°	55°	0～5°

(Shin AY, Amadio PC. Green's Operative Hand Surgery. 5th ed. Elsevier；2005. p. 450-7[1]より)

回復が見込めない例でも関節固定術を行うことがある．
- 認知症や超高齢者，糖尿病で知覚・循環の障害があるものなど，全身状態や社会的背景なども考慮する．

▶手術のポイント

指 DIP 関節，母指 IP 関節の固定術（K 鋼線）

①関節を展開する．
②関節軟骨・関節下骨を切除する．
③K 鋼線の刺入で固定角度を決める．
④K 鋼線による関節固定．
⑤閉創する．

指 PIP 関節，指・母指 MP 関節の固定術（鋼線締結法）

指 PIP 関節，母指 IP 関節の固定術（髄内スクリュー固定）

手術手技の実際

指 DIP 関節，母指 IP 関節の固定術（K 鋼線）

❶ 関節を展開する

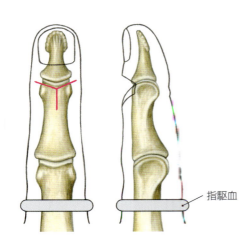
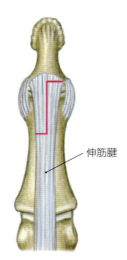
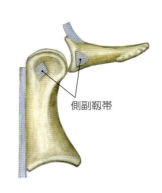

- 指ブロックに指駆血を行ってから，背側 T 字皮切で入る．
- 伸筋腱停止部を Z 形に切って関節を展開する．
- 背側関節包から側副靱帯も切って，関節面の処置ができるように脱臼させる．

❷ 関節軟骨・軟骨下骨を切除する

- 関節軟骨や軟骨下骨が残っていれば，フラットに切り落とし，関節面を平坦に削って骨髄を出す．
- 指では屈曲させず，母指では 20〜30° の屈曲位になるようにする．
- カットには手用ボーンソーを使う．

❸ K 鋼線の刺入で固定角度を決める

- 髄内に近位から末節骨に 1.0 mm 径 K 鋼線を刺入し，仮固定する．

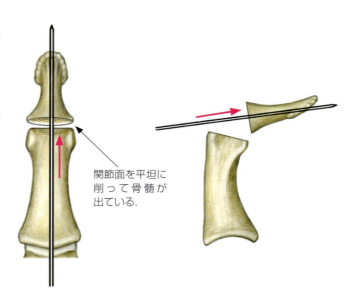

関節面を平坦に削って骨髄が出ている．

❹ K鋼線による関節固定

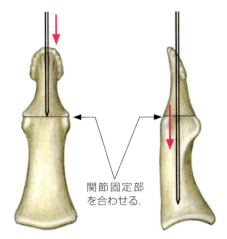

● 関節固定部を合わせ遠位からK鋼線を近位髄内に刺入固定する．

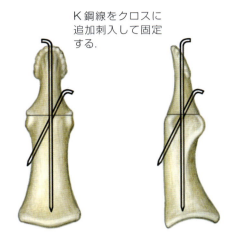

● 別のK鋼線を刺入して固定を終了する．

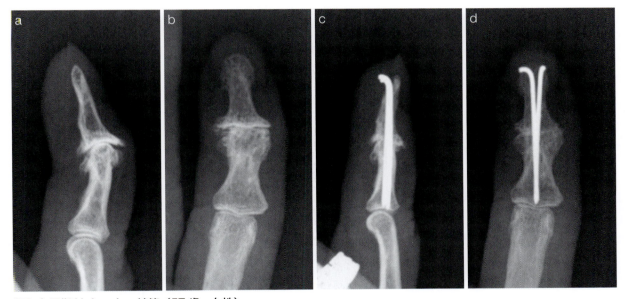

[3] 左示指Heberden結節（57歳，女性）
1.0mm径K鋼線2本で内固定．骨癒合後，抜釘を行った．

- 細い指では別のK鋼線が平行に近くなってもよい．
- 母指IP関節や指節骨が太い場合は，中心軸に留置したK鋼線をガイドにリーミングしてキャニュレイテッド・ヘッドレススクリュー固定（Mini Acutrak screw），Acutrak fusionも有効である．
- 細い指でもネジが切ってある細い鋼線であるAcutwist（圧迫調整固定スクリュー）が使える．
- 鋼線類，スクリューなどすべて皮下に埋没する．
- 鋼線固定では骨癒合完成時に抜釘が必要である．スクリューは抜釘が不要である．

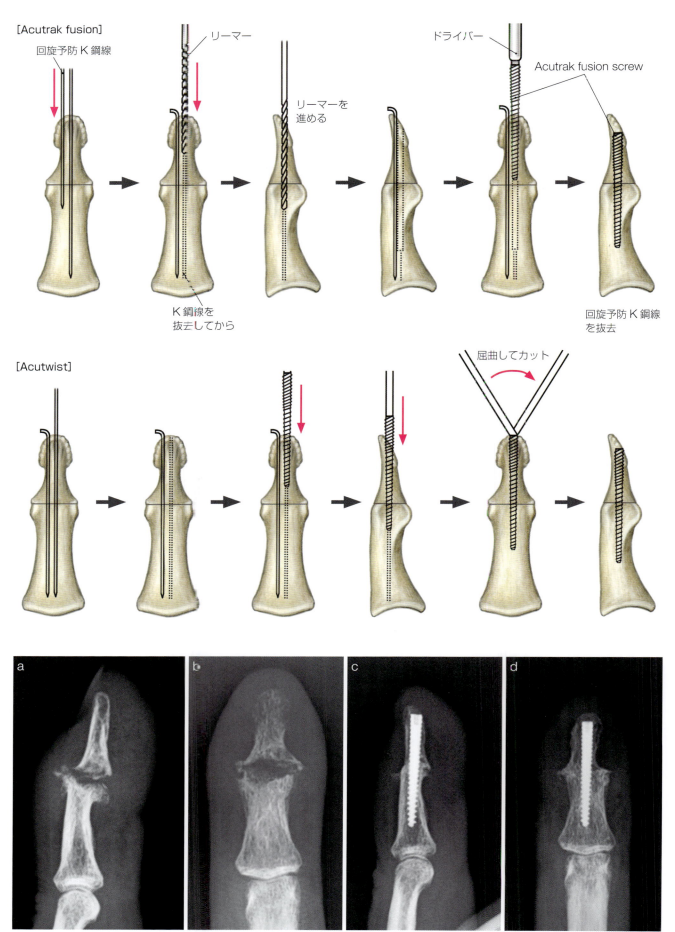

[4] 右示指 DIP 痛風性関節炎(67歳,男性)
Acutrak fusion screw 24mm を使用.

❺…閉創する

- 洗浄し，骨膜・関節包を閉鎖し，伸筋腱を縫合する．
- 指DIP関節部，母指IP関節部では軟部組織の閉鎖に際し，腱の滑走は考えなくてよいが，爪母を傷めないように注意する．

指PIP関節，指・母指MP関節の固定術（鋼線締結法）

- 指PIP関節および指・母指のMP関節は微調節の利く鋼線締結法が安全である．

▶ **指PIP関節**

❶…関節を展開する

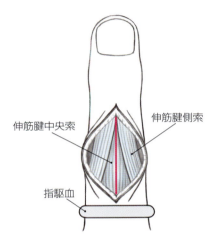

- 指ブロック，指駆血を行い，背側正中縦切開で入る．

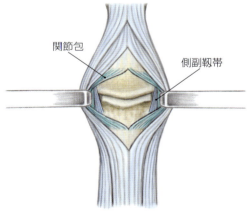

- 指では伸筋腱の正中を縦切開（split）して関節包に達する．
- 側索を傷めないように関節包・側副靱帯を切開して関節を脱臼させる．

❷…関節軟骨・軟骨下骨を切除する

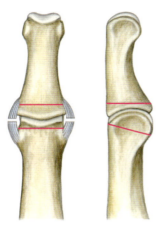

① 平坦に切り落としてもよいが，角度を正確に決めにくい．
② 指の長さが，やや短くなる．

- 関節軟骨・軟骨下骨を手用ボーンソーで平坦に切り落としてもよいが，角度を正確に決めにくい．

- 関節の形状から，PIP関節ではエアトームで円筒形に削って骨髄を出す．
- 骨のデブリを除き，感染予防のためにいったん洗浄する．

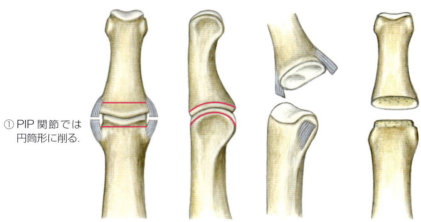

① PIP関節では円筒形に削る．

❸…K鋼線の刺入で固定角度を決める

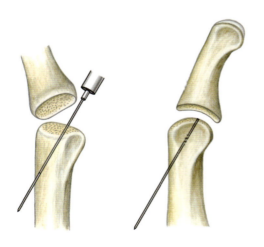

- 基節骨骨頭から近位背側に向けて 1.0 mm 径 K 鋼線を刺入し，基節骨背側に抜く．

❹…鋼線締結法による関節固定

- 目的の固定角度に中節骨を合わせ，基節骨に留置してあるK鋼線を末梢に進めて関節を固定する．

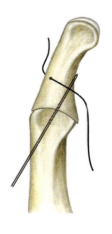

関節固定術／手指関節固定術 | 131

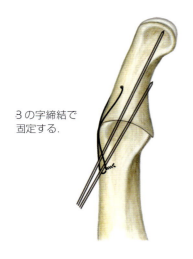

- このK鋼線に平行に別のK鋼線を刺入し，中節骨に通した軟鋼線で8の字締結を行い，しっかり締めて固定する．

3の字締結で固定する．

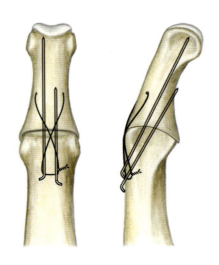

- K鋼線も屈曲カットして断端を骨皮質に合わせる．

❺ 閉創する

- 側索の滑走を障害しないように骨膜，中央索を縫合して閉創する．
- 鋼線固定では，骨癒合完成時に抜釘が必要である．

▶ポイント
- 鋼線類，スクリューなど，すべて皮下に埋没する．

▶ 指・母指MP関節

❶ 関節を展開する

- 腋窩ブロック，上腕駆血を行い，背側正中縦切開で入る．
- 母指ではEPL（長母指伸筋腱）とEPB（短母指伸筋腱）のあいだから関節包を展開する．

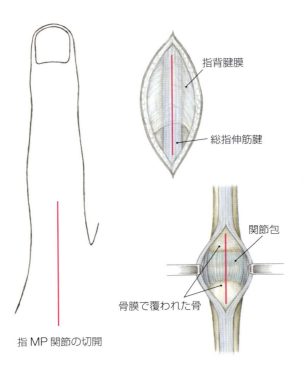

指MP関節の切開

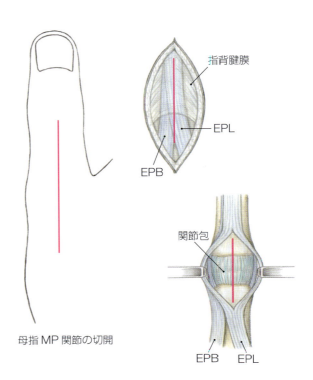

母指MP関節の切開

❷…関節軟骨・軟骨下骨を切除する

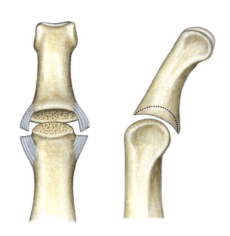
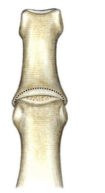
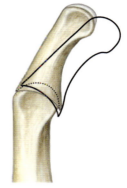

- MP関節では，中手骨骨頭関節面が球面に近いため，関節軟骨・軟骨下骨をエアトームでball and socket状に削ることもできる．

- 固定角度を微妙に調節しながら固定ができ，関節固定角や側屈・回旋の矯正も調節できる．

❸…K鋼線の刺入で固定角度を決める

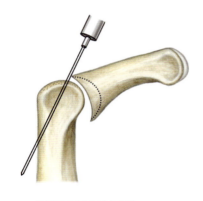
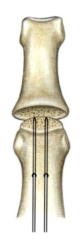

K鋼線を逆行性に刺入

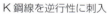

できるだけ平行に刺入

- MP関節では1.2mm径K鋼線で行う．

❹…鋼線締結法による関節固定

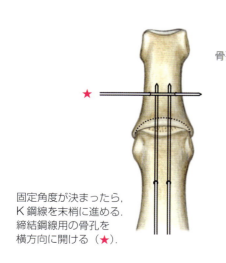

固定角度が決まったら，K鋼線を末梢に進める．締結鋼線用の骨孔を横方向に開ける（★）．

骨孔に軟鋼線を通す．

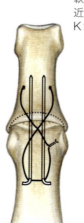
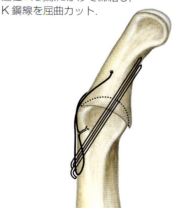

軟鋼線を8の字にして近位K鋼線にかけて締結し，K鋼線を屈曲カット．

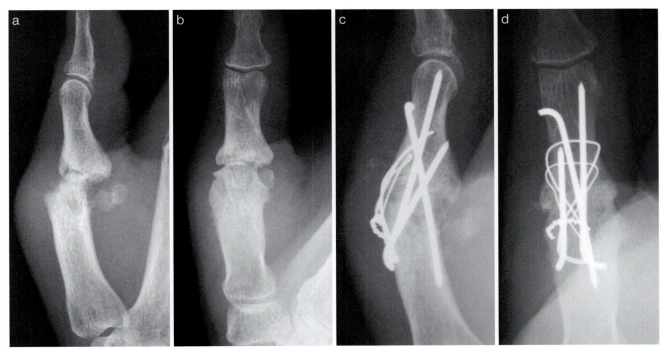

[5] 右母指 MP リウマチ性単関節炎（56 歳，女性）
鋼線締結法で固定．固定を確実にするため，K 鋼線と軟鋼線をそれぞれ 1 本追加した．

> 指 PIP 関節，母指 IP 関節の固定術（髄内スクリュー固定）

- 指 PIP 関節や母指 IP 関節は固定角 20〜30°くらいが多く，髄内スクリュー固定でもよい．とくに母指 IP 関節では鋼線締結法が手技的に複雑なので本法が多用される．

❶ 関節を展開して，K 鋼線で仮固定する

- 背側を展開する．
- 1.0 mm 径 K 鋼線を髄内に刺入し，仮固定する．

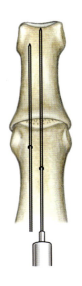

❷…髄内スクリューによる関節固定

- 中心軸のK鋼線をガイドピンに換えてリーミングを行い，ヘッドレスコンプレッションスクリュー（Mini or Micro Acutrak screw）で固定する．

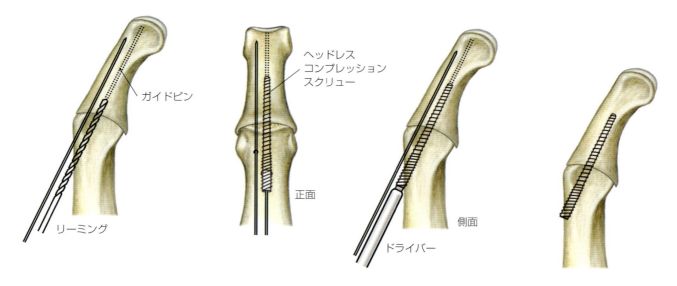

- スクリューヘッドが皮質に完全に埋め込まれる少し手前で止める．
- スクリューの圧着力が強固であり，ガイドピンおよびK鋼線は除去する．

❸…閉創する

- 洗浄後，切開した骨膜，伸筋腱を縫合して骨を軟部組織で覆う．

（田崎憲一）

■参考文献

1. Shin AY, Amadio PC. Arthrodesis. "Stiff finger joints". In：Green DP, et al, editors. Green's Operative Hand Surgery. 5th ed. Philadelphia：Elsevier；2005. p. 450-7.
2. Wright II PE. Arthritic hand. In：Canale ST, editor. Campbell's Operative Orthopaedics. 10th ed. St Louis：Mosby；2003. p. 3708-10.
3. 谷脇祥通ほか．Headless compressive screwによる指DIP関節固定術．日手会誌 2009；26：S287.
4. Song JH, et al. Distal interphalangeal joint arthrodesis with headless compression screw：Morphometric and functional analyses. Arch Orthop Trauma Surg 2012；132：663-9.
5. Jones DB Jr, et al. Arthrodesis as a salvage for failed proximal interphalangeal joint arthroplasty. J Hand Surg Am 2011；36：259-64.

関節固定術／股関節固定術 | 135

関節の手術
関節固定術

股関節固定術

●——手術の概要

- 片側の関節を固定する股関節固定術は大きな障害を残すと思われるが，腰椎や健常側股関節が動くことによって可動域の問題をカバーできるため，ADL障害は許容範囲内とされる．股関節固定術により確実な除痛と歩行能力改善が得られる．

- 股関節固定術は，人工股関節の耐用性が10年程度と短かった時代に，若年の片側股関節症例に積極的に行われた手術である[1-3]．人工股関節手術の成績が安定し耐用年数が延びた現在では，股関節症に対する関節固定術はほとんど行われない[4]．可動域不良によるADL障害は，現代では乗り物移動の際の座位保持などで問題になる[1,3]．

- 結核などの感染性股関節炎は人工股関節の使用は難しいため，現在でも関節内掻爬とともに股関節固定術が行われる．

河野慣用法と Müller 法

- 股関節固定術には，主に河野慣用法[5,6]と Müller 法（AO）[7,8]とがある．股関節を最適な肢位に固定し除痛を図ることは同様であるが，関節軟骨を切除するか否か，固定を得るための原理，術後早期の固定力などに違いがある．

- 河野慣用法は，股関節を脱臼させて十分な視野を得て，関節軟骨をすべて切除して骨面を出し，骨面を接触させて固定を目指す．股関節に少し可動性が残るシンプルな鋼線やネジ固定の後，正確な肢位での体幹から下肢のギプス固定により最良の固定肢位を得る方法である．

- AO グループで提唱された Müller 法は，骨盤と大腿骨間に大きな圧迫力をかけてから，コブラ型クロスプレートにより強固に固定する方法である．大きなプレートは異物量が多いため感染例への適応は難しい．コブラプレートで強固に固定された場合にはギプス固定は不要とされ，早期リハビリテーションが可能である．術中，股関節は脱臼させず関節軟骨の切除も行わない．これは骨盤と大腿骨間に圧迫力をかける際に脚短縮を起こさせないためである．また圧迫力をかけネジ締めする際にプレートの形状に合って固定肢位が決定される傾向があり，固定肢位が予定と異なる結果を生じやすい．

両者の長期的予後の比較

- 河野慣用法，Müller 法両術式を比較すると，ADL に大きな影響を与える股関節固定肢位の正確さは河野慣用法のほうが勝るようである．股関節固定術長期経過後に可動域不良による ADL 障害の訴えから人工股関節にコンバートした報告[1,4,9,10]によると，人工股関節手術（total hip arthroplasty: THA）コンバート後，可動域制限は改善されるが限界があり，筋力低下，跛行が残存し，やはり

成績は劣るとの報告[1, 4, 9] が多い．しかし，外転筋力が残っている場合は必ずしも成績は劣らず，primary THA と遜色がないとの報告[10] もある．現在でも比較的適応となりうる感染症例に股関節固定術を行った場合，長期経過後に人工股関節にコンバートする可能性を考えると，中殿筋を温存する河野慣用法を行うことが好ましい．

- 外転筋力を犠牲にして強固な固定を目指す Müller 法は，早期リハビリテーションが可能で固定に要する期間も短いなどの長所があるものの，将来 THA コンバートを行う際には，筋力回復は限界がありコンバート後の成績は劣るものと考えられる．感染例ではない若年者の片側股関節症に股関節固定術を行い，早期社会復帰を目指す例が減少した現在，Müller 法の適応は少ないと思われる．

▶ 適応

- 以前は若年者の片側股関節症例には重要な選択肢であったが，近年では，人工股関節手術が行われることが多い．
- 感染による股関節炎では化学療法とともに股関節固定術が行われることがある．

▶ 手術のポイント

①術前準備：手術中に反対側の腸骨稜の位置がわかり，股関節の正確な屈曲・外転肢位が確認できるようにする．

河野慣用法

②体位：仰臥位から患側を少し上げ半側臥位に近い肢位とする．
③ilio-femoral approach か Smith-Petersen approach により進入し，股関節部を展開する．
④股関節を脱臼させて十分に関節軟骨を切除する．
⑤鋼線やネジにより最良の肢位で股関節を固定する．
⑥寛骨臼上部から大転子部に縦溝を作製して，腸骨翼から採取した自家骨片をはめ込む骨移植を行う．

Müller 法

②体位：原法は完全側臥位を勧めているが，反対側上前腸骨棘を確認できる工夫が必要である．
③lateral approach により進入し，股関節部を展開する．
④寛骨臼直上で水平方向に骨盤骨切りを行い，骨頭を軽度内方化する．
⑤骨頭外側の骨切除，大転子突出部の骨切りにより，腸骨翼，骨頭外側，大腿骨近位部外側が一直線になるよう形成した後，コブラ型クロスプレートを設置し仮止めする．
⑥コブラプレートと圧迫器により骨盤と大腿骨に圧迫をかけて，固定肢位を確認する．切除や骨切りで得た余剰骨の骨移植を行った後，プレートのスクリュー固定を強固に行う．このネジ締めにより股関節は強固に固定される．

─ 手術手技の実際

❶ 術前処置と準備

- 手術後ギプス固定を行うために，骨盤を支えつつギプスが巻ける台（ベッケン台）を準備する．近年ではギプスではなく，関節が強固に固定するまで創外固定器の使用を勧める報告もある[1]．
- 関節固定肢位が重要なので，手術中は反対側の腸骨稜（上前腸骨棘）の位置がわかり，股関節の正確な屈曲・外転肢位が確認できるようにする．

▶ 河野慣用法

❷ 手術体位

- 体位は仰臥位から患側を少し上げ半側臥位に近い肢位がよい．
- 反対側の上前腸骨棘を確認できるようにドレッシングしておく．

❸ 手術アプローチと股関節部の展開

- 股関節を脱臼させ，臼蓋，骨頭の関節軟骨を十分に切除することができるように，股関節内の視野が広く得られるアプローチと展開が必要である．
- 河野慣用法では ilio-femoral approach か Smith-Petersen approach により殿筋群を腸骨翼付着部から広範に剥離し，股関節前面から上面を広く展開してから，関節包を切開して股関節を脱臼させる．

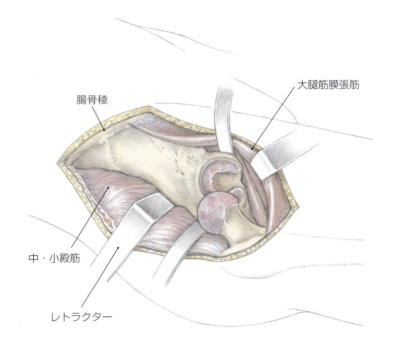

❹…関節軟骨を切除する

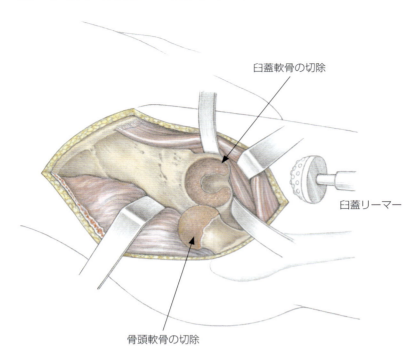

臼蓋軟骨の切除
臼蓋リーマー
骨頭軟骨の切除

- 股関節を広く展開して脱臼させた後,直視下に臼蓋と大腿骨頭の軟骨をノミや弯曲ノミを用いて切除する.新鮮な骨面を露出させることにより骨癒合を得やすくする工夫である.
- 感染例では関節内の不良肉芽や感染骨髄組織も切除する必要がある.

▶ポイント
- 確実な骨癒合を得るため,股関節を脱臼させて関節軟骨を広範に切除し,骨面を露出させる.

❺…関節を固定する

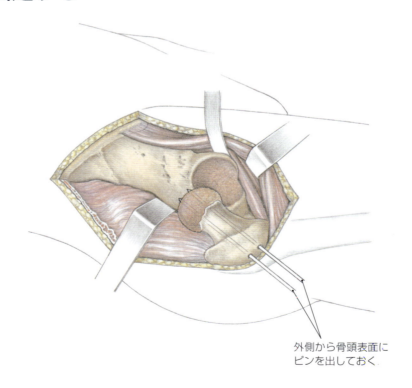

外側から骨頭表面に
ピンを出しておく.

- 河野慣用法では股関節を脱臼させたままで,転子部外側から Kirschner 鋼線やスクリューを骨頭関節面に向かって進め,関節内で良い位置を通過することを直視下に確認しておく.

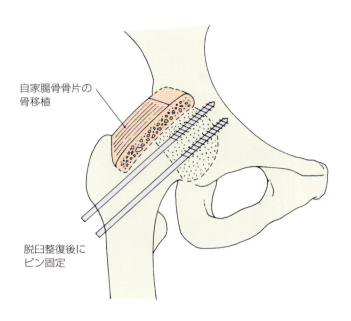

自家腸骨骨片の骨移植

脱臼整復後にピン固定

- 次に股関節を整復して可能な限り至適な固定肢位にしてからKirschner鋼線やスクリューの内固定材料を適切な位置まで進めて股関節を固定する。この時点ではまだ強固な固定ではないため股関節は少し可動性を残している。

▶ポイント
骨移植手技の追加
- 骨癒合をさらに強固かつ確実にするために、臼蓋上部から大腿骨頸部・大転子部に縦溝を作製して、腸骨稜から採取した板状自家骨片をはめ込む骨移植手技を加える。

- 手術終了後に注意深くベッケン台に乗せてギプス固定を行う。この際、さらに至適な固定肢位（股関節屈曲30°、外転10°、内外旋0°）になるよう確認しつつ、体幹から下肢までのギプス固定を行う。

▶ポイント
- 股関節の固定肢位が術後のADLに大きく影響する。股関節屈曲位30°程度、外転10°程度、内外旋中間位（0°）が望ましい。歩行、立位に加えて座位もとりやすい肢位である。
- 将来、人工股関節へのコンバート[9,10]も可能なように、中殿筋などの筋肉を温存させる考慮が必要である。

▶ **Müller法**

❷ 手術体位

- 原法は完全側臥位で行うことを勧めているが、股関節固定肢位を確認できるように、反対側上前腸骨棘を確認できる工夫が必要である。

❸ 手術アプローチと股関節部の展開

- Müller法はlateral approachで中殿筋を大転子付着部で切離するか、大転子表面を薄く切離して中殿筋と剥離、翻転して股関節に達する。

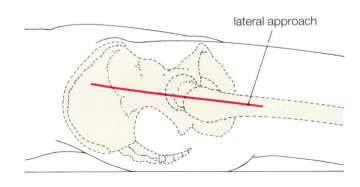

lateral approach

❹ 腸骨翼，骨頭外側，大転子部が一直線上になるように形成する

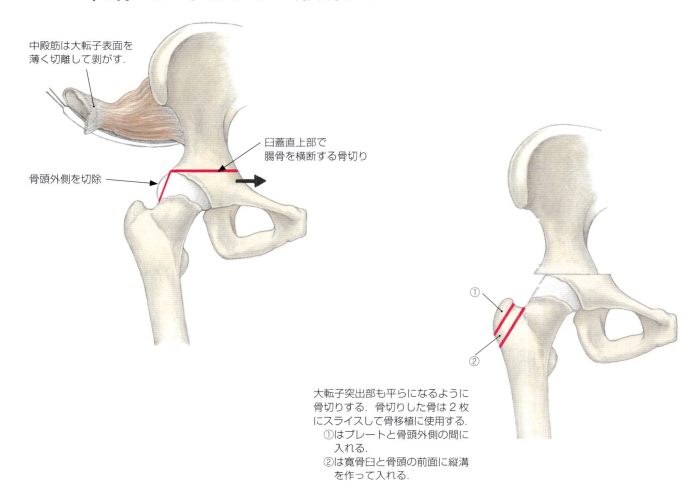

中殿筋は大転子表面を薄く切離して剥がす．

臼蓋直上部で腸骨を横断する骨切り

骨頭外側を切除

大転子突出部も平らになるように骨切りする．骨切りした骨は2枚にスライスして骨移植に使用する．
①はプレートと骨頭外側の間に入れる．
②は寛骨臼と骨頭の前面に縦溝を作って入れる．

- 強力な圧迫力をかけて強固な固定が得られるようにコブラプレートを設置することがポイントである．寛骨臼，大腿骨外側，大転子部の骨形成を行う．
- 寛骨臼上部で水平方向に骨盤骨切りを行い，遠位部を寛骨臼，大腿骨頭ごと内方化する．さらに大腿骨外側部の骨切除を行い平らにする．大転子外側の突出部も骨切りし平らにして，削った骨は二枚のスライス骨にして骨移植に利用する．なるべく多くの新鮮な骨面を露出させる．
- 腸骨翼，骨頭外側，大腿骨頚部外側，大転子部が一直線上になりコブラプレートがスムーズにあたるように骨形成を行う．大転子外側の骨移植用スライス骨はプレートと骨頭外側の隙間に詰め，さらに平坦一直線化する．

▶ポイント
- Müller法では，骨癒合を促進させるべく臼蓋直上部で腸骨を横断する骨切りを加え，骨頭を内方化することを勧めている．
- 臼蓋部を少し内方に移動させ腸骨翼外側と大腿骨外側縁がスムーズにつながってAOクロスプレートを当てやすいようにする．臼蓋上部の間隙に大転子を切離したスライス骨を充填することを勧めている．

❺ 関節を固定する

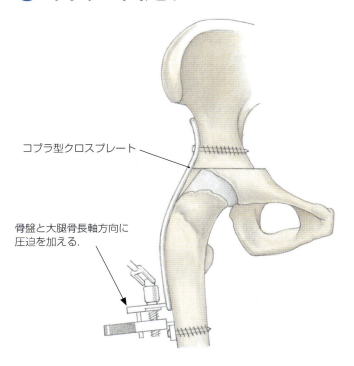

コブラ型クロスプレート

骨盤と大腿骨長軸方向に圧迫を加える.

- スムースになった腸骨翼から大腿骨外側部に股関節固定用コブラプレートを安定の良い位置に適切に設置する．プレートと骨に隙間があれば，適宜，余剰骨の骨移植を行う．骨盤側スクリュー1本で固定してから圧迫器を使って骨盤と大腿骨長軸方向に強力な圧迫を加える．脚短縮や肢位を確認してからプレートのスクリュー固定を行い，強固なプレート固定を完成させる．
- 河野慣用法のように脱臼させて関節軟骨を切除すると力学的に弱くなり，強い圧迫力により脚短縮を生じやすい．このため Müller 法では関節脱臼や関節軟骨切除は行わない．
- 圧迫器とプレートによる圧迫は強力で，プレート固定する際に股関節の肢位がプレートに合ってしまい，予定肢位とならない場合があり注意が必要である．

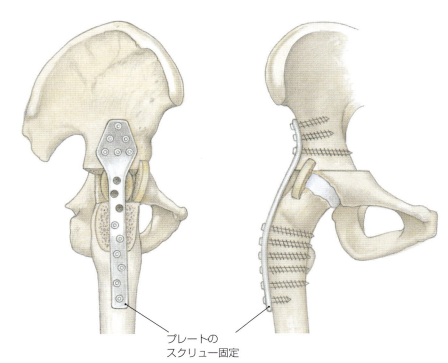

プレートのスクリュー固定

- Müller 法のコブラプレートによる固定性は強力であり，術後のギプス固定は必ずしも必要としない．離床やリハビリスケジュールが早くできる長所がある．
- Müller 法でも骨癒合をすみやかに完成させるために骨移植を行う．寛骨臼と骨頭前面に縦溝を作製して，大転子を削って得たスライス骨をはめ込んで固定する.

▶後療法

● 主にギプス固定に頼って股関節固定を完成させる河野慣用法では，3か月程度と長期間のギプス固定と臥床が強いられる．数か月にわたるギプス固定・臥床は合併症発生の点からも好ましくなく，近年では，骨盤と大腿骨にピンを立て創外固定により固定性を得て早期離床を勧める報告もある[1]．

● Müller法で強固な固定が得られればギプス固定は不要となるが，荷重歩行開始は関節固定部の骨癒合を得てからであり，やはり数か月を要する．

（柳本　繁）

■文献

1. 湊　泉ほか．股関節固定術．整・災外 2001；44：667-74.
2. 本間政文，河野左宙．青壮年期重度変形性股関節症に対する股関節固定術．整形外科 1985；36：153-65.
3. 稲尾茂則ほか．股関節固定術に対する満足度の評価—10年以上経過例を対象として．臨整外 2001；36：835-9.
4. Matthias U, et al. The long-term fate of the hip arthrodesis：Does it remain a valid procedure for selected cases in the 21st century? Int Orthop 2010；34：805-10.
5. 河路　渡．股関節固定術．整形外科 1984；35：975-81.
6. 湊　泉，祖父江牟婁人．股関節固定術—河野慣用法．整・災外 1992；35：1087-91.
7. Müller M, ほか．杉本侃訳．追補Ⅲ．関節固定術　C．十字プレートによる股関節固定術．図説骨折の手術 AO法．東京：医学書院；1970. p. 282-3.
   Müller M, et al. Manual der Osteosyntheses AO Technik. Berlin, Heidelberg, New York：Springer；1967.
8. 山田勝久．股関節固定術—コブラヘッドを使用した場合．整形外科 1984；35：982-94.
9. Peterson E, et al. Hip arthroplasty after previous arthrodesis. Clin Orthop Relat Res 2009；467：2880-5.
10. Fairen M, et al. Is total hip arthroplasty after hip arthrodesis as good as primary arthroplasty? Clin Orthop Relat Res 2011；469：1971-83.

関節の手術
関節固定術

膝関節固定術

──手術の概要

- 膝関節の正常な機能を維持するためには，運動（可動）性と安定性が基本となるが，日常生活における基本動作である歩行の際には荷重時に疼痛がないことが最も重要である．したがって，歩行を可能にするためには運動性を犠牲にせざるをえないことがある．
- 以前は比較的行われていた膝関節固定術は，近年は感染性疾患の減少と各種治療法の進歩により施行する機会は著しく少なくなった．しかし，歩行機能を確保するために，とくに若年層に適応せざるをえないことがあり，整形外科医にとっては基本的な手術手技である．
- 膝関節固定術は容易と考えられがちであるが，ほとんどが二次的な手術のため術前の局所の状態が悪いことが多く，難渋しがちである．
- 骨癒合（関節固定）が完成するまでに時間を要し，偽関節，感染の再燃，広範な皮膚壊死などを合併することが少なくない．
- 手術の目的は歩行機能を確保することであることを常に念頭におき，適応，手術時期（タイミング）を十分に検討し，術前に患者に術後の状態を十分説明することが重要である．

▶適応

- 人工関節置換術，生物学的関節形成術による関節機能の再建が適応されない以下の例が適応になる．
  - ①膝関節特異性・非特異性感染性疾患（一次性，二次性）により関節の破壊が高度で炎症の鎮静が得られにくい例．
  - ②若年者の重篤な膝関節部骨折・脱臼骨折（開放性が多い）後で広範囲の関節部の骨欠損・変形を伴い，骨折手術後も下肢軸・関節の高度な変形，不安定性が残存し，可動域が著しく障害される例．
- 神経病性膝関節症（Charcot 関節）に対する手術療法は，人工膝関節置換術または膝関節固定術のいずれを選択するかは従来から議論が多い．いずれも長期予後が不安定なことから手術療法を否定する意見もある．

▶手術のポイント

- ①膝関節部の皮膚壊死・欠損がある場合は，まず植皮などにより状態を改善する．皮膚の状態が良いことが絶対的条件となる
- ②活動性のある感染の鎮静後に行う．感染が残存する場合は創外固定法を用い，同時に感染に対する治療を行いつつ関節固定を図る．長期間の創外固定は十分な管理を要し，入浴など ADL 上の利便を考慮して適応する．
- ③皮切，展開は軟部組織の血行を可及的に温存するように工夫する．

④外固定は膝関節装具で良いように強固な内固定を行い，患者の利便を考慮する．
⑤必要に応じて骨移植をする．膝蓋骨は通常低位をとるが，関節軟骨を切除し，大腿骨−脛骨間前面に架橋するように固定する．
⑥骨欠損が大きく患肢が健側より短縮する場合は伸展位で，下肢長差が軽度の場合は約10°屈曲位で固定する．膝関節固定側が1.5 cm以上短縮している場合は，簡便な装具で補高すると歩行しやすくなる．
⑦手術操作により膝部が膨隆し閉創が難渋しないように注意する．閉創時，皮膚が過緊張し皮膚壊死を合併すると感染の頻度が高く，骨癒合は得にくくなる．

●──手術手技の実際

- 骨癒合完成までに長期間を要するため患者の利便を考慮し，可及的に内固定法を選択する．本項ではプレート＋骨移植による内固定法について述べる．

❶…皮切，展開

- 基本的には膝関節前面部の皮膚の状態の良いところを選択し，皮膚・皮下組織を一層として骨から剥離し軟部組織の血行の温存を図る．

❷…関節内の処置

- 関節内の瘢痕組織を掻爬・郭清する．大腿骨遠位端・脛骨近位端を可及的温存しつつ残存する関節軟骨を切除し，骨面を平坦に形成し固定面を作製する．

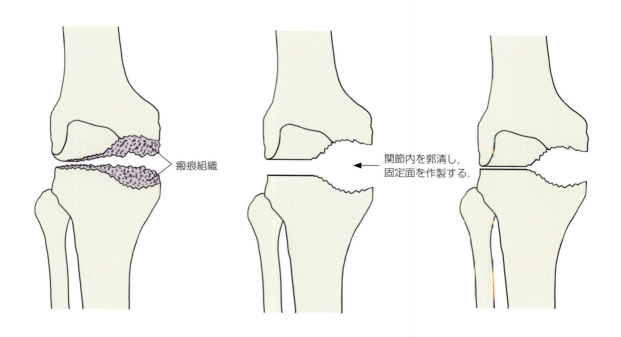

❸ プレート固定用骨溝を作製する

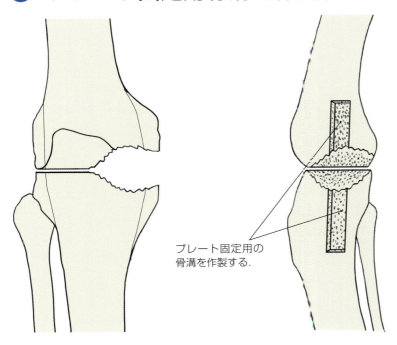

プレート固定用の骨溝を作製する．

- 大腿骨と脛骨の内・外側顆，骨幹端部にプレートを設置する骨溝を作製する．軽度屈曲位で固定する場合は顆部の後方寄りに骨溝を作製する．内・外側顆部，関節高位では骨面よりプレートが高くならないようにする．
- 骨溝作製時などの骨片，骨細片はすべて温存し，後に骨欠損部に移植する．

❹ プレートによる内固定

- 骨溝に合わせて弯曲させたプレートを内・外側の骨溝に設置し，スクリューで固定する．

❺ 骨移植

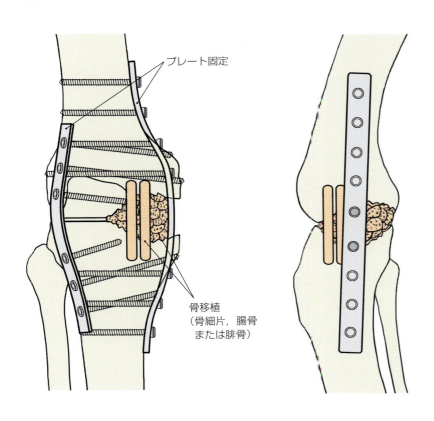

プレート固定

骨移植（骨細片，腸骨または腓骨）

- 創内洗浄後，大腿骨－脛骨間の間隙に温存した骨片を充填する．間隙や骨欠損部が大きい場合は腸骨稜から骨片を採取し充填する．大腿骨－脛骨間に骨片を架橋状に移植することもある．
- 皮膚の状態が良好な場合は，別皮切で腓骨骨幹部を採取して大腿骨－脛骨髄内に刺入し髄内固定する方法，2本に切断し前面に骨溝を穿ち架橋状に移植し，その前面に膝蓋骨を固定する方法もある．
- これらの付加的操作を加える場合は，局所が膨隆し閉創に難渋しないようにする．

❻…膝蓋骨の固定

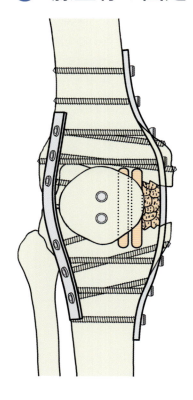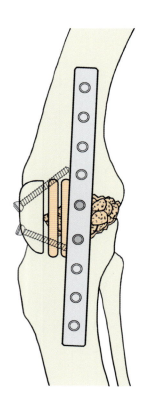

- 膝蓋骨の関節軟骨を切除し，大腿骨・脛骨の前面に膝蓋骨の大きさに合わせて骨溝を作製し，大腿骨と脛骨を架橋するようにスクリューで固定する．
- 膝蓋骨は有茎とすることが望ましいが，関節固定部に一致しない場合は遊離する．

❼…閉創

- 持続吸引ドレーンを設置後，縫合する．

▶後療法

- 術直後はプラスチック包帯副子で固定し，腫脹が十分に消退したら大腿中枢部－下腿末梢部を硬性装具で固定し，入浴時などに脱着できるようにする．
- 骨癒合が完成するまで免荷する．

（冨士川恭輔）

関節固定術／足関節固定術 | 147

関節の手術
関節固定術
足関節固定術

MOVIE

手術の概要

- 関節固定術は，関節可動性を犠牲にして除痛と安定性を獲得する整形外科の究極の手術法の一つである．それゆえ，その適応には慎重を期する必要があり，各関節においてもその適応は限られているのが現状であろう．
- それにもかかわらず，足関節においては足関節固定術が現在においても世界的に多数，施行されている．これには2つの理由がある．
- まず，足関節は膝関節や股関節と異なり，複合関節である．足関節には，距腿関節，距骨下関節，距舟関節という3つの関節があり，これらが，距骨を介して多軸多方向性のユニバーサルジョイントを構成している．そのため，たとえば，距腿関節を固定しても，他の2つの距骨下関節と距舟関節が可動して固定された距腿関節の動きを補い，足関節全体としての可動性はある程度維持されるのである．
- 次に，足関節に人工関節を挿入しようとするとき，股関節，膝関節と異なり，皮質骨で人工関節コンポーネントの荷重負荷を受けることができないのである．さらに，足関節は股関節，膝関節に比較して面積が狭いため，単位面積あたりの荷重が大きくなってしまう傾向にある．このため，いまだに決定的な人工関節はできていないのが世界の現状である．
- 以上の理由により，足関節固定術は，他の関節に比較して，いまだに重要な位置を占めているきわめて希有な関節固定術といわざるをえない現状である．
- 本項では，初心者にも理解しやすいように，足関節固定術の実際のやりかた，ノウハウを詳述したい．ここでは足関節固定術でよく行われる，距腿関節固定術，距骨下関節固定術，三関節固定術について述べる．

距腿関節固定術

適応

- 距腿関節固定術の適応に関しては，[1]にまとめた．本固定術の適応は多岐にわたる．しかし，同時にその適応は厳重になされる必要がある[1]．
- 基本的には高倉らの分類[2,3]で脛骨天蓋と距骨が軟骨下骨で一部接触したstage IIIbあるいは脛骨天蓋と距骨が広範囲に軟骨下骨で接触したstage IVの末期の関節症に適応となる[2]．

[1] 距腿関節固定術の適応

絶対的適応
● 変形性足関節症の stage IIIb, IV
● 関節リウマチ Steinbrocker 分類の stage III

相対的適応
● 比較的若年者（70 歳未満）
● 活動性が高いもの
● 重度の内外反変形のあるもの（15°以上）
● 感染の既往
● 距骨下関節に障害のないもの

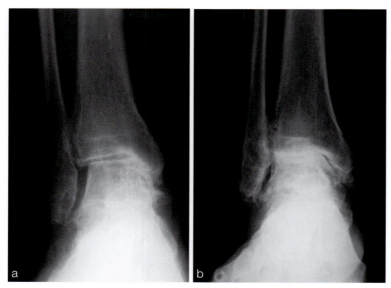

[2] 距腿関節固定術の適応
a：stage IIIb. 脛骨天蓋と距骨が軟骨下骨で一部接触.
b：stage IV. 脛骨天蓋と距骨が軟骨下骨で広範囲に接触.

- 人工足関節置換術の適応にならないものが距腿関節固定術の適応と考えてよい.
- まず，比較的若年で（70歳未満），活動性が高い症例である．人工足関節の耐久性に不安のある現在，これらの症例には関節固定術が安全である[2].
- また，重度の内外反変形を呈するもの（15°以上），感染の既往のあるものには人工関節の適応がないので，関節固定術の適応となる[2].
- また距骨下関節に関節裂隙狭小化，骨棘形成などの変形性関節症変化を合併するものでは人工関節が望ましい．このような例で距腿関節固定術を施行すると，長期の経過で隣接関節に変形性関節症が生じることがあるからである[4].
- 足関節固定術では，高齢者も多いため，なるべく骨癒合不全を避けなければならない．骨癒合不全のリスクファクターとしては，内的因子として，喫煙，肥満，糖尿病があり，外的因子として，早期荷重と軟部組織損傷がある．早すぎる荷重開始は避けるべきであり，また愛護的な手術操作に努めるべきである[5].

▶手術のポイント

①術中X線イメージなど，術前の準備を行う．
②足関節前方アプローチで距腿関節を展開する．
③足関節前方部の関節面を展開する．
④軟骨面を切除してアライメントを整える．
⑤スクリュー固定を行う．
⑥術野を閉創する．

━━手術手技の実際

❶…術前の準備を行う

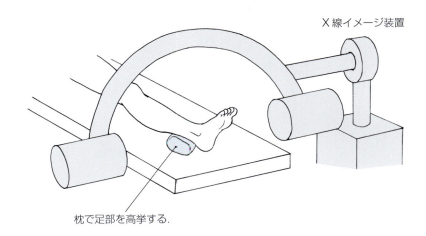

X線イメージ装置

枕で足部を高挙する.

> ▶ポイント
>
> **患者の体位**
> - 患側の殿部下に砂嚢を入れて高挙し,仰臥位で足関節が手術台に対して正しく正面像となるようにするとよい.足関節固定術では関節のアライメントが非常に重要であるので,正しい正面像,側面像を常に意識しながら手術を進めていくことが重要である.
> - 下腿に枕を入れるとよい.これにより,ノミを用いて骨切りをしても,足関節後方部の神経血管束の損傷を防ぐことができる.

- X線イメージを水平方向に配置して,足関節側面像を透視できるようにしておく.これにより,足関節正面のアライメントは直視下に,側面のそれはX線透視で確認できる.

❷…足関節前方アプローチで距腿関節を展開する

- 皮切は足関節前方部に約8cm長の正中縦切開とする.皮下を展開していくと,皮神経(浅腓骨神経)があるので,なるべくこれを保護し,外側へよける.
- 伸筋支帯を縦切開して,足関節前方部の腱,神経血管束を確認する.このとき,浅腓骨神経に注意して切開を行う.
- 母趾を底背屈して長母趾伸筋腱を確認し,第2〜5趾を底背屈して長趾伸筋腱を確認する.そして,この間を展開していく.ただし,長母趾伸筋腱の直下には深腓骨神経と前脛骨動脈があるので注意しつつ行う.
- 長母趾伸筋腱を内側へ,長趾伸筋腱を外側へよけて,両者の間を展開する.

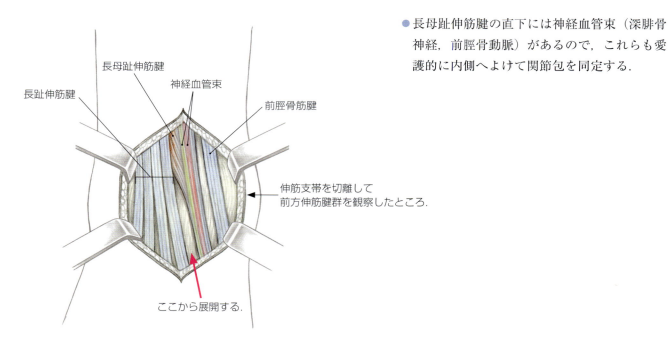

- 長母趾伸筋腱の直下には神経血管束（深腓骨神経, 前脛骨動脈）があるので, これらも愛護的に内側へよけて関節包を同定する.

❸…足関節前方部の関節面を展開する

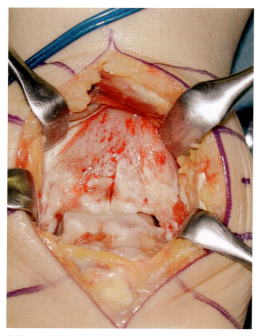

[3] 距腿関節固定術の術野展開
関節包を切離して関節を展開する.

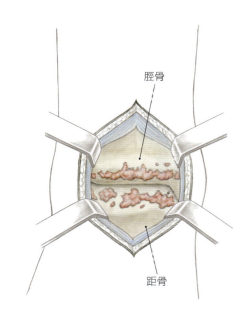

- 神経血管束を内側へよけていることを確認した後, 足関節包を縦切開する.
- 関節包を内外へ展開すると, 脛骨下端と距骨を展開できる.
- 骨棘や滑膜の増生があるので, パンチにてこれらを除去して視野を展開する.
  エレバやラスパを用いて, 内果および外果下端まで骨膜下に展開しておく
  [3].

❹ 軟骨面を切除してアライメントを整える

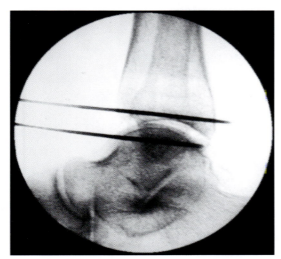

[4] 骨切りの目安となるKirschner鋼線を刺入したところ

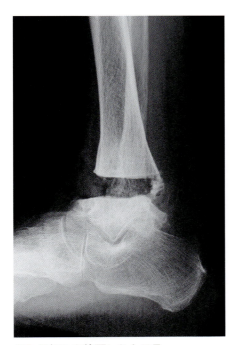

[5] 骨切りを終了したところ

- X線イメージを術前の準備の際と同様に水平方向に配置して，足関節側面像を透視する．
- 足関節正面像は直視で確認しつつ，直径1.5 nmのKirschner鋼線を用いて，脛骨下端と距骨二端に平行に刺入する [4].
- これらを骨切りのガイドとして，ノミ，パンチなどを用いて軟骨面を切除する [5].
- このとき注意するべきことは，下肢短縮を防ぐために，軟骨面の切除は海綿骨が露出してくるまでの最小限にとどめること．また，ノミの入れ方が良くないと手前だけが削れてしまい，どうしても後方部分が残ってしまいやすいので，ノミの方向に注意する．後方部分は大き目の鋭匙で切除するとよい．
- 内果関節面，外果関節面も軟骨を切除して，なるべく海綿骨の露出部分を大きくしておく．
- 常に脛骨下端と距骨上端の接着に配慮しつつ骨切りを行って，なるべく間隙をつくらないようにするべきである．どうしても接着がうまくいかないときは，腓骨の骨切りも考慮する．

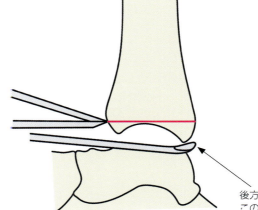

✕ 良くないノミの入れ方
◯ 良いノミの入れ方

後方部分の軟骨は，鋭匙でこのように切除するとよい．

5 スクリュー固定を行う

- 足関節のアライメントが良好であることを2方向X線にて確認する．底背屈は0°，内外反も0°とする．
- 徒手あるいは2 mm径のKirschner鋼線で仮固定して良好な足関節アライメントを保持しつつ，4.5 mm径のキャニュレイテッドキャンセラススクリューガイドピンをまず，脛骨内側からX線透視下に刺入する．

> ▶ポイント
>
> 足関節の仮固定
> - 2.0 mm径のKirschner鋼線で，足底からと脛骨前方から仮固定しておく．（必ずしも必要ではない．）

- 内側からのガイドピン刺入点は内果下端から5 cm近位の高さで，脛骨内側中央より5 mm後方である．ここから，距骨外側突起へ向けてやや前方へ刺入する．
- 外側からのガイドピン刺入点は，内側からのガイドピンと同じ高さで腓骨の直前におく．ここから，踵骨載距突起へ向けてやや前方へ刺入する．
- ここで今一度，X線2方向にて，足関節が底背屈0°，内外反0°であることを確認する．そののち，ガイドピンに沿ってドリリング，タップ切りを行う．
- 4.5 mm径のキャニュレイテッドキャンセラススクリュー2本をガイドピンに沿って刺入して，関節面の圧着を行う．両側交互に少しずつドライバーで締めていく．使用するスクリューの長さは，通常55 mm前後である [6]．

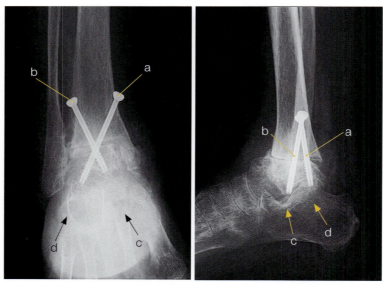

[6] スクリュー固定をした後の単純X線像
a：内側から刺入したスクリュー，b：外側から刺入したスクリュー，
c：踵骨載距突起，d：距骨外側突起．

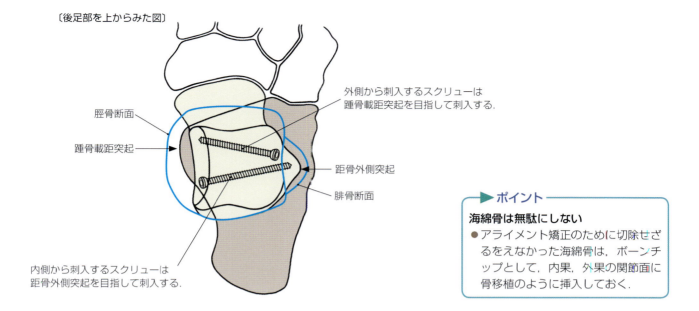

❻ 術野を閉創する

- 十分に洗浄して，関節包をできる限り縫合する．
- 伸筋支帯の再建は難しいことも多いが，できる範囲で縫合する．
- 皮下縫合をしっかりと両断端を密着させて行い，表層感染を防ぐ．
- 皮膚はマットレス縫合とする．

距骨下関節固定術

▶適応

- 距骨下関節固定術の適応も基本的には距腿関節固定術と同様である．特徴的なのは，踵骨骨折後の変形治癒による距骨下関節変形性関節症に対して行われることが多いことである．
- また，後脛骨筋腱機能不全における Johnson 分類 stage 3（距骨下関節の亜脱臼が徒手で整復できない，変形が固定されたもの）に行われることが多い．

▶手術のポイント

① 術中 X 線イメージなど，術前の準備を行う．
② 足関節外側アプローチで距骨下関節を展開する．
③ 軟骨面を切除してアライメントを整える．
④ スクリュー固定を行う．
⑤ 術野を閉創する．

手術手技の実際

❶…術前の準備を行う

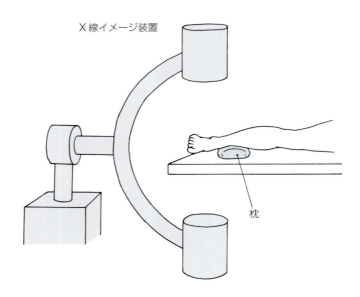

X線イメージ装置

枕

- X線イメージを垂直方向に配置して，足関節側面像を透視できるようにしておく．
- 手術台には金属部分があるので，足部を手術台からずらして透視するようにするとよい．このとき，枕を作っておくと，足を安定化できる．

❷…足関節外側アプローチで距骨下関節を展開する

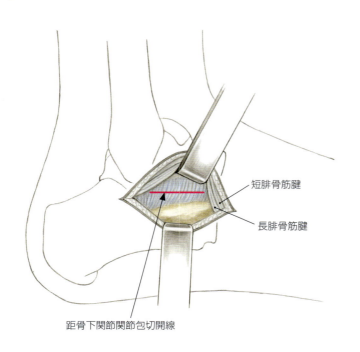

短腓骨筋腱
長腓骨筋腱
距骨下関節関節包切開線

- 皮切は足関節外果の直下から，腓骨筋腱に沿って，前下方へ4cmを目安とする．
- 腓骨筋腱鞘を縦切して短腓骨筋腱と長腓骨筋腱を確認して，これらを上方へよける．
- 直下が距骨下関節関節包であるので，これを皮切と同じように切開すると，距骨下関節が展開できる．

❸…軟骨面を切除してアライメントを整える

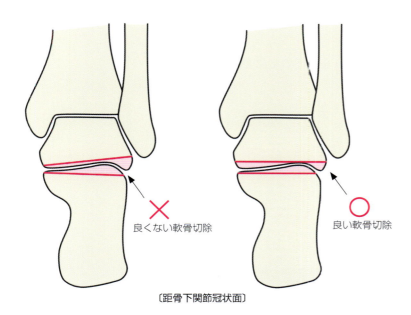

〔距骨下関節冠状面〕

- ノミ，パンチ，鋭匙などを用いて，軟骨面を海綿骨が確認できるまで切除する．
- 手前の関節外側部分は，ノミとパンチで，奥の関節内側部分は大きめの鋭匙を使うとよい．鋭匙を奥から手前に引くようにして，軟骨を切除していく．
- どうしても手前側（外側）を多く切除してしまいがちになる．深部側（内側）も同じように切除するように注意する．
- 距骨下関節のアライメントが大きく変形している場合は少ないので，軟骨面を必要最小限に切除して，海綿骨を露出させるように努める．

▶ポイント
- 距踵関節が平行となるように切除する．

❹…スクリュー固定を行う

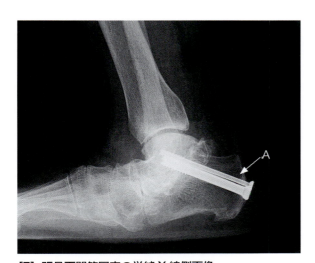

[7] 距骨下関節固定の単純X線側面像
A：キャニュレイテッドキャンセラススクリュー．

- X線透視下に，2本のキャニュレイテッドキャンセラススクリューのガイドピンを踵骨結節下端から刺入して，距踵関節を固定する．
- ここで，X線2方向で，距骨下関節のアライメントが良好であることと，ガイドピンが確かに距踵関節を貫通していることを確認する．
- ガイドピンを通して，ドリリング，タッピングを行い，4.5 mm径キャニュレイテッドキャンセラススクリューを刺入する [7]．

❺…術野を閉創する

- 距骨下関節関節包を可及的に縫合して，腓骨筋腱を整復し，腓骨筋腱鞘を縫合する．

三関節固定術

▶適応
- 本固定術は，内反足の遺残変形や尖足変形のような重度の足部変形に対して行われることが多い．

▶手術のポイント
①術中 X 線イメージなど，術前の準備を行う．
②足関節外側アプローチで距骨下関節，距舟関節，踵立方関節を展開する．
③軟骨面を切除してアライメントを整える．
④スクリュー固定を行う．
⑤術野を閉創する．

手術手技の実際

❶ 術前の準備を行う
- 患側上の側臥位として，X 線イメージを垂直に配置して，2 方向を X 線透視できるようにしておく（距骨下関節固定術に準ずる）．
- 変形矯正目的のときは，術前に骨切りの計画を立てておく．用紙に記入して，手術室のシャウカステンに貼っておくとよい．

❷ 足関節外側アプローチで距骨下関節，距舟関節，踵立方関節を展開する
- 足関節部外側，外果下方に約 10 cm の後方凸の弓状皮切を行う．
- 腓骨筋腱鞘を切開して，短・長腓骨筋腱を Z 字状に切離しておく．
- エレバ，ラスパおよび尖刃刀を用いて，骨膜下に距骨下関節，距舟関節，踵立方関節を展開する．

❸ 軟骨面を切除してアライメントを整える
- 三関節ともに軟骨面の切除は必要最小限とする．
- 術前に計画したとおりに骨変形に対する矯正骨切りを行い，各関節を接着してみる．
- 2.0 mm 径 Kirschner 鋼線を用いて，仮固定を行う [8]．
- X 線透視を行い，アライメントを確認する．

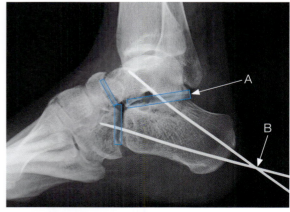

[8] 三関節固定における軟骨切除範囲
A：軟骨切除部分，B：仮固定した Kirschner 鋼線．

❹ スクリュー固定を行う

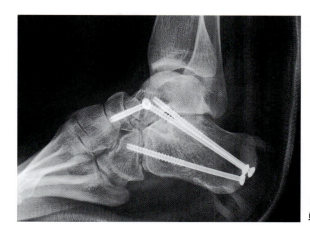

[9] 三関節固定術後の単純X線側面像

- ガイドピンに沿って，ドリリングとタッピングを行い，キャニュレイテッドキャンセラススクリューで各関節を固定する [9].

❺ 術野を閉創する

- 関節包をできる限り縫合する.
- 短・長腓骨筋腱を縫合して，腓骨筋腱鞘を縫合する.

▶後療法

- 術後は膝下ギプス固定を4〜6週間行う.
- 単純X線検査を行い，骨癒合が得られたら，部分荷重を開始する．通常6週程度必要である．徐々に荷重を増やして，8週くらいで全荷重とする.

〈橋本健史〉

■文献

1. 加藤哲也．変形性足関節症の病態生理．山本 真ほか編．変形性関節症のすべて．東京：医歯薬出版；1982. p. 206-16.
2. 高倉義典．変形性足関節症．越智光夫ほか編．最新整形外科学大系18 下腿・足関節・足部．東京：中山書店；2007. p. 246-52.
3. 田中康仁ほか．内反型変形性足関節症に対する下位脛骨骨切り術の限界．関節外科 1998；12：80-4.
4. Strasser NL, et al. Functional outcomes after arthrodesis in elderly patients. Foot Ankle Int 2012；33：699-703.
5. Thevendran G, et al. Current concepts review：Risk factors for nonunion in foot and ankle arthrodesis. Foot Ankle Int 2012；33：1031-40.

関節の手術
人工関節置換術
人工肩関節全置換術

手術の概要

- 人工肩関節全置換術を行うには腱板機能の理解が必要不可欠である.
- 手術の適応は，患者の全身状態，年齢，腱板の状態，bone stock を考慮して決定する．適応さえ間違わなければ患者にとって非常に有益な手術である.

▶ 適応

- 人工肩関節全置換術の適応は，腱板断裂がないか，あっても修復可能な変形性肩関節症である.
- 他の関節と同様に"弛み"の問題があるので，原則として70歳以上の高齢者に施行する.
- 活動性の感染症や，道具としての人工関節の利用が理解できない患者には施行しない.

▶ 手術のポイント

①体位：ビーチチェアポジションとし，患肢の支持器を使用する.
②皮切と表層の展開：烏口突起上から三角筋の前縁に沿って約15 cm の皮切を加え，肩関節前方を展開する.
③肩甲下筋腱を切離する.
④上腕骨骨頭を切除する.
⑤肩甲下筋腱を小結節側で切離して，関節窩全周の関節包を切離する.
⑥関節窩コンポーネントサイズを決定する．関節窩をリーミングしてペグホールあるいはキールホールを作製する.
⑦上腕骨髄腔をリーミングし，ブローチ挿入，骨頭トライアルを挿入する.
⑧関節窩コンポーネント固定後，上腕骨コンポーネントを挿入する.
⑨腱板のバランスを確認して，肩甲下筋腱を上腕骨近位端に縫合する.
⑩洗浄後，閉鎖式ドレーンを留置して，創を閉鎖する.

——手術手技の実際

❶…手術体位

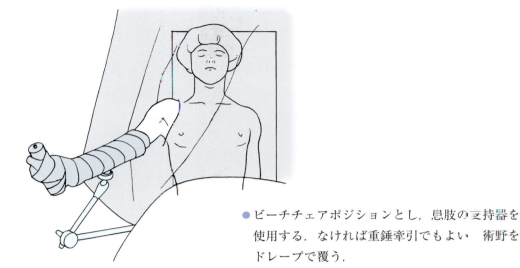

- ビーチチェアポジションとし，患肢の支持器を使用する．なければ重錘牽引でもよい．術野をドレープで覆う．

❷…皮切と表層の展開

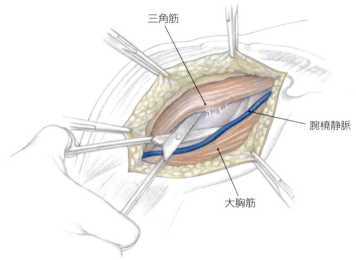

- 烏口突起上から三角筋の前縁に沿って約15 cmの皮切を加える．
- 皮下および大胸筋と三角筋間を分ける際，肩関節を軽度外転位，軽度水平屈曲位に保持すると，大胸筋と三角筋の緊張が緩み展開が容易となる．
- 腕橈静脈は大胸筋側につけて展開する．

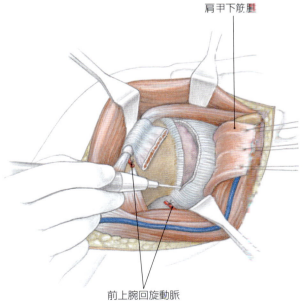

❸…肩甲下筋腱を切離する

- 肩関節を外旋位に保持し，肩甲下筋腱の下縁を走行する前上腕回旋動静脈の止血を行う．
- 肩甲下筋腱を小結節から切離する．腱断端に糸をかけて持ち上げながら，烏口上腕靱帯の切離，合同腱下層からの剥離，前方関節包の切離，肩甲下筋腱下縁の切離を行う．肩甲下筋腱の下縁の切離は出血を生じやすいため，とくに慎重に行う．

▶ポイント
- 肩甲下筋腱の切離の前に肩甲下筋腱の下縁を走行する前上腕回旋動静脈の止血を行う．

❹…上腕骨骨頭を切除する

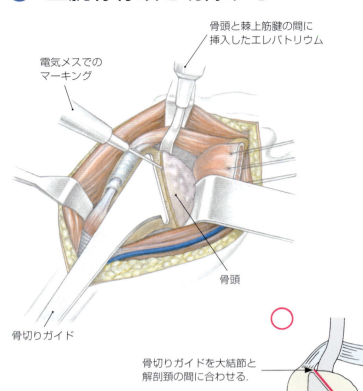

- 肩関節を外旋30°に保持して骨頭を切除する．骨切りガイドは大結節と解剖頚の間に合わせる．
- 骨頭が変形している症例では，骨切りガイドを骨頭の内側下端に合わせると骨切りラインが大結節に切り込んでしまい，棘上筋腱の機能不全を生じる．決してガイドを骨頭の内側下端に合わせてはいけない．骨切り部に骨頭の下端が残存するようにみえるが，ステムの近位端を支えるための大事な bone stock となる．

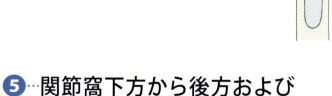

❺…関節窩下方から後方および上方の関節包を切離する

- 肩関節を軽度外旋位に保持すると腋窩神経，後上腕回旋動静脈の緊張が緩み関節包から遠ざかる．術者の指を関節包の下に入れ神経血管束をさらに下方によける．その状態で下方の関節包をシェーレや電気メスで切離する．
- 肩関節を外旋しながら後方や上方の関節包を関節窩から切離する．
- 小柄な症例では上腕三頭筋の長頭を関節窩の下端から切離する．

▶ポイント
- 下方の関節包切離の際，腋窩神経・後上腕回旋動静脈を損傷しないよう注意する．

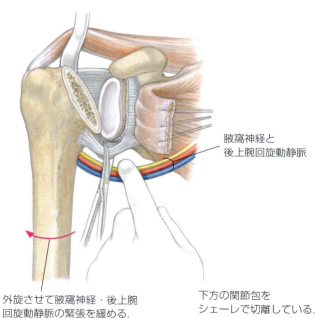

❻…関節窩の処置

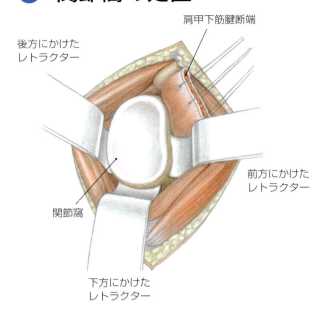

- 関節窩の前後，下端に合計3本のグレノイドレトラクターを挿入する．
- 関節窩に関節窩コンポーネントのサイジング用ガイドを当ててコンポーネントサイズを決定する．この関節窩コンポーネントサイズによって，自動的に骨頭インプラントの直径が決定される．
- 関節窩にセンターホールを開ける．
- 関節窩表面をリーミングする．
- ペグホールを開ける．関節窩のbone stockが十分な場合はペグタイプを，不十分な場合はキールタイプを使用する．2つの関節窩コンポーネントの転位・弛みに差はないとされるが[1]，ペグタイプのほうがセメント周囲の透過像出現の程度が軽いといわれている[2,3]．

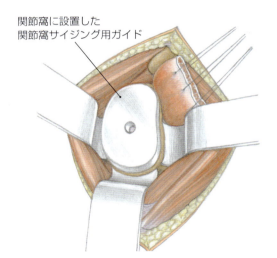

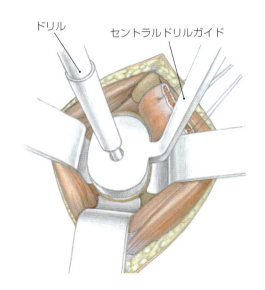

▶ポイント
- 関節窩のセンターホール設置位置に留意する．

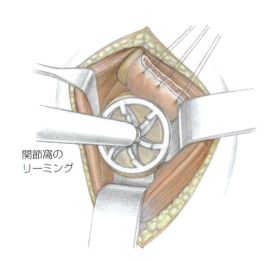

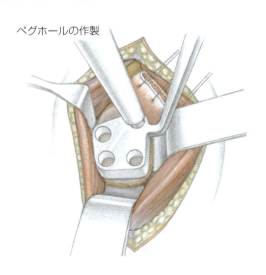

7…上腕骨の処置

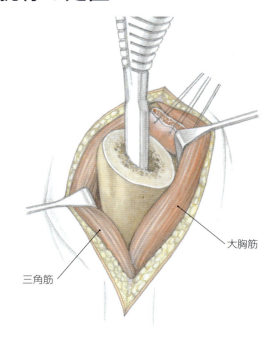

- 髄腔リーマー使用後，後捻 30°で同サイズのブローチを挿入して髄腔を広げる．
- 金属骨頭トライアルを挿入してイメージあるいは単純 X 線写真で骨頭が大結節よりも 8〜10 mm 高位になっていることを確認する[4,5][1][2]．

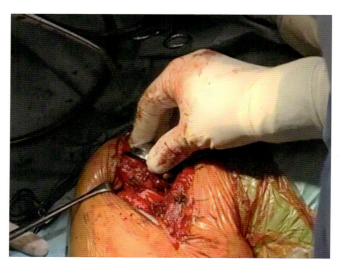

[1] 金属骨頭トライアルの挿入

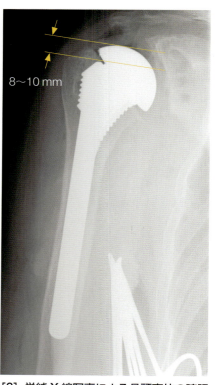

[2] 単純 X 線写真による骨頭高位の確認

▶ポイント
- 骨頭高位が 8〜10 mm になるように留意する．

❽…インプラントを挿入する

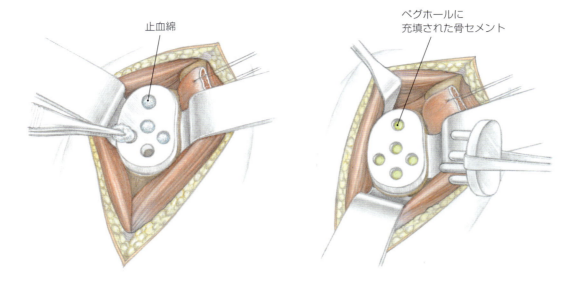

- 関節窩のペグホールもしくはキールホールに止血綿を挿入する．
- 出血が止まった状態で注射器を用いてセメントを挿入する[6,7]．インプラント挿入時に，穴からあふれたセメントが関節窩とポリエチレンコンポーネントのあいだに進入しないように，セメントは少なめに挿入する．
- 関節窩コンポーネント固定後，上腕骨コンポーネントを挿入する．

❾…肩甲下筋腱を上腕骨近位端に縫合する

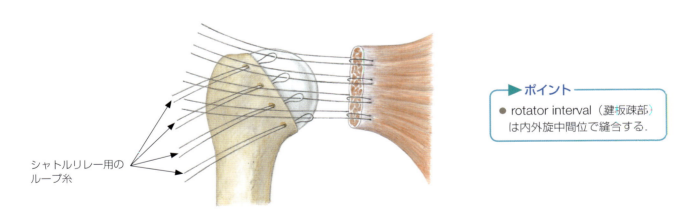

▶ポイント
- rotator interval（腱板疎部）は内外旋中間位で縫合する．

- 骨頭骨切り部前面にシャトルリレー用のループ糸を4～5本かけておく．上腕骨コンポーネント挿入後，腱板のバランスを確認して，肩甲下筋腱を上腕骨近位端に縫合する．

❿…閉創する

- 洗浄後，創内にドレーンを留置して閉鎖し，手術を終了する．

▶後療法

● 術後3〜4日目から理学療法士による仰臥位での他動可動域訓練を開始する．同時に振り子運動を開始する．
● 1週後から健側の手で患肢を保持して，仰臥位での自動介助運動を開始する．
● 座位もしくは立位での自動挙上は5〜6週目から開始する．
● 腱板強化訓練は8〜9週目から開始する．

▶おわりに

● 以上の点に留意して行われる人工肩関節全置換術の成績は非常に良好である[8]．

（柴田陽三）

文献

1. Rahme H, et al. Stability of cemented in-line pegged glenoid compared with keeled glenoid components in total shoulder arthroplasty. J Bone Joint Surg Am 2009；91：1965-72.
2. Lazarus MD, et al. The radiographic evaluation of keeled and pegged glenoid component insertion. J Bone Joint Surg Am 2002；84：1174-82.
3. Gartsman GM, et al. Radiographic comparison of pegged and keeled glenoid components. J Shoulder Elbow Surg 2005；14：252-7.
4. Iannotti JP, et al. The normal glenohumeral relationships. An anatomical study of one hundred and forty shoulders. J Bone Joint Surg Am 1992；74：491-500.
5. Orfaly RM, et al. A prospective functional outcome study of shoulder arthroplasty for osteoarthritis with an intact rotator cuff. J Shoulder Elbow Surg 2003；12：214-21.
6. Young AA, Walch G. Fixation of the glenoid component in total shoulder arthroplasty：What is "modern cementing techniques?" J Shoulder Elbow Surg 2010；19：1129-36.
7. Raiss P. Pressurisation leads to better cement penetration into the glenoid bone：A cadaveric study. J Bone Joint Surg Br 2012；94：671-7.
8. 柴田陽三ほか．当科における人工肩関節置換術の治療成績．日本人工関節学会誌 2010；40：86-7.

関節の手術
人工関節置換術
人工肘関節全置換術

手術の概要

- わが国では，人工肘関節全置換術はほとんどの例が肘関節リウマチに対して行われていたが，最近の関節リウマチの薬物療法の進歩によってその数は年々減少しており，年間で1,000例を割っている．海外では，肘関節リウマチにかわって，高齢者の肘関節周囲の外傷（とくに上腕骨遠位端骨折）や変形性肘関節症に用いられる例が増加してきており，この傾向は将来的には日本でも同様になると考えられる．
- 人工肘関節には連結型と非連結型の2種類がある [1]．
- 多くの機種は，橈骨頭を切除するのみで橈骨頭の置換は行わず，腕尺関節のみを再建する．この理由で，本手術はいわゆる解剖学的な肘関節を再建する術式ではないことを銘記しておく必要がある．

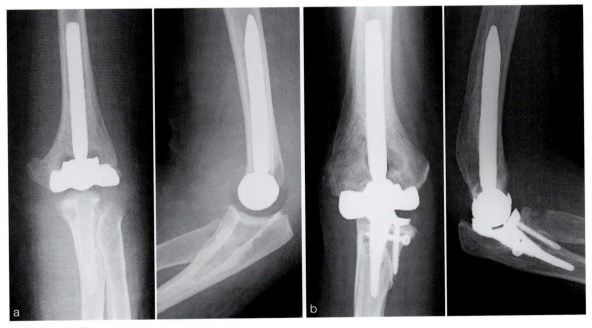

[1] 人工肘関節
上腕骨インプラントと尺骨インプラントが連結している連結型（a）と上腕骨インプラントと尺骨インプラントが連結していない非連結型（b）の2種類がある．

▶ 適応

- 関節破壊の著しい肘関節リウマチ例が良い適応である．
- リウマチ患者や高齢者の軟骨破壊の著明な上腕骨遠位端骨折に対しても適応がある．疼痛が強く，顔に手が届かないような可動域制限のある変形性肘関節症にも適応がある．

166 II. 基本的な手術手技／関節の手術

● 上腕骨の両側顆の骨破壊が著しい不安定肘や骨欠損の大きい例では，連結型人工肘関節が用いられることが多い．骨皮質の薄い例や高齢者ではセメントを使用する機種が，若年例や骨質の良い例ではセメントレスの機種が適応となる．

▶ 手術のポイント

①術前に投与されている抗リウマチ薬や抗凝固薬の休薬やステロイドカバーの必要性などについて検討しておく．また，術前のX線とテンプレートを用いて上腕骨，尺骨のインプラントの挿入位置と方向を確認しておく[1-9]．

②尺骨神経の剥離展開をして前方移動を行う．術中，常に尺骨神経が内側上顆の前方にあり，皮下脂肪組織に囲まれた状態にあるようにする．

③原則としてCampbellの後方進入法を用いて肘関節内を展開して，滑膜切除，橈骨頭の切除，および関節包，靱帯を切離する．

④尺骨のインプラントを挿入する．

⑤上腕骨のインプラントを挿入する．

⑥整復を行って腕尺関節の適合性を確認する．

⑦非連結型の場合には，関節包や靱帯の一部を再縫合することもある．

⑧外側の回外伸筋群の修復と上腕三頭筋の修復を行う．

⑨尺骨神経の前方移動を行う．尺骨神経が常に内側上顆の前に位置するように皮下脂肪組織を縫合する．

⑩皮膚を縫合して外固定を行う．

● 手術手技の実際

❶ … 術前準備

● 関節可動域の計測，尺骨神経麻痺の有無，疼痛の局在，画像所見による肘関節の評価および術前計画を行う．とくに，術前のX線とテンプレートを用いて上腕骨，尺骨のインプラントの挿入部位と方向を確認し，骨移植の必要性を検討する [2]．

● 周術期における抗リウマチ薬，抗凝固薬などの投与および休薬の必要性を検討し，ステロイド内服例では減量や手術日のステロイドカバーなどについて検討する．

● 全身状態を評価して，合併症や感染巣の有無をチェックする．

❷ … 尺骨神経の剥離展開，前方移動を行う

● 上腕三頭筋の内側縁で尺骨神経を同定し，その中枢と遠位部で神経を剥離する．この際，三頭筋側から神経へ入る血管を可能な限り温存している（時に三頭筋の筋肉の一部を血管とともに尺骨神経側につける）．

● 遠位へ進み，肘部管を開放して前方移動できるように十分遠位まで剥離する．

● 尺骨神経の滑走床は尺骨神経側につけて十分剥離しておく．

> ▶ ポイント
>
> ● 剥離展開した尺骨神経には，血管テープやペンローズドレーンを掛けたりはしない．術中に不用意に引っ張られ緊張がかかるおそれがある．術中は，尺骨神経が常に内側上顆よりも前方に位置し，皮下脂肪組織に囲まれた状態にあるように注意を払い，愛護的に扱う．

人工関節置換術／人工肘関節全置換術 | 167

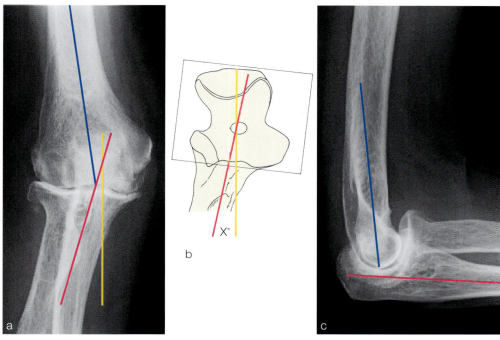

[2] 術前計画
上腕骨骨髄腔の方向と挿入方向（a, cの青い線），尺骨関節面の長軸（a, bの黄色い線），尺骨骨髄腔の方向（a, b, cの赤い線）を単純X線で確認しておく．尺骨の髄腔は外側に偏在しており，尺骨の関節面（滑車切痕：trochlear notch）は尺骨骨髄腔の長軸とは平行ではなく，bのX°は個人差が大きい[5-9]ので，術前計画でしっかりと計測しておく．

❸…肘関節内を展開する

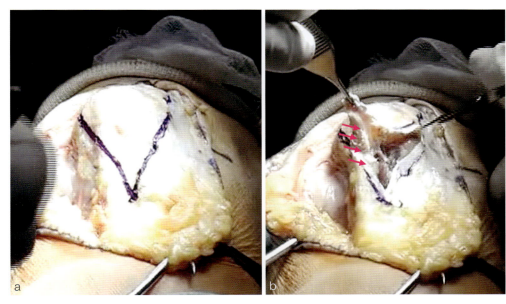

[3] 肘関節内の展開
a：原則としてCampbellの後方進入法を用いている．
b：上腕三頭筋内側頭の筋内腱（→）は重要なので，後で修復しやすいように鋭的に切離する．

- 原則としてCampbellの後方進入法を用いている［3a］．
- 肘筋は，感染した場合や再置換術の際に筋皮弁として有用であるので，丁寧に剥離する．
- 上腕三頭筋内側頭の筋内腱は重要なので，後で修復しやすいように鋭的に切離する［3b］．
- 三頭筋腱膜弁は，その付着部ぎりぎりまで肘頭先端から剥離して肘頭の背側へ

と翻転する．
- 輪状靱帯と関節包を切離して橈骨頭を展開する．この際，前腕を回内位にして後骨間神経が前方に位置するようにしておく．橈骨頭は頸部で上腕二頭筋結節の中枢で骨切りして切除する．
- 内側側副靱帯の最も強靱な部分である anterior bundle を尺骨神経に注意しながら切離する．

> ▶ポイント
> - 内側側副靱帯の切離は関節を脱臼させて展開をよくし，手術操作を容易にするための処置である．術前から肘関節拘縮が著明な例では，上腕骨前方の関節包を骨膜ごと剥離する操作を十分に行い，尺骨鉤状突起の前方に付着している関節包と上腕筋も十分に剥離するとよい．

❹ 尺骨インプラントを挿入する

- 肘頭先端は，三頭筋腱膜付着部を愛護的に保護しながら骨棘を含めて付着部の中枢まで切除する．
- 鉤状突起は，前方に付着している関節包，上腕筋腱を十分に剥離するが，骨棘は屈曲制限にならなければあまり多くを切除していない．
- サージエアトームを用いて尺骨の髄腔に貫通する長方形の穴を開けて，尺骨髄腔内をラスピングする[4a]．
- 段差付きリーマーあるいは平坦なリーマーを用いて，尺骨関節面の骨軟骨を削る．この際，滑車切痕の軟骨を削るようにして，鉤状突起を薄くしすぎないように注意する[4b]．

> ▶ポイント
> - 尺骨の骨髄腔は外側に偏在しており，尺骨の関節面（滑車切痕；trochlear notch）は尺骨骨髄腔の長軸とは平行ではないことに注意する．この角度は個人差が大きい[5-9]ので，術前計画でしっかりと計測しておく（[2b]のX°）．尺骨の長軸の方向は背側の骨稜を指で触れることによって確認することができる．

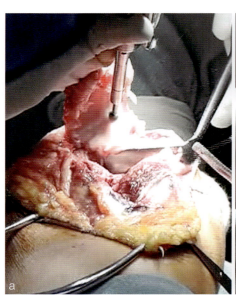 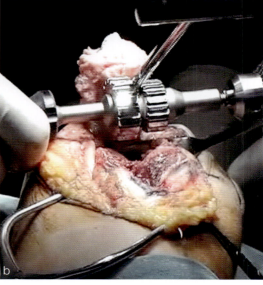

[4] 尺骨インプラントの挿入準備
a：サージエアトームを用いて尺骨の髄腔に貫通する穴を開けて，尺骨髄腔内をラスピングする．
b：リーマーを用いて，尺骨関節面の骨軟骨を削る．この際，滑車切痕の軟骨を削るようにして鉤状突起を薄くしすぎないように注意する．

❺…上腕骨インプラントを挿入する [5]

- 術前計画で予定している部位（その多くは小頭滑車間溝～滑車間溝にある：[2a] の青い線の最遠位部）にサージエアトームを用いて骨孔を作製する．ガイドピンを挿入して上腕骨骨髄腔の方向を確認する．骨孔を中心にして音叉形ノミで上腕骨遠位部の骨切除を行う．この部位を通して上腕骨用のラスプで上腕骨骨髄腔に細い径から徐々に太い径のものを打ち込んでいく．
- 上腕骨のラスピングにカッティングガイドを装着して，上腕骨遠位部の骨切除を行う．カッティングガイドを装着すると外反位は自ずと決定されるが，回旋方向は尺骨の関節面をイメージしながら決定する．

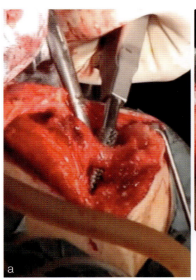
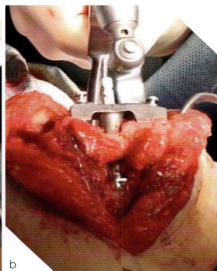
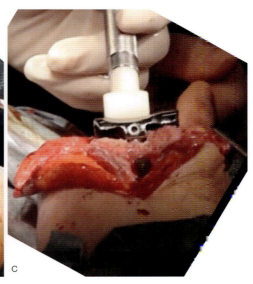

[5] 上腕骨インプラントの挿入
a：上腕骨用のラスプで上腕骨骨髄腔に細い径から徐々に太い径のものを打ち込んでいく．
b：カッティングガイドに沿って骨切りする．
c：トライアルの上腕骨インプラント（トライアルステムと関節面をスクリューで結合したもの）を挿入する．

サイドメモ

上腕骨遠位部の解剖学的特徴

- 上腕骨遠位部の解剖学的特徴として，上腕骨骨髄腔と関節面には前方オフセットがあること [6]，インプラントを挿入する遠位部では髄腔は狭く中枢にいくにつれて広がる [7] ということを理解しておく．人工肩関節全置換術での上腕骨ステムや人工股関節全置換術での大腿骨ステムでは，インプラント挿入部の髄腔面積が大きく遠位にいくほど小さくなるテーパー状で，ステムの挿入が容易である．一方，人工肘関節全置換術での上腕骨ステムの挿入では，ラスプの刺入口が狭いと方向を規定されてしまい，上腕骨の骨皮質を穿破することがあるので注意する．穿破する例のほとんどは前方外側骨皮質である．

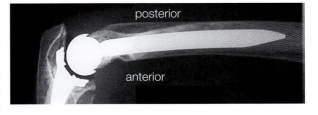

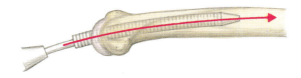

[6] 上腕骨ラスピングのイメージ
上腕骨の前方オフセットと骨髄腔は後方凸にカーブしているために，刺入孔はやや前方気味で，上腕骨骨髄腔の背側をラスピングするイメージで，打ち込んでいく．

❻ 整復を行って腕尺関節の適合性を確認する

- 上腕骨インプラント，尺骨インプラントのトライアルを挿入し，肘関節を整復後，前腕を回外させながら屈曲，回内させながら伸展させてトラッキングの確認を行い，関節面の適合性と安定性を調べる［8］．
- 可動域を計測して屈曲制限および伸展制限の角度を評価する．通常，屈曲角度は問題なく，伸展制限が生じる場合が多い．30°以上の伸展制限があれば，上腕骨遠位の骨切除を追加して，上腕骨ステムをより中枢に打ち込む．
- 術野を十分に洗浄して，本物のインプラントを挿入する．この際には，トライアルを挿入した角度，深度を再現するように，注意深く挿入する．骨欠損などがあれば，必要に応じて，適宜，骨移植を行う．

▶ポイント

- 内側側副靱帯の切離が不十分だったり，尺骨側のコンポーネントの回旋アライメントが適正でないと，屈曲時に関節面の外側開きやエッジローディングが起こる．これらはポリエチレンの異常な摩耗や術後の腕尺関節の脱臼へとつながるので十分に注意を払う．

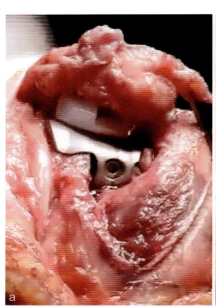 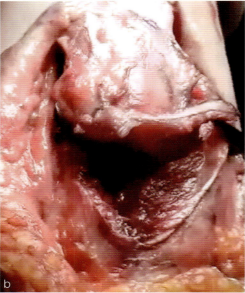

［8］腕尺関節の適合性の確認
内外側に2〜3針かけた後，他動的に屈曲・伸展をさせて，腕尺関節の適合性を確認する．屈曲時（a）に関節面の外側開きやエッジローディングが起きないかを，伸展時（b）には関節の不安定性の有無を確認する．

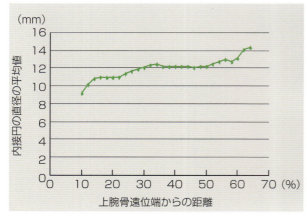 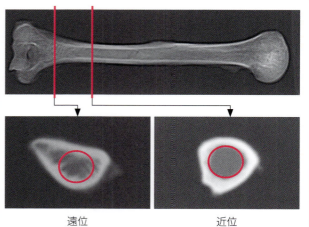

［7］上腕骨遠位部の骨髄腔の形状と大きさ
上腕骨の遠位部の解剖学的特徴として，上腕骨骨髄腔は，インプラントを挿入する遠位部では三角形の形状をしていて内接円の直径は小さく，中枢にいくにつれて円形となり内接円の直径は大きくなっている．

❼ 非連結型の場合には，関節包や靱帯の一部を再縫合する

- 非連結型の場合には，内側・外側の関節包と靱帯を肘関節の屈曲・伸展の回旋中心を意識して4-0ナイロン糸で縫合している．内外側に2～3針かけた後，他動的に屈曲・伸展をさせて腕尺関節の適合性を確認する [8]．縫合糸の位置が悪い例や腕尺関節の適合性が悪い場合には4-0ナイロン糸は断裂する．

❽ 外側の回外伸筋群の修復と上腕三頭筋の修復を行う

- 肘筋および外側の回外伸筋群および筋膜を縫合する．この外側の筋群・筋膜を適切な緊張下で確実に縫合することが，術後の脱臼を防ぐ重要なポイントである．
- 術前，肘関節の伸展拘縮が著明な場合には，上腕三頭筋腱をV-Y式に1～2cm延長して縫合することもある．
- V字形の筋膜弁の内側を縫合する場合には，上腕三頭筋内側頭の筋内腱（[3b] の矢印）の断端同士を丁寧に合わせて確実に縫合することが大切である．また，緊張が強い場合には，肘関節をやや伸展位にして縫合する．

❾ 尺骨神経の前方移動を行う

- 剥離した尺骨神経が，内側上顆の前方の位置にしっかりと保持されるように，皮下脂肪組織内を分離して尺骨神経を保持できるような空隙を作製する．
- 尺骨神経が元の位置に戻らないように皮下脂肪組織を内側上顆中枢に縫合して，脂肪組織で尺骨神経を取り囲むようにする．
- 肘関節の屈曲・伸展を他動的に行い，尺骨神経が圧迫されていないことを確認する．

❿ 皮膚を縫合して外固定を行う

- 皮膚を縫合する前に，外側の皮下から肘関節後方に閉鎖式吸引ドレーンの管を1本留置する．
- 術後の外固定は，通常は90°屈曲位で回内外中間位にして，キャストシーネ固定を行っている．症例によっては（日本舞踊などで肘関節の完全伸展を希望している例では），伸展位でキャストシーネ固定を行うこともある．

▶ 後療法

- 術後5日～1週間のキャストシーネ固定を続け，その後は肘関節の屈曲伸展運動および回内外運動を開始する．術後2～3週までは夜間のみキャストシーネ固定を行っている．

（池上博泰）

■文献

1. 丹治　敦ほか．人工肘関節の形状決定に関する基礎研究：正常日本人遠位上腕骨骨髄腔の形態分析．日整会誌 2003；77：S1029.
2. 丹治　敦ほか．関節リウマチ患者における上腕骨骨髄腔の形状について．日本肘関節研究会雑誌 2003；10：87-88.
3. 丹治　敦ほか．人工肘関節の形状決定に関する基礎研究：正常日本人遠位上腕骨骨髄腔の形態分析（第2報）．日整会誌 2004；78：S904.
4. 丹治　敦ほか．人工肘関節の形状決定に関する基礎研究：正常日本人遠位上腕骨骨髄腔の形態分析（第3報）．日整会誌 2005；79：S821.
5. 丹治　敦ほか．正常日本人近位尺骨骨髄腔の形態分析（第1報）．日本肘関節学会雑誌 2006；13：S50.
6. 丹治　敦ほか．当科における人工肘関節置換術の成績：長期経過例について．関東整災誌 2006；37：155.
7. 丹治　敦ほか．正常日本人近位尺骨骨髄腔の形態分析（第2報）．日整会誌 2006；80：S876.
8. 丹治　敦ほか．人工肘関節の形状決定に関する基礎研究：正常日本人遠位上腕骨骨髄腔の形態分析（第4報）．日整会誌 2007；81：S1051.
9. 丹治　敦ほか．人工肘関節開発のための基礎研究：尺骨の関節面と髄腔軸の角度について．日本肘関節学会雑誌 2008；15：S19.

関節の手術
人工関節置換術
人工 PIP 関節置換術

手術の概要

- 人工 PIP 関節置換術は変形性手指関節症，関節リウマチ（RA）や外傷後の拘縮に用いられることがあるが，日常診療のうえで必要となることはまれである．しかしながら，近年，人工手指関節のデザインやバイオメカニクス研究の進歩に伴い，長期に耐用可能で成績の良いデザインの人工 PIP 関節が広く使用されるようになってきている[1,2]．
- 一般的に手指の PIP 関節に対し，疼痛の著しい一次性の変形性手指関節症（Bouchard 結節）や変形の高度な関節リウマチ，また外傷後の二次性変形性関節症や高度拘縮には古くから関節固定術が適応とされていたが，近年では患者の要望も高くなり，高齢者では人工関節の適応となる割合が増えてきている．
- 本項では人工 PIP 関節置換術を中心に，その適応，手術手技および長期に人工関節が耐用した場合の臨床像について述べる．

人工 PIP 関節のデザインと素材

- 古典的には Swanson のシリコーン素材のインプラントから始まるが，現在でも RA などに使われることがあり，最も歴史のあるデザインである[3]．表面置換型ではセメントレスのねじ込み式 Selflocking，セメント使用の Mayo Clinic デザインの AVANTA SR 人工 PIP 関節インプラントが代表的なデザインである．結合型ではカムタイプ人工 PIP 関節などがある．
- 日本では，Mayo Clinic（アメリカ）において開発された Dr. Linscheid デザインの表面置換型人工 PIP 関節インプラント [1] が使用認可となってから，安定した中・長期成績が得られるようになった[2,3]．
- AVANTA SR 人工 PIP 関節は近位コンポーネントがコバルトクロム合金で，遠位コンポーネントが UHMPE のポリエチレン素材でつくられ，近位基節骨側は回旋に抵抗しうるように Condyle Mold であることが特徴である [1]．バイオメカニクスからみた kinematics の研究でも，バランスのとれたデザインであることが証明されている[4]．

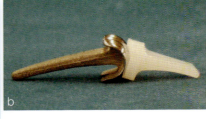

[1] 表面置換型人工 PIP 関節インプラント

▶適応

- 著しい疼痛を有するPIP関節，関節拘縮の著しいもの，関節脱臼・強直が適応である．
- 対象となる疾患は，一次性変形性PIP関節症（Bouchard結節），外傷性PIP関節脱臼骨折後の二次性変形性関節症，関節リウマチ．
- 以上が適応であるが，強い疼痛を伴う場合が最も良い適応となる．人工PIP関節置換術により関節可動域（ROM）の著しい改善が得られることはまれなので，単にROMが悪いからといって安易に人工PIP関節を選択すべきではない．

▶手術のポイント

①関節を展開する．手術アプローチには背側アプローチと掌側アプローチがある．
②骨切りを行う．
③ドリルホールを作製する．
④人工PIP関節を設置する．
⑤縫合する．

●──手術手技の実際[5]

❶…関節を展開する

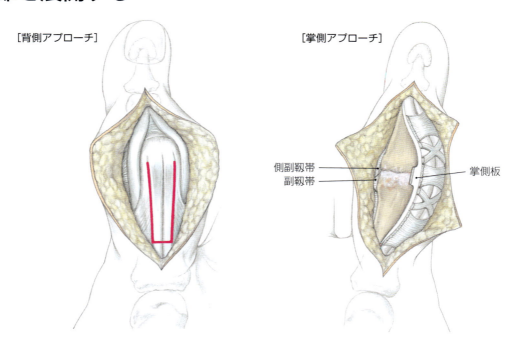

- 背側アプローチと掌側アプローチがある．
- 背側アプローチ：伸筋腱中央索をPIP関節背側で基部から中枢側に向かって短冊状に切開し，フラップを起こして関節に達する．
- 掌側アプローチ：Brunnerのzig-zag皮膚切開で，掌側板と側副靱帯のあいだからアプローチする．
- 通常は掌側アプローチで行うことが多い．関節リウマチでボタン穴変形を伴う症例では背側アプローチで行う．

❷…骨切りを行う

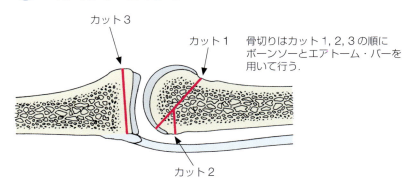

骨切りはカット1, 2, 3の順にボーンソーとエアトーム・バーを用いて行う.

> ▶ポイント
> ● 手術手技に慣れれば骨切りと関節展開, 人工関節の設置に関しては掌側アプローチが有利である.

● 掌側アプローチ, 背側アプローチいずれのアプローチでも, 基節骨頭は45°の角度で掌側を多く切除する.

❸…ドリルホールを作製する

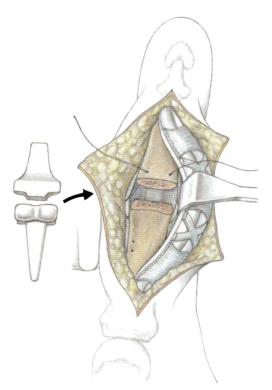

● 人工関節を設置する前に中節骨と基節骨に1.0 mmのドリルホールを作製しておき, 設置後の掌側板の再建に備える.
● トライアルリダクション（試験整復）後に指を牽引し関節面が1 mmほど開く程度に, ゆるめに設置するのがコツである.

❹…人工PIP関節設置後, 縫合する

● 人工PIP関節設置後は, 屈筋腱の弓づる形成 (bowstringing) とPIP関節過伸展変形の予防に, 骨と掌側板と屈筋腱腱鞘を3-0非吸収糸でしっかりと縫合する.

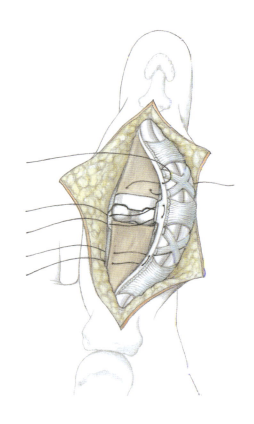

▶後療法

- 約1週間の45°屈曲位でのアルフェンスシーネ固定の後に自動・他動運動を開始する．過伸展位になる傾向があるので伸展位での固定は避ける．
- 術前の拘縮が著しい症例には，屈筋腱縫合後のKleinert変法やDuran法に準じた方法で早期から運動療法を行う．

▶人工PIP関節置換術の手術成績

- 2001年から2008年までに同一術者（KI）により人工PIP関節置換術を行い，5年以上（5〜12年），平均8年経過観察しえた20関節を対象とした．平均年齢は63.5歳，女性16例16関節，男性3例4関節であった．術後のPIP関節平均可動域は術前30°の関節可動域から屈曲50°のアークに改善した．疼痛は全例で著明に改善した．人工PIP関節置換術後に直接検診しえた症例のMayo Clinic ScoreはGood：10，Fair：7，Poor：3であった．初期例に過伸展位での脱臼を1例に認めた．代表症例を [2] に示す．

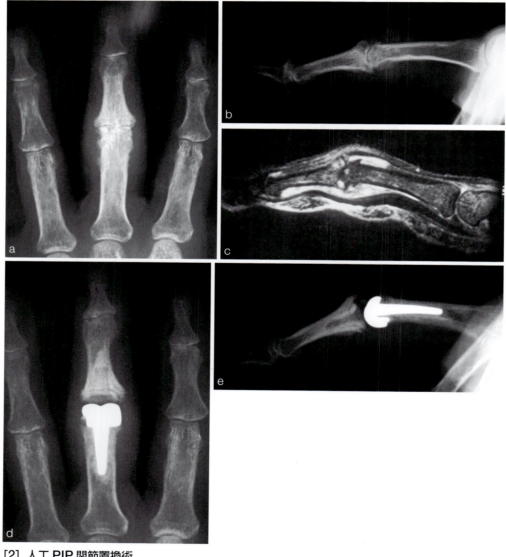

[2] 人工PIP関節置換術
a, b：術前のX線像．
c：術前のMRI．
d, e：術後10年のX線像．屈曲85°，伸展20°とROMも良好で，人工関節にも弛みはない．

- PIP 関節拘縮の原因となる掌側板の完全切除と掌側アプローチの場合には，屈筋腱背側腱鞘と基節骨および中節骨の再縫着，側副靱帯の解離と縫合が必要であった．人工 PIP 関節置換術では，術前の拘縮度や病態に応じてインプラントをバランスよく設置するだけでなく，軟部組織の解離と腱の滑走を考慮した手術の工夫と後療法が必要となる．
- デザイン上，AVANTA SR 人工 PIP 関節インプラントは中節骨コンポーネント背側部のクリアランスが問題点としてあったが，経過で骨−インプラント境界部に弛みを生じてもリモデリングする症例もあり，長期成績ではやや可動域が低下するものの感染例，再置換例はなく，おおむね良好な成績が得られた．
- 高度の PIP 関節拘縮では，その原因となる掌側板の完全切除と，掌側アプローチの場合には屈筋腱背側腱鞘と基節骨および中節骨の再縫着，側副靱帯の解離と再縫合が必要である．

▶ おわりに

- 表面置換型 AVANTA SR 人工 PIP 関節は，現在，手に入らなくなっており，今後，より長期耐用に優れたデザインの人工 PIP 関節の開発が望まれる．

（稲垣克記）

■文献

1. Linscheid RL, et al. Development of a surface replacement arthroplasty for proximal interphalangeal joints. J Hand Surg Am 1997；22：286-98.
2. 稲垣克記ほか．表面置換型人工 PIP 関節置換術の成績．日手会誌 2006；23：108-12.
3. Takigawa S, et al. Long-term assessment of Swanson implant arthroplasty in the proximal interphalangeal joint of the hand. J Hand Surg Am 2004；29：785-95.
4. Uchiyama S, et al. Kinematics of the proximal interphalangeal joint of the finger after surface replacement. J Hand Surg Am 2000；25：305-12.
5. Green DP, et al. Green's operative hand surgery. 4th ed. volume 1. New York：Churchill Livingstone；1999. p. 151-4.

178 II. 基本的な手術手技／関節の手術

関節の手術
人工関節置換術

人工股関節全置換術

MOVIE

手術の概要

- 人工股関節全置換術は，関節症，関節炎，骨壊死，外傷などによる股関節の疼痛および可動域制限，歩行能力低下などを改善する 20 世紀で最も効果の確実な手術の一つである．
- 人工股関節の材料とデザインおよび手術手技の進歩により，術後に動作制限をしなくても脱臼率は低下し，長期耐用性も大幅に向上している．
- 人工股関節全置換術の良好な成績を得るには，手術手技に習熟することは必要不可欠で，股関節の解剖とともに前方，前側方，側方，後方のいずれかの手術進入法に精通しておくべきである．
- 感染予防は術前の抗生物質投与だけでなく，術野の完全なドレーピングや術具による皮膚の過剰圧迫および擦過傷防止に細心の注意を払うべきである．
- 骨を掘削するときには，脂肪塞栓を誘発するので，髄腔開口時に骨髄圧力がかかりすぎないように注意し，早めに洗浄して，脂肪を除去しておく．
- 本項では，セメントレス人工股関節について述べる．

▶適応

- 保存的治療で症状の改善しない股関節症，大腿骨頭壊死症，関節リウマチ，強直性脊椎炎，大腿骨頚部骨折や偽関節が適応となる．
- 活動性の感染症は禁忌である．

▶手術のポイント

① 人工股関節全置換術の術前計画を行う．
② 股関節を脱臼させ，大腿骨頚部骨切りを行い，大腿骨頭を切除する．
③ 寛骨臼のリーミングを行い，カップを寛骨臼に固定する．
④ 大腿骨のブローチング（ラスピング）を行い，ステムを挿入する．
⑤ トライアルライナーおよびヘッドで股関節の可動域と安定性を評価し，適切なライナーおよびヘッドを装着する．

手術手技の実際

❶…術前計画

- 術前計画は，適切な人工股関節のサイズおよび位置を決定し，適正な股関節中心と脚長やオフセットにより正常な股関節のバイオメカニクスを再建するために重要である．
- 単純 X 線像を使用する場合は，撮像肢位や撮像中心などに注意をし，拡大率

整形外科手術イラストレイテッド

専門医にとって必須の手術手技を
豊富なカラーイラストと動画で解説

総編集 ● 戸山芳昭（慶應義塾大学）
編集委員 ● 井樋栄二（東北大学）
黒坂昌弘（神戸大学）
高橋和久（千葉大学）
（五十音順）

A4判／上製／オールカラー／200～350頁
各巻本体予価 15,000～26,000円

動画DVD付

各巻タイトルと専門編集

基本手術手技 【最新刊】
戸山芳昭（慶應義塾大学）
定価（本体 26,000円＋税）

肩関節の手術
井樋栄二（東北大学）

Illustrated Handbook

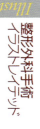

整形外科手術
イラストレイテッド

基本手術手技

専門編集＝戸山芳昭
編集委員＝井樋栄二、黒坂昌弘、高橋和久

動画DVD付

刊行にあたって

総編集 戸山芳昭（慶應義塾大学）

近年、特に医療界では国民の安全・安心な医療の提供が医療側に強く求められている。特に外科系医師にとっては、安全・安心な医療の提供とは「手術手技・技術」そのものと言っても過言ではなく、患者さんから信頼され、より安全、確実な手術を提供するためには自らの努力と良き指導者、そして豊富な経験と同以上が必要である。これに加えて、必ず手元に置くべきものは解剖書と実践に役立つ手術書である。特に運動器を扱う整形外科の手術は、腫瘍の摘出や除圧、神経の移植手技など繊細で高度の手術技術が、骨、関節手術手技が、また脊椎疾患では除圧術や変形の矯正・固定術、さらにインストゥルメンテーション手術手技など人工関節手術手技が、また脊椎疾患では除圧術や変形の矯正・固定術、さらにインストゥルメンテーション手術手技などが求められ、その進入法や手術法も多岐にわたる。

そこで今回、運動器の各分野で多くの手術経験を有し、現在も第一線で活躍中の我が国トップレベルの整形外科医に執筆を依頼し、整形外科手術の基本から部位別に各種手術法を網羅した「整形外科手術イラストレイテッド」を刊行することとなった。本書は整形外科手術の教科書としてバイブル的存在に成りうる内容を有しており、実際に手術室に持ち込んで、本書を傍らに置いて参考にしながらナビゲーションしてくれる整形外科手術書となっている。本書には、使用する手術機器の使い方から手術体位、そして手術のコツや留意すべき点、落とし穴などが鮮明な図を用いて分かりやすく丁寧に説明されている。整形外科の専門医や認定医、指導医、そして整形外科を目指している研修医や専修医、また、手術室の看護スタッフや臨床助手の方々にも大いに役立つ手術書である。

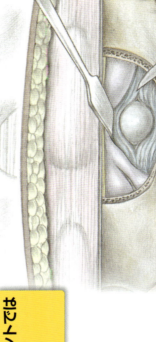

整形外科専門医として身につけておくべき手術手技を収載

Sample page

イラストに添えたポイントでは手技のコツや留意点をわかりやすく解説．

▶ポイント

椎間板をどの程度郭清するか

●ヘルニアを摘出後に椎間板などの程度郭清するかについては一定の見解を得ていない．可及的に郭清すべきとの意見も、ヘルニアだけを摘出し椎間板にはほとんど手をつけないとの意見もある．再発の頻度は高くなるが[3]、筆者らはヘル

補正のマーカーなどを使用する．
- 発育性股関節形成不全（developmental dysplasia of the hip：DDH）による二次性股関節症では，単純X線股関節正面像で寛骨臼の大きさが判断しにくく，大腿骨の過剰前捻では正面性が不良のため，CT画像をもとにした三次元テンプレートが有用である [1]．

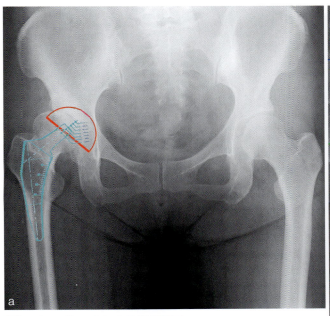
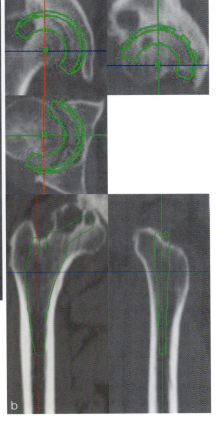

[1] テンプレートによる術前計画
a：両股関節正面単純X線像でのテンプレートによる術前計画．右股関節はDDHで軽度亜脱臼（Crowe分類 Class 1）であるので，カップサイズは骨頭径を参照するか反対側を参考にする．
b：CT画像での3Dテンプレートで，寛骨臼の前後径で50 mmカップサイズが適合している．ステムはTaperloc Complete Microplasty XR123のサイズ8 mm．

❷ 大腿骨頸部骨切りを行う

- 股関節脱臼後に，術前計画に従って大腿骨頸部の骨切りを行い，大腿骨頭を摘出する．骨切りレベルを正確に決定することで，ステムの良好な設置位置やアライメントの指標となる．

- 後方進入では，小転子から頸部内側に沿って10〜15 mm近位をマークし，骨切りガイドで骨切り角度を決定するのが一般的である [2a]．

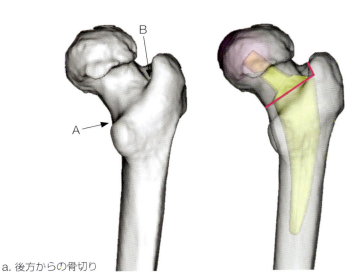

a. 後方からの骨切り

[2] 大腿骨頸部骨切りレベル
後方（a）では小転子（A）からの距離と転子窩（B）が骨切りレベルの参考になる．

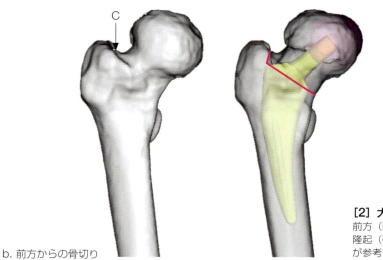

- 前方から大腿骨頚部を骨切りする場合，進入法によっては脱臼させずに骨切りをすることもあり，小転子を参照しにくく，大転子前方内側縁の関節包付着部や内側大腿骨頭頚部移行部からの距離で骨切りレベルを決定する [2b].

[2] 大腿骨頚部骨切りレベル（つづき）
前方（b）では大転子前方内側縁の関節包付着部の隆起（C）と内側の大腿骨頭頚部移行部からの距離が参考となる．

b. 前方からの骨切り

❸ 寛骨臼をリーミングし，カップを固定する

- DDH 由来の二次性股関節症では，寛骨臼縁の前後幅がセメントレスカップのサイズ決定の重要な情報となるので前後径を術中に計測しておく．臼底が骨棘により肥厚し，二重底になっているので，バイオメカニクス的に最悪なカップ外側上方設置にならないように，リーミングは予定サイズより 5 mm 程度小さなリーマーで内方掘削するか骨ノミで臼底骨棘を除去して，寛骨臼窩の外板を露出させて内方掘削の目安とする [3].

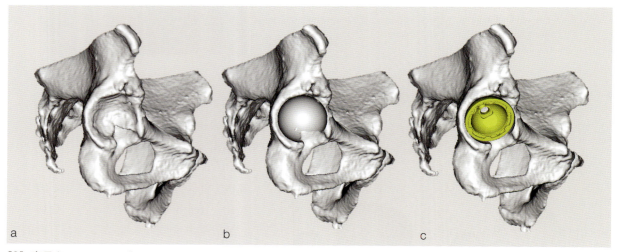

[3] 寛骨臼のリーミング
a：DDH 由来の股関節症末期の寛骨臼．寛骨臼窩が臼底骨棘で覆われつつある．
b：臼底肥厚を外板までリーミングしたもの．
c：カップを外転角 40°，前捻角 15°でプレスフィット固定したもの．

- リーミング後は，トライアルカップでプレスフィット固定が可能か，ブロック骨移植が必要かを確認する．また，トライアルカップ辺縁からはみ出す骨棘や直線的なカップ挿入経路の妨げとなるものを切除する．
- カップ固定時には，骨盤の位置ずれがないかを確認する．カップは単純X線基準で外転角40〜45°，前捻角は15°（ステム前捻30°の場合）を目標とする．

> ▶ポイント
> - メカニカルガイドを使用する場合は骨盤の位置を再度確認し，肥満などで骨盤傾斜が判断しにくい場合は術中X線でカップ角度を確認することが望ましい．

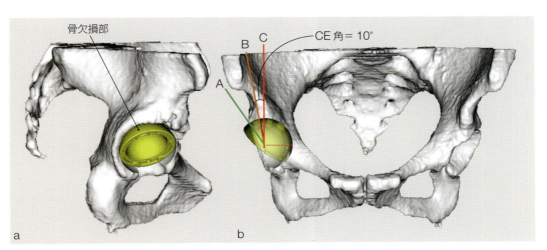

[4] カップの固定
a：カップ固定後，外側からみた寛骨臼で，カップ外上方の一部は骨で被覆されていない．
b：骨盤正面像で，右カップ中央冠状断面を表示している．線Aはカップ中心とカップを被覆している寛骨臼外側縁を結んだもので，垂線Cとのなす角をカップCE角とよぶ．カップCE角が10°の線がBである．

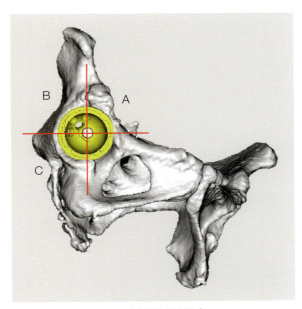

[5] ドームスクリューを使用する場合
骨盤内血管損傷リスクの高い前上方1/4区画ゾーンAへのスクリュー刺入は回避する．ゾーンは腸骨と坐骨を結んだ線を子午線として腸骨側半球の前方がA，後方がB，坐骨側半球後方がCである．クラスターホールカップのスクリューホールはゾーンBに向けて設置するが，マルチホールカップではゾーンCのスクリューホールも使用できる．

- DDHでは，カップ外側上方に骨欠損を生じるが[4a]，カップCE (center edge) 角が10°以上あれば[4bのA]，プレスフィットのみで固定は可能で，欠損部はリーミングで得られた骨片を移植する．カップCE角10°とは[4bのB]，50mmカップを外転角40°で設置した場合，カップ中央部で外側17mmが骨と接触していないので，トライアルカップである程度確認できる[4b]．
- プレスフィット固定は，カップインパクターを片手で軽く揺さぶって骨盤が同期して動く程度で十分である（MOVIE参照）．プレスフィット固定不十分と判断すれば，ドームスクリューを追加するが，骨盤内血管損傷リスクの高い前上方1/4区画へのスクリュー刺入は回避する[5のA]．

❹…大腿骨髄腔をラスピングし，ステムを挿入する

- 大腿骨髄腔にリーマーを挿入して，髄腔軸を確認し，ステム内外反を回避する指標とする．ストレートステムでは，転子窩とその近位の大転子を少し削るくらいにして挿入すると正側面で大腿骨髄腔軸に対して中間位にステム設置できる [6]．遠位リーマーの掘削抵抗感でサイズ選択の判断基準とするシステムもある．

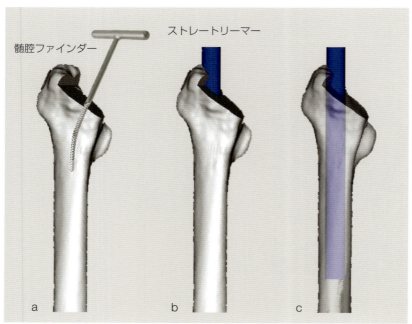

[6] 大腿骨髄腔の処置（1）
大腿骨頚部骨切り部から，ノミか鋭匙や髄腔ファインダー（a）で髄腔を開窓する．髄腔にストレートリーマーを挿入して，髄腔軸を確認し，転子窩とその近位の大転子を少し削るくらいで（b），大腿骨近位髄腔軸に沿った挿入となる（c）．

- 予定サイズのラスプが，骨切りレベルまで挿入できない場合は，大転子頚部移行部の固い骨を除去するためにラスプを外反させ大転子側をより掘削するように心がける [7]．

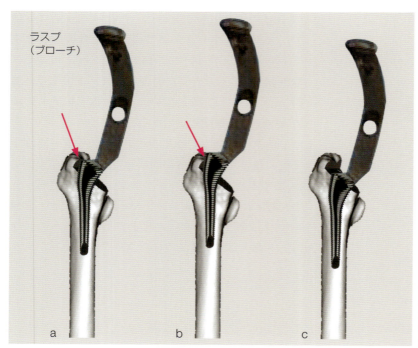

[7] 大腿骨髄腔の処置（2）
ステム近位外側の張り出したデザインでは，大転子頚部移行部の固い骨（→）にラスプの挿入が妨げられ，ラスプが内反して予定通りの高さに挿入できなくなることもある（aは3°内反）．意識的に大転子頚部移行部にラスプを押し付けながら掘削すると（b），最終的に至適サイズを中間位で挿入しやすい（c）．

⑤…可動域や安定性を確認し，ライナーとヘッドを装着する

- 予定のサイズのラスプが挿入できれば，トライアルネックやヘッドで試験整復し，可動域や安定性および軟部組織の緊張を確認する（MOVIE 参照）．2 cm 以上脚延長となる場合は坐骨神経の緊張を確認する．
- ステム挿入では，ラスプとステムのサイズ差が全周囲 0.5 mm あると 2 mm 程度ステムが高く停止する場合があるが，骨折しないためにも無理にインパクトしないほうがよい．

> ▶ポイント
> - ラスピングよりも弱いインパクト力で行い，金属ハンマーを手首で振るタッピング程度にする．

▶後療法

- 術翌日から離床し，全荷重歩行を開始する．股関節可動域訓練および下肢筋力増強運動も行い，2 週前後で階段昇降ができるようにする．

（菅野伸彦）

■参考文献

1. 菅野伸彦．ナビゲーション THA，TKA の術前計画と手術テクニック．OS NOW Instruction No.25　人工関節置換術の合併症対策テクニック―予防と対策のコツ．東京：メジカルビュー社；2013. p. 184-200.
2. 菅野伸彦，久保俊一編．人工股関節全置換術．改訂 2 版．京都：金芳堂；2015.

関節の手術
人工関節置換術

人工膝関節全置換術

手術の概要

- さまざまな疾患により高度の膝関節変形を呈した場合，人工膝関節置換術は失われた膝関節機能を再獲得できるきわめて有用な手術法である．
- 大腿脛骨関節全体を置換する人工膝関節全置換術（total knee arthroplasty：TKA）が最も一般的であるが[1]，大腿脛骨関節の内側，外側のいずれか一方を置換する人工膝単顆置換術（unicondylar knee arthroplasty：UKA）も行われる[2]．近年，膝蓋大腿関節だけを置換する人工膝蓋大腿関節置換術（patellofemoral arthroplasty：PFA）も開発されている[3]．
- TKAには後十字靱帯を温存するCR-type，後十字靱帯を切除し，その機能をインプラントの形状で代償するPS-type，高度の骨欠損や骨腫瘍の摘出術後に適応できる機種や再置換術用の機種など，さまざまな機種がある．
- それぞれの機種で専用の手術器械を用いるので，手術器械や手技の習熟が重要である．
- 高齢者が多く，手術侵襲も大きいので，術前に十分な全身検査を行い，術前，術中，術後は注意深く全身管理も行う．

▶適応

- 臨床経過，症状，単純X線所見（正面は荷重位が良い）などから手術適応を決定する．必要によりMRI，CTなどの所見も参考にする．
- 変形性膝関節症（OA）や大腿骨内側顆骨壊死（ON），さらには関節リウマチ（RA）などで，膝関節の著しい変形のために機能が高度に破壊された場合に適応となる．
- 人工関節は一度感染すると治療に難渋するので，化膿性膝関節炎など感染の既往がある場合には，適応を慎重にする．
- 比較的内側に限局したOAやONでは，症例によりUKAが適応となる．膝蓋大腿関節に限局したOAではPFAも適応される．RAや関節全体に変形が及ぶOAではTKAが適応である．
- 若年者（通常，60歳以下）では長期経過後の弛み（loosening）により再置換術が必要になることがあるので，適応を慎重にする．ただし，機能障害が強い場合には，再置換術の可能性が高くても手術を選択肢として考慮する．
- 比較的侵襲の大きな手術であり，高齢者が多いので十分な術前全身検査を行い，合併症のリスクも考慮して適応を決定する．
- 本項では人工膝関節全置換術（TKA）について述べる．

▶手術のポイント

①術前計画：単純X線像をもとに，コンポーネントのサイズ確認，骨切りの作図を行う．
②体位：仰臥位とする．駆血帯を用いる場合と用いない場合がある．
③皮切：通常は傍膝蓋骨内側皮切[4]を用いる．RAや外側型OAでは傍膝蓋骨外側皮切も用いる．
④大腿四頭筋および関節の展開：大腿四頭筋の処置法によって，parapatellar, midvastus, subvastusなど，さまざまな展開法がある．
⑤骨切り：通常は，大腿骨骨切り→脛骨骨切り→膝蓋骨骨切り（膝蓋骨置換の場合）の順序で行う．症例や手術方法により順序を変更する．
⑥トライアルによる確認：最終的にインプラントを入れる前に，トライアルを用いて骨切りが正確であること，可動域が十分であること，軟部組織のバランスがとれていることを確認する．
⑦インプラントの固定：大腿骨インプラントは骨セメントまたはプレスフィット，脛骨インプラントは骨セメントまたはスクリューで固定することが多い．膝蓋骨を置換する場合には，通常，セメント固定を行う．
⑧関節内に骨切り片や余剰セメントがないことを確認し，十分に洗浄後，追層縫合する．

手術手技の実際

❶ 術前計画

- 術前に単純X線写真にテンプレートを当て，各コンポーネントのサイズを確認する．ステムの長さ，骨欠損に対するaugment deviceなどの要否も確認する．術中の所見に対してさまざまな対応ができるように，インプラントのサイズや器械の種類も余裕をもって準備する．

▶ピットフォール
- 伸展制限のある症例では，正面像が拡大されて大きいサイズを選択しやすいので注意．

- 骨棘を術中に取り残さないように，術前に，その位置や大きさを確認しておく．
- さらに単純X線像をもとに骨切りの作図をして，切除する骨片の厚みや角度などを予想しておく [1]．

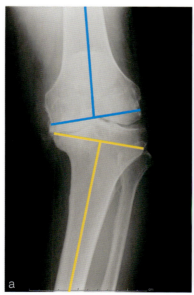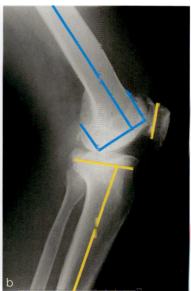

[1] 単純X線像による骨切りの作図
切除する骨片の厚みや角度などを予想しておく．

▶ポイント
- 術中に，この予想から大きく外れる場合には，器械の設置などに問題がないかを再確認する必要がある．

❷…手術体位と皮切

- 仰臥位とする．駆血帯を用いる場合と用いない場合がある．
- 通常は傍膝蓋骨内側皮切[4]を用いる．RAや外側型OAでは傍膝蓋骨外側皮切も用いる．

❸…大腿四頭筋および関節を展開する

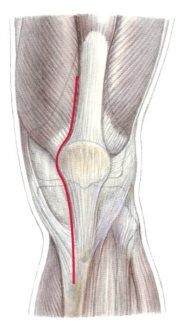
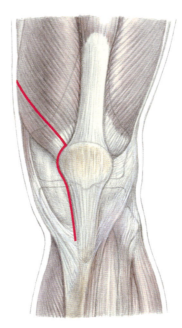
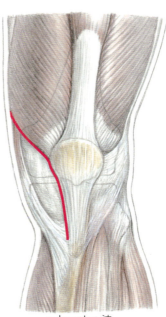

parapatellar法　　　　　midvastus法　　　　　subvastus法

- 通常の傍膝蓋骨内側皮切では大腿四頭筋の処置方法によって，さまざまな展開法がある．
- parapatellar法は大腿直筋と内側広筋のあいだを中枢側に向かって切開する[5]．膝蓋骨を翻転しやすく広い術野が得られるが，術後早期の膝関節伸展筋力低下が生じやすい．
- midvastus法は内側広筋の筋腹を切開する[5]．広い術野が得られるが，出血を伴いやすく，筋実質部の損傷を生じやすい．
- subvastus法は内側広筋の下縁に沿って内側方向に展開する[5]．内側広筋を温存でき，術後早期の筋力回復に有利であるが，膝蓋骨を翻転しにくい．MIS-TKAなど膝蓋骨を翻転しない手術法では有用である[6-8]．
- 内側関節包を切開して関節内に進入し，関節面の状態，骨棘，骨欠損などを観察する．
- 関節内を大きく展開する必要がある場合は膝蓋骨を外側に翻転するが，MIS-TKAなどでは外側にシフトするだけにとどめる．

❹…骨切りを行う

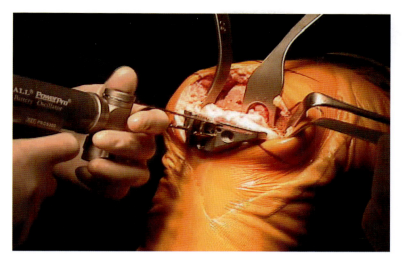

[2] 骨切り
ガイドを正確に設置し，ガイドに沿ってボーンソーとノミを用いて正確に骨切りを行う．[本例は右膝]

- 骨切りの順序は手術方法や機種によって異なり，また骨切りガイドも各機種それぞれに専用の器械が用意されている．
- 大腿骨，脛骨それぞれの骨切りを独立して行う measured resection technique と軟部組織のバランスを考慮して骨切り角度を設定する gap balancing technique がある．
- ガイドを正確に設置し，ガイドに沿ってボーンソーとノミを用いて正確に骨切りを行う [2]．

▶ポイント
- 骨硬化のみられる部位ではボーンソーがガイドどおりに進みにくいので注意する．
- 周囲の軟部組織を刃先で傷めないように，筋鈎やレトラクターなどを用いて確実に牽引しながら骨切りを進める．
- とくに後方は神経，血管を損傷しないように，ボーンソーやノミの操作は確実に見える範囲でだけ行う

- 骨棘が残っていると軟部組織のバランスを正確に確認できないため確実に切除する．後方の骨棘は大腿骨の骨切りを行った後に大腿脛骨関節を牽引して確認し，切除する．
- 伸展−屈曲バランス，内外反バランスなど，軟部組織のバランスを確認し，必要により軟部組織の剥離などを行ってバランスの微調整を行う．必要によっては骨切りを追加する．

❺…トライアルによる確認を行う

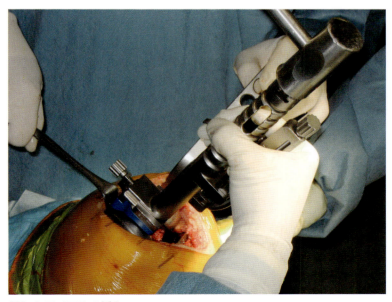

[3] トライアルの挿入
すべての骨切りが終了したら，トライアルを挿入して，ティビアルインサートの厚みを決定し，再度，可動域，アライメント，伸展−屈曲バランス，内外反バランス，膝蓋骨のトラッキングなどを確認する．

- すべての骨切りが終了したら，トライアルを挿入して，ティビアルインサートの厚みを決定し，再度，可動域，アライメント，伸展−屈曲バランス，内外反バランス，膝蓋骨のトラッキングなどを確認する [3]．

❻…インプラントを挿入，固定する

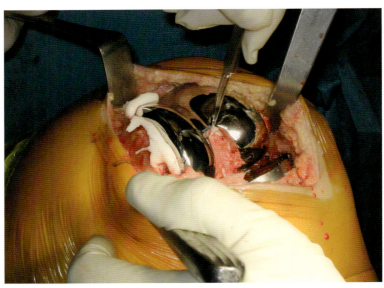

[4] 骨セメントによる大腿骨インプラントの固定
機種によっても固定方法は異なる．

- 大腿骨インプラントは機種によっても異なり，骨セメントまたはプレスフィットで固定する［4］．
- 脛骨インプラントは骨セメントまたはスクリューで固定することが多い．
- 膝蓋骨を置換する場合には，通常，セメント固定を行う．

▶ 手技のコツ
- 軟部組織を巻き込まないように十分注意しながら，骨切り面に正確にインプラントを挿入することが大切である．
- 骨セメントを用いる場合には，骨切り面や各コンポーネント表面の水分を除去し，セメントを塗布してインプラントを固定した後，余剰セメントを確実に取り除く．

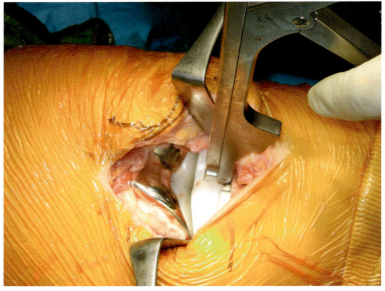

[5] ティビアルインサートの挿入
この操作でTKAの関節内挿入が完成する．

- 可動域，屈曲−伸展バランス，内外反バランス，ティビアルインサートの厚み，膝蓋骨コンポーネントのトラッキングなどを再確認し，納得できたら再度術野を洗浄後，ティビアルインサートを挿入する［5］．

❼…洗浄後，追層縫合する

● 関節内に骨切り片や余剰セメントがないことを確認し，十分に洗浄後，追層縫合する．

▶後療法

● 術後は帰室前に手術室で単純 X 線撮影を行い，各コンポーネントの設置位置や角度，切除すべき骨片やセメントの残存などを確認する．

● 帰室後は全身状態の管理とともに，術後出血，感染，deep vein thrombosis（DVT）などに対して十分な対策を講じる．

● 手術方法や患肢の状態にもよるが，通常は術翌日から可動域訓練，筋力訓練を開始し，疼痛や腫脹，出血量などを確認しながら，荷重歩行訓練を開始する．

（松本秀男）

■文献

1. 松野誠夫，齋藤知行．第 10 章．手術手技．1）基本手術手技．松野誠夫ほか編．人工膝関節置換術—基礎と臨床．東京：文光堂；2005. p. 194-203.
2. 秋月　章．第 11 章．各種人工関節に対する手術手技．1）UKA．松野誠夫ほか編．人工膝関節置換術—基礎と臨床．東京：文光堂；2005. p. 296-301.
3. Kooijiman HJ, et al. Long-term results of patellofemoral arthroplasty. A report of 56 arthroplasties with 17 years of follow-up. J Bone Joint Surg Br 2003；85：836-40.
4. 松野誠夫．第 10 章．手術手技．2）進入展開法，①皮膚切開．松野誠夫ほか編．人工膝関節置換術—基礎と臨床．東京：文光堂；2005. p. 204-6.
5. 松野誠夫．第 10 章．手術手技．2）進入展開法，②関節内への展開法．松野誠夫ほか編．人工膝関節置換術—基礎と臨床．東京：文光堂；2005. p. 207-18.
6. Tria AJ, et al. Minimal incision total knee arthroplasty：Early experience. Clin Orthop 2003；416：185-90.
7. 松本秀男．第 13 章．最新の手術手技．3）MIS-TKA．松野誠夫ほか編．人工膝関節置換術—基礎と臨床．東京：文光堂；2005. p. 386-9.
8. 松本秀男ほか．大腿四頭筋温存型人工膝関節—手術技法と問題点．整形外科 2006；57：84-8.

関節の手術
人工関節置換術
人工足関節全置換術

手術の概要

- 人工足関節の歴史は1970年代に始まり[1]，一時は世界で広く行われたが，いずれも長期成績が不良であり，1980年代には，ほとんどの国で行われなくなった．その後，デザインと材質の改善が行われ，2000年となりスカンジナビアタイプの人工足関節[2]が発表され長期的にも優れた成績を示した．それ以後，さまざまな型が開発され，手術がなされている [1]．
- わが国では現在でも医療制度が異なるためか，人工足関節は限られた機種と限られた施設で行われているのみであり，広く行われているとは言い難い．

適応

- 適応疾患は，変形性足関節症と関節リウマチによる足関節障害に対してである．とくに，両側障害例で片側にすでに関節固定術が行われている例や，同側の距骨下関節が固定されている例は良い適応である．足関節の荷重軸は内外反変形が10°以内が適応となる[3]．年齢では，人工関節にlooseningが生じたときを考慮すると65歳以上が望ましい．
- 通常の日常生活以上に足関節に負荷がかかる生活様式やスポーツ，職業などに従事している人には適応が難しい．
- 禁忌は，他の関節での人工関節と同様に化膿性細菌による感染例や麻痺を伴った変形性関節症例である．また，50歳代の例では適応とならない．さらに10°以上の内外反変形がある例では適応が困難である．靱帯損傷や外傷などのために不安定性や関節拘縮を合併した例では，まず，これらの問題を解決する必要がある．

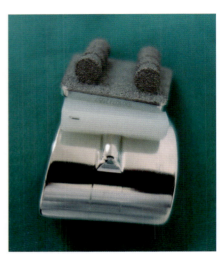

[1] 人工足関節

手術のポイント

①前方アプローチで進入し，関節内を十分に展開する．
②足関節の内果関節面，距腿関節面の骨切りを行う．
③脛骨コンポーネントと距骨コンポーネントを置くための骨切りを行う．
④トライアルで確認後，人工関節を設置する．

手術手技の実際

❶ アプローチと関節内の展開

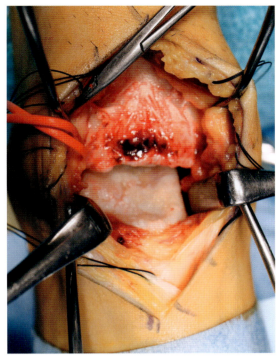

- 全例が前方アプローチで行われる [2].
- 関節内を内果・外果関節面まで十分に展開する.

[2] 前方アプローチによる展開

❷ 関節面の骨切りを行う

- ジグを用いて下腿軸を定め，足関節の内果関節面，距腿関節面の骨切りを行う．
- この操作が人工関節の設置角度に最も大きく関係するため，重要な手技である．

❸ コンポーネントを置くための骨切りを行う

- 脛骨コンポーネントと距骨コンポーネントを置くための骨切りを行う．
- 骨切りを大きくすると loosening や sinking の原因となるため注意を要する．

❹ トライアルで確認後，人工足関節を設置する

- これらの操作を行った後にトライアルで確認する．
- 確認の後，人工足関節を設置する [3].

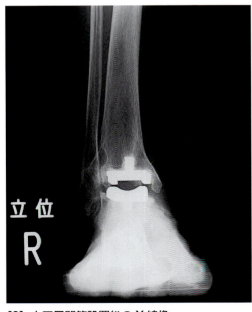

[3] 人工足関節設置後の X 線像

人工足関節の問題点

● 近年に発表された人工足関節は大半が3コンポーネントで，人工足関節本体にかかる圧力の軽減がなされているが，問題点は距骨の骨皮質がきわめて薄い点にある．そのため距骨コンポーネントは長期にわたる荷重に耐えられずに sinking を引き起こす最大の要因となる[4]．Scandinavian Total Ankle Replacement (STAR) 人工関節は手術後10年の成績も発表され，従来の人工足関節と比べはるかに良好な成績が報告されているが，一般的には人工股関節や膝関節と比較して耐久性に問題があることは否めない．

● さらに人工足関節を抜去して関節固定を行う際には骨欠損部が大きくなるため，同種骨移植が認可されていないわが国では骨の補填に苦慮することとなる．

● そのほかでは，適応において述べた足関節の軸変形が手術前から存在する例では，矯正骨切りをあらかじめ行う必要があり，関節拘縮が存在する例でも，前もってリハビリテーションや手術で解決させておく必要がある．

（宇佐見則夫）

文献

1. Bolton-Maggs GB, et al. Total ankle arthroplasty. A long-term review of the London Hospital experience. J Bone Joint Surg Br 1985；67：785-90.
2. Kofoed H. Total ankle alloplasty：Seven years experience. Acta Orthop Scand 1989；60 (suppl 231)：8.
3. Clare PM, Sanders WR. Preoperative Considerations in ankle replacement surgery. Foot Ankl Clin 2002；7：709-20.
4. Stamatis ED, Myerson MS. How to avoid specific complications of total ankle replacement. Foot Ankle Clin 2002；7：765-89.

切断術

上肢の切断術

手術の概要

- 原因疾患と全身状態，患者の性別・生活様式・活動性，整容の問題から切断するかどうか決め，義肢学的にみた機能の側面から切断部位を決定する．
- 機能的上肢長を温存する．切断部位によっては，断端がわずかでもあることで，ソケットの適合や義手の懸吊性が優れるため，可能な限り切除端を長く残す．
- 切断は患者の将来の生活や職業に影響を及ぼすだけでなく，心理的にも大きく影響する．患者への十分な説明と，理解・同意が重要である．

▶適応

- 外傷：圧挫損傷，制御不能な感染症，非可逆的虚血など．
- 先天異常：動静脈シャントなど．
- 悪性腫瘍：十分な切除縁がとれず患肢温存が困難な場合．

▶手術のポイント

後方アプローチ（Littlewood 法）による肩甲帯離断

① 体位：患側上の側臥位とする．
② 皮切：後方切開は鎖骨内側端から始まり，鎖骨上を肩峰まで達し，肩峰突起を越えて肩甲骨外側縁に沿って下行し，肩甲骨下角に達する．前方切開は鎖骨中央部から始まり，下外方に三角筋と大胸筋間を下行し，肩甲骨下角から約 3 cm 上方で後方切開に合流させる．
③ 後方の処置を行う：浅背筋の切離，肩甲骨後面における神経・血管の処置，肩甲骨の翻転，鎖骨の離断と腕神経叢および鎖骨下動静脈の結紮・切離を行う．
④ 前方の処置を行う：橈側皮静脈を処置，大胸筋と小胸筋を切離する．
⑤ 創閉鎖する．

手術手技の実際

後方アプローチによる肩甲帯離断

- 後方アプローチ（Littlewood法）による肩甲帯離断について解説する．

❶…手術体位
- 患側を上にした側臥位で行う．

❷…皮切

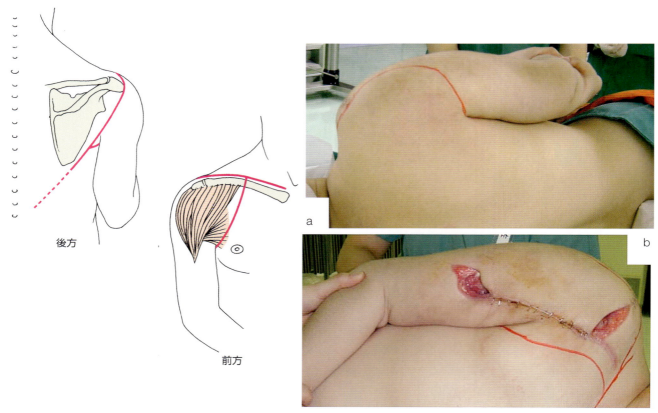

[1] 上腕骨骨悪性線維性組織球腫（malignant fibrous histiocytoma）（53歳, 女性）
他院にて骨髄炎と診断され3回の手術歴があった．上腕骨近位部の骨外腫瘤を伴う巨大骨腫瘍と，腋窩リンパ節転移にて肩甲帯離断を行った．

- 後方切開は鎖骨内側端から始まる．鎖骨上を肩峰まで達し，肩峰突起を越えて肩甲骨外側縁に沿って下行し，肩甲骨下角に達する．さらに延長して脊柱棘突起列に約5cm接近したところで終える場合もある．
- 前方切開は鎖骨中央部から始まり，下外方に三角筋と大胸筋間を下行し，肩甲骨下角から約3cm上方で後方切開に合流させる．

❸ 展開し，最初に後方の処置を行う

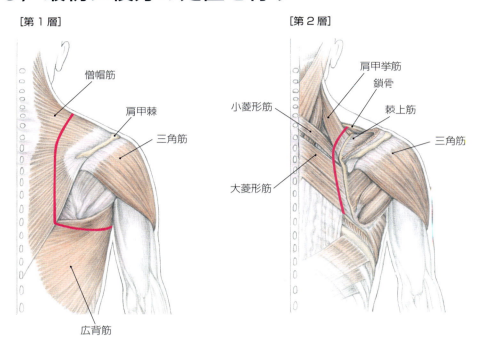

- 浅背筋の第1層（僧帽筋と広背筋）と第2層（肩甲挙筋，大・小菱形筋）を肩甲骨から切離する．

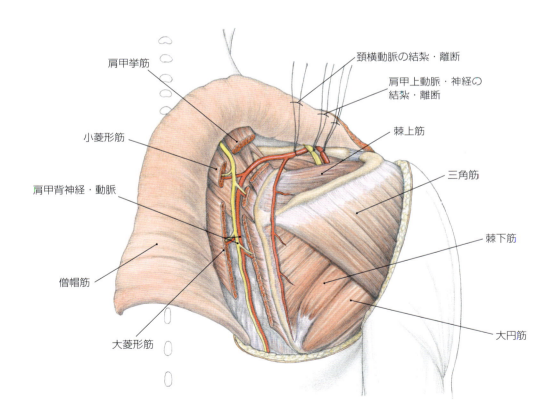

- 肩甲背神経は温存し，肩甲骨内上方で頚横動脈を結紮・離断する [2]．また肩甲骨上窩へ入る肩甲上動脈・神経を結紮・離断する．
- 肩甲舌骨筋と前鋸筋を切離し，肩甲骨を翻転する．

[2] 後方展開（頚横動脈結紮・離断）

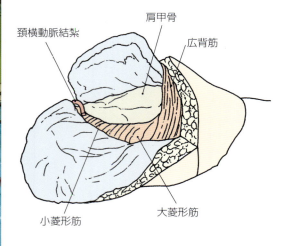

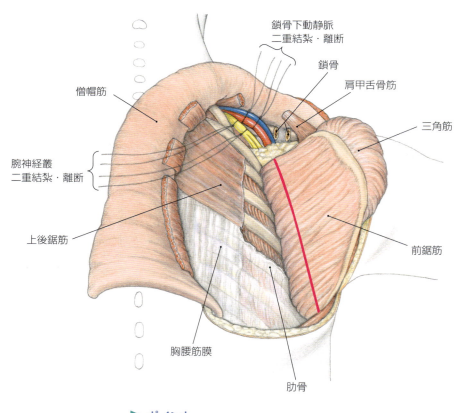

> ▶ポイント
> - 腕神経叢は神経幹を分けてなるべく近位で結紮・離断し，鎖骨下動静脈は二重結紮して切離する．
> - 大きな動静脈は，必ず分離して二重結紮を行う．

- 鎖骨の外側 2/3 を骨膜下に剥離し，鎖骨をその内側端で切断する．上肢を前方に倒せば，前斜角筋と中斜角筋間から，腕神経叢と鎖骨下動静脈が下行しており，腕神経叢と鎖骨下動静脈を結紮・切離する．

❹…前方の処置を行う

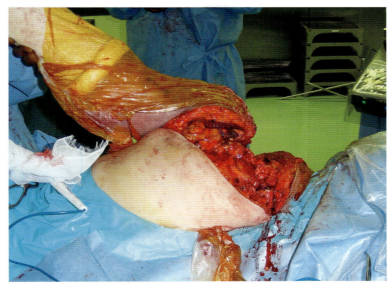

[3] 前方展開

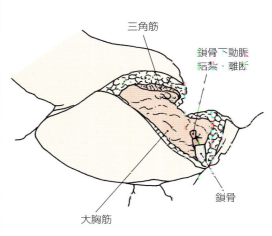

> ▶ポイント
>
> **良好な軟部組織による断端の被覆**
> - 断端皮膚は適度な可動性と緊張性が必要であり，viable な組織は可能な限り残しておく．
> - 義手ソケットの安定性のために，筋肉固定術が推奨される[1]．
>
> **有痛性神経腫，幻肢痛の予防**
> - 有痛性神経腫の発生予防のため，皮神経を含めた神経，主要神経を切断端から十分引き出し切断する．周術期から硬膜外チュービング，また神経障害性疼痛に有効な薬剤を早期から使用し，幻肢痛の予防・軽減を図る．

- 後方切開から前方切開に移り，橈側皮静脈を処置する．
- 大胸筋と小胸筋を切離し，離断が完成する [3]．

❺…創閉鎖する

- 前後の皮弁を縫合して，吸引ドレーンを挿入，弾性包帯で圧迫固定する．

> ▶ポイント
> - 可能であれば，大胸筋，僧帽筋，広背筋を縫合して胸壁を覆うのがよい．

後療法，義手

- 全身状態が良ければ，術翌日から座位をとらせる．機能訓練は，胸郭の拡張，体幹の可動域維持を早期から行い，欠損に伴う不良姿勢の矯正に努める．
- 用いられる能動義手は健側肩甲骨，胸郭，体幹の動きを利用するように作られているが，ソケットが大きく，重たいため実用性に乏しい．装飾義手は，上衣着用時に整容面から用いられる．

> ▶ ポイント
>
> **早期義手装着**
> - 1か月以内に義手の装着をすることで，装着率は向上する．

（江森誠人，和田卓郎）

■文献

1. Tintle SM, et al. Traumatic and trauma-related amputations：Part II：Upper extremity and future directions. J Bone Joint Surg Am 2010：92：2934-45.

切断術

手指の切断術

手術の概要

- 手指の切断はいかなる病態においても最後の手段であり，できる限り温存療法を試みる[1-5]．
- 切断といえども手の十分な解剖学的知識と，愛護的手技をもって臨まなければならない．
- 本項では単指の指列切断について述べる．母指は対立指として再建が必要であり，指列切断のみでは治療が完結しないので本項からは除外する．

▶適応

- 手指は可能な限り温存することが望ましいが，やむをえず切断の適応となるのは以下の場合である．
  - ①新鮮外傷で，高度の挫滅や引き抜き切断など血行を再建して温存することが困難な症例．
  - ②1～2指に限局した高度挫滅で，温存することにより隣接健常指の機能に悪影響を及ぼす症例．
  - ③単指の固有指部における切断後で，疼痛や萎縮，美容上の問題で指列切断が必要な症例．
  - ④動脈閉塞性疾患による手指の壊死症例．
  - ⑤手指の骨や軟部組織の難治性感染症で温存が困難な症例．
  - ⑥悪性腫瘍で広範囲切除が必要な症例．

▶手術のポイント

小指列切断（小指中手骨切断）
①骨抜き皮弁法のデザインを行う．
②背側と掌側の剥離，組織の同定を行う．
③腱，血管，神経の切離を行う．
④中手骨で骨切りを行う．
⑤指列切除を行う．
⑥内在筋腱の腱移行を行う．
⑦骨抜き皮弁で閉創する．

示指列切断（示指中手骨切断）

中指列切断（中指中手骨切断）

手術手技の実際

小指列切断（小指中手骨切断）

❶ 骨抜き皮弁法のデザインを行う

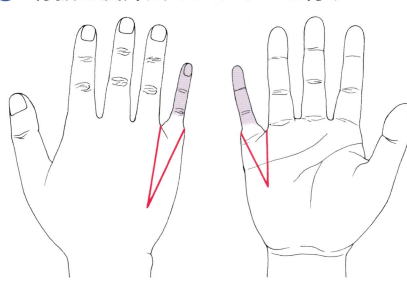

- 背側と掌側に中手骨基部を頂点として小指手掌指節皮線の橈側と尺側に至るＶ字形のデザインを行う．

▶ポイント
- 皮切は，Ｖ字の頂点を背側のほうが掌側よりも中枢寄りになるようにおくと操作しやすい．

❷ 背側と掌側の剥離，組織の同定を行う

- 背側では固有小指伸筋（EDQ）腱，小指総指伸筋（EDC）腱，小指外転筋，第4背側骨間筋，尺骨神経背側枝，皮静脈を剥離，同定する．
- 掌側では小指深指屈筋（FDP）腱，浅指屈筋（FDS）腱，尺骨神経感覚枝，小指を栄養する橈側の総指動脈および固有指動脈，尺側の小指尺側動脈を剥離，同定する．

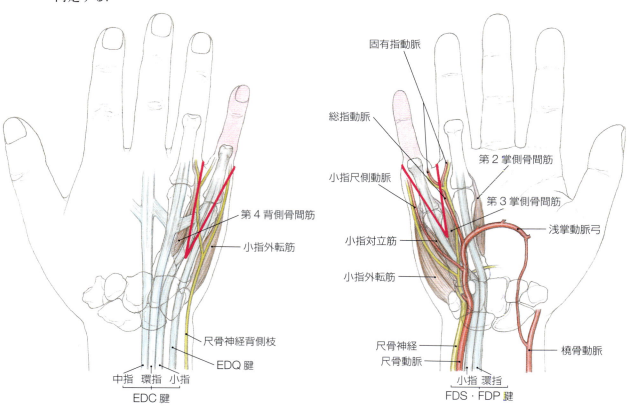

❸ 腱，血管，神経の切離を行う

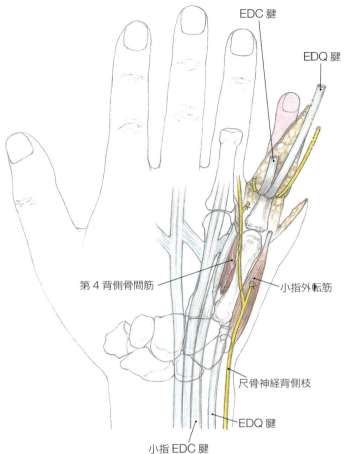

- 背側ではEDQ腱はできるだけ中枢で切離する．小指EDC腱は環指EDC腱との腱間結合の末梢で切離する．
- 第4背側骨間筋の第5中手骨起始部は骨から剥離する．小指外転筋は第5基節骨基部より切離する．
- 尺骨神経背側枝は，尺側枝は中枢で，橈側枝は環指との分岐部で切離する．

▶ポイント
- 神経と血管の処理は，橈側では環指成分との分岐部より末梢で切離し，尺側では骨抜き皮弁に含めてできるだけ末梢で切離する．切離した断端は神経，血管ともに結紮する．
- 外在筋腱は環指との腱間結合を有する小指EDC腱以外はできるだけ中枢の手関節部あたりで切離する．内在筋で切除する側に含めるのは第3掌側骨間筋と第4虫様筋である．

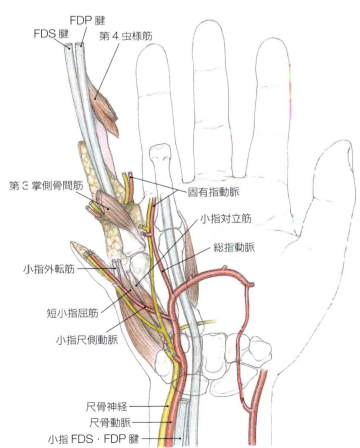

- 掌側では小指FDP腱，FDS腱は末梢に引っ張って，できるだけ中枢で切離する．第4虫様筋（小指FDP腱から起始）は切除する側に含める．第3掌側骨間筋は骨切りに備えて第5中手骨から剥離して翻転し，切除する側に含める．小指対立筋は第5中手骨頚部から，小指外転筋と短小指屈筋は第5基節骨基部からそれぞれ切離する．
- 尺骨神経感覚枝は，橈側枝は環指との分岐部で切離し，尺側枝は骨抜き皮弁に含めてできるだけ末梢で切離する．
- 小指を栄養する橈側の固有指動脈は環指との分岐部で切離する．尺側の小指尺側動脈は骨抜き皮弁に含めてできるだけ末梢で切離する．

❹…中手骨で骨切りを行う

● 小指の外在筋腱, 内在筋, 神経, 血管の処理が終了すれば, 第5中手骨の骨切りを基部で行う.

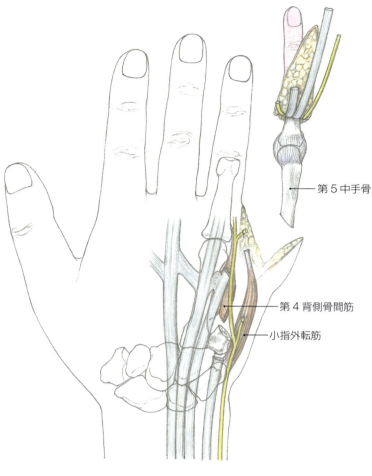

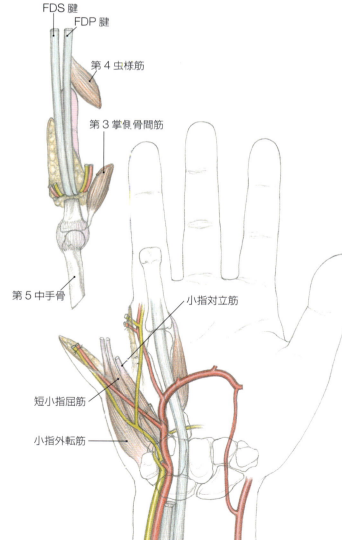

▶ ポイント
● 骨切りは尺側をやや中枢に傾斜させて行うと, 皮膚に対する刺激が少ない.

❺…指列切除を行う

● 指列切除する成分を周囲の組織から完全に剥離した後, 指列切除を行う.

❻…内在筋腱の腱移行を行う

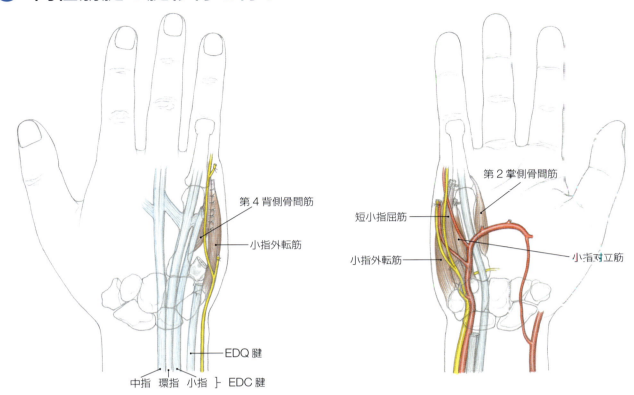

- 背側では小指外転筋を第4基節骨基部尺側にスーチャーアンカーなどで縫合する．第4背側骨間筋の第5中手骨から剥離した部分を小指外転筋筋膜に縫合する．
- 掌側では小指外転筋と短小指屈筋を第4基節骨基部に縫合する．
- 小指対立筋は第4中手骨頸部に縫合する．

❼…骨抜き皮弁で閉創する

- 十分に洗浄後，ペンローズドレーンを挿入して骨抜き皮弁を縫合し，閉創する．

示指列切断（示指中手骨切断）

❶…骨抜き皮弁法のデザイン

- 背側と掌側に中手骨基部を頂点として示指手掌指節皮線の橈側と尺側に至るV字形のデザインを行う．

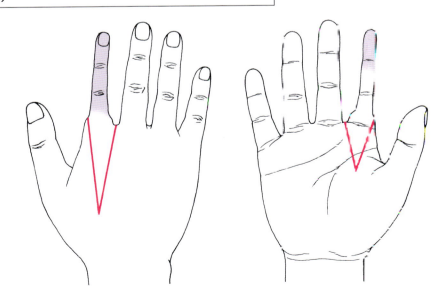

❷ 腱, 血管, 神経の切離, 中手骨骨切り, 指列切除を行う

- 背側では, 固有示指伸筋 (EIP) 腱, 示指 EDC 腱はできるだけ中枢で切離する.
- 第1背側骨間筋と第2背側骨間筋の第2中手骨起始部は骨から剥離する.
- 橈骨神経浅枝は母指および中指との分岐部より末梢で切離する.
- 掌側では, 示指 FDP 腱, FDS 腱は末梢に引っ張ってできるだけ中枢で切離する. 第1虫様筋 (示指 FDP 腱から起始) は切除する側に含める. 第1掌側骨間筋は骨切りに備えて第2中手骨から剥離して翻転し, 切除する側に含める. 4つの母指球筋 (短母指外転筋, 母指対立筋, 短母指屈筋, 母指内転筋) は, 一部に第2中手骨基部から部分的に起始するものがあるが, 骨切り部にかかれば, その部分を剥離する.
- 正中神経感覚枝は, 尺側枝は中指との分岐部で切離し, 橈側枝は骨抜き皮弁に含めてできるだけ末梢で切離する.
- 示指を栄養する固有指動脈は母指と中指との分岐部で切離する. 橈側の動脈は骨抜き皮弁に含めてできるだけ末梢で切離する.

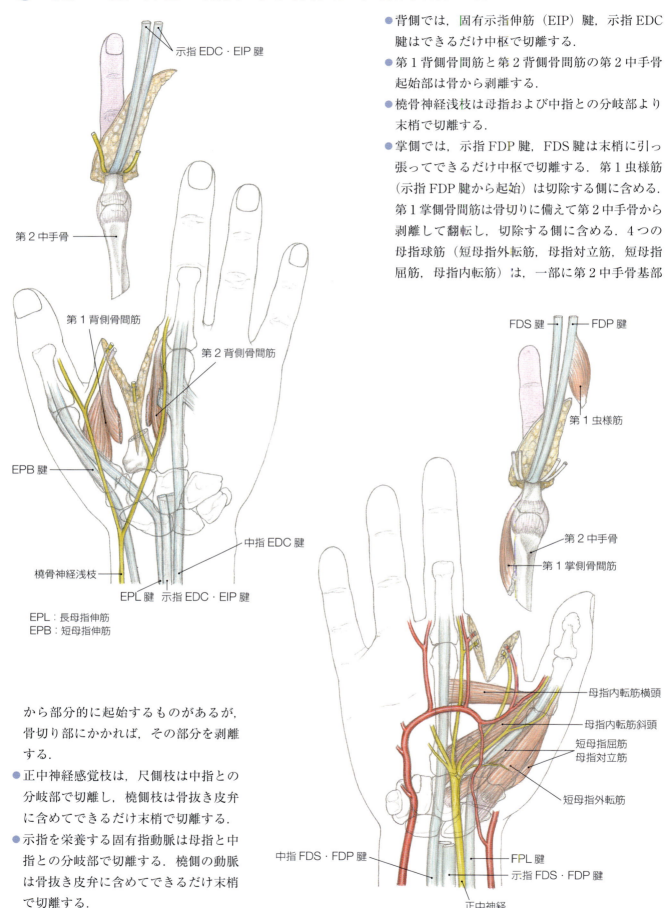

❸…内在筋腱の腱移行を行う

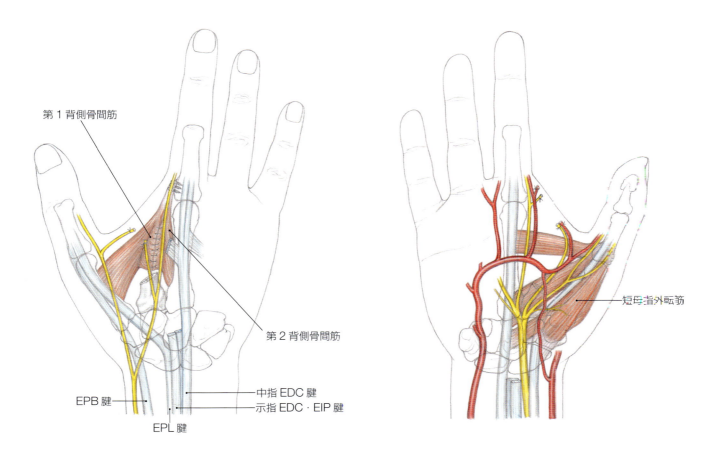

- 背側では第2中手骨から剥離した第1背側骨間筋尺側頭と第2背側骨間筋橈側頭を適度の緊張で縫合する．
- 掌側では母指球筋のなかで腱移行を要するものはない．

中指列切断（中指中手骨切断）

❶…骨抜き皮弁法のデザイン

- 背側と掌側に中手骨基部を頂点として中指手掌指節皮線の橈側と尺側に至るV字形のデザインを行う．

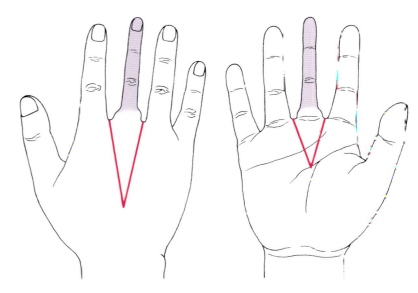

▶後療法

● 指列切断した隣の腱移行した指を，隣接指と buddy taping し，翌日から屈伸運動を開始する．

● ペンローズドレーンは術後 2 日で抜去する．

● 術後 1〜2 週で buddy taping を除去し，指の内転・外転運動を開始する．

(鈴木克侍)

■文献

1. 三浦隆行. 指切断. 手の外傷. 東京：医歯薬出版；1982. p. 115-22.
2. 津下健哉. 指の切断. 私の手の外科. 東京：南江堂；1985. p. 91-103.
3. Chung KC, 三浪明男訳. 切断. 手の外科. 東京：エルゼビア・ジャパン；2010. p. 1039-49.
4. 津下健哉. 挫滅創の処置. 手の外科の実際. 改訂第 7 版. 東京：南江堂；2011. p. 59-72.
5. Kakar S. Digital amputations. In：Wolfe SW, et al, editors. Green's Operative Hand Surgery. 7th ed. Philadelphia：Elsevier；2016. p. 1708-52.

切断術
股関節と骨盤の切断術

手術の概要

- 股関節離断術や骨盤の切断術（片側骨盤半截術）は，高度の外傷や感染で適応になることもあるが，臨床現場では主に患肢温存が困難である悪性腫瘍の根治的治療を目指すために行われることが多い手術である．
- しかし，近年は手術手技や術前化学療法，インプラントの発展に伴い，以前ならば切離断適応となった症例に患肢温存術を行う機会も多くなっている．加えて手術侵襲による機能的な障害だけでなく，心理的にも患者，家族ともにストレスを生じる手術であることから，リハビリテーションにおいて精神的支援も必要となり，手術そのものは減少傾向にあると思われる．
- しかし，複雑な切除や再建手術と比較すると，合併症の少ない手術であることは間違いなく，術後のすみやかな化学療法や放射線療法の導入が必要な症例では，今でも有用な手術の一つである．また近年では骨盤周囲発生肉腫における重粒子線照射後の再発例でも適応となることがある．

▶適応

- 股関節離断術は下肢全体の高度な挫滅外傷，大腿骨頚部周辺骨折後の感染，大腿部の悪性骨軟部腫瘍で患肢温存ができない症例が主に適応となる．
- また片側骨盤半截術は，主に，骨盤部原発の悪性腫瘍で周囲組織に浸潤しており，患肢温存が困難である症例，補助療法の効果が期待できないため切離断によってのみ局所根治が目指せる軟骨肉腫などの症例，大腿部や股関節発生の悪性腫瘍で温存手術後に高度な機能不全が予想される症例などが適応になる [1]．
- 多くの例では，術後，義肢装具を装着することは可能であるが，実用的ではないことも多い．
- 患者，家族と十分に話し合い，適応および手術の受け入れを十分に吟味する必要がある．

▶手術のポイント

片側骨盤半截術
① 術前の処置と準備．
② 体位：側臥位で行う．
③ 皮切：前方では上前腸骨棘の5 cm上方から恥骨結合までを結ぶ．外側は大転子のやや前縁を通り，殿部皮線に沿って大腿部後面の大殿筋大腿骨付着部を目安に延長して，前方と連絡させる．

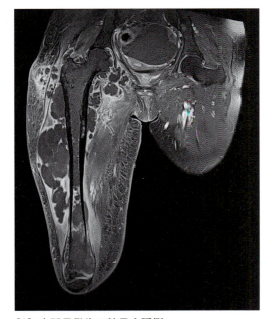

[1] 大腿骨発生の軟骨肉腫例
股関節内および腸骨筋への浸潤を認め，患肢温存は困難である．

④前方展開：鼠径部から腸骨にかけて展開する．尿管，膀胱は腹膜と一緒に内側によけ，総腸骨動静脈を確認し，内腸骨動静脈および外腸骨動静脈の分岐部も確認して，二重結紮のうえで切離する．腸腰筋および大腿神経も同レベルで切離する．恥骨結合を切離する．

⑤後方展開：大殿筋を皮弁として利用する場合には，大殿筋を皮膚と一緒に大腿骨付着部から切離する．中殿筋および梨状筋を切離して同部位を通っている上・下殿動静脈を確実に結紮・切離し，坐骨神経も同部位で結紮・切離する．

⑥仙腸関節を切離し，離断を完了する．

⑦ドレーンを留置して閉創する．

手術手技の実際

片側骨盤半截術

- ここでは，より上位レベルでの切断である片側骨盤半截術について解説する．

❶ 術前の処置と準備

- 後腹膜腔の展開を要することから，手術前日は禁食とし，腸内容を排泄させておく．
- また出血に備えて十分量の輸血の準備をしておく．
- 術中に患肢には弾性包帯をあらかじめ巻くことで，切断によって失われる血液を少なくするようにする．

❷ 手術体位と皮切のデザイン

- 手術は側臥位で行い，前後にローテーションできるように支持をする．
- 前方では上前腸骨棘の5 cm上方から恥骨結合までを結ぶ皮膚切開線をデザインする．外側は大転子のやや前縁を通り，殿部皮線に沿って大腿部後面の大殿筋大腿骨付着部を目安に皮切を延長して，前方と連絡させる．その際に後方皮弁への皮膚からの血流を最大限温存するために，皮弁基部を極力長く保つように注意する．

ポイント
- 腫瘍の後方浸潤がない場合には，股関節離断，骨盤半截ともに大殿筋を利用した後方皮弁でデザインする．

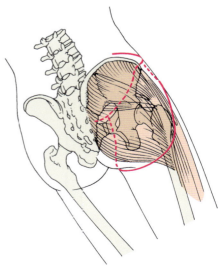

❸…前方展開

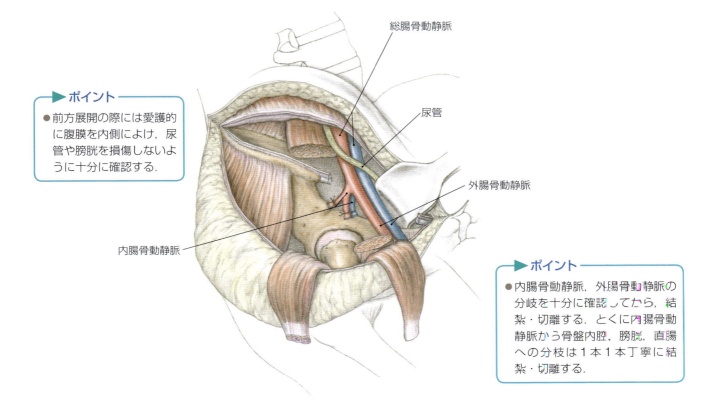

▶ポイント
- 前方展開の際には愛護的に腹膜を内側によけ、尿管や膀胱を損傷しないように十分に確認する．

▶ポイント
- 内腸骨動静脈、外腸骨動静脈の分岐を十分に確認してから、結紮・切離する．とくに内腸骨動静脈から骨盤内腔、膀胱、直腸への分枝は1本1本丁寧に結紮・切離する．

- 前方展開は鼠径部から腸骨にかけての展開となる．
- 外腹斜筋，内腹斜筋，腹横筋を腸骨から切離することで容易に後腹膜腔へ進入できる．後腹膜腔では肥満の強い場合に厚い脂肪層を伴っていることも多く，腹膜と脂肪層の境界を確認しにくいケースもあるので腹膜を損傷しないように注意を払う．また後腹膜腔の脂肪層は徒手的にも剥離可能であるが，微細な血管からの術後出血を防ぐ目的で，丁寧に焼灼しながら展開すべきである．
- 尿管，膀胱はスパーテルなどを用いて腹膜と一緒に内側によけておく．男性の場合には精索も確認し，同様に内側によけておく．
- 総腸骨動静脈を確認し，内腸骨動静脈および外腸骨動静脈の分岐部も確認し，二重結紮のうえで切離する．腸腰筋および大腿神経も同レベルで切離する．
- 恥骨前面は腹直筋を切離することで展開し，股関節を外転させ，恥骨結合部の前後面を十分に剥離する．線鋸もしくはノミで恥骨結合を切離するが，後面にある膀胱や尿道の損傷を防ぐために，直角鉗子やレトラクターで恥骨後面を保護する．

▶ポイント
- 恥骨結合は正しい位置を確認し，十分に後面を剥離してから線鋸で切離する．
- 術野で恥骨結合の位置がわかりにくい場合には21G針での確認もしくは電気メスで切れ目を入れると結合部の軟骨組織が確認しやすい．
- 恥骨後面に静脈叢があるため，時に剥離した際に出血をきたすと止血に難渋することも多い．この際には，無理に前方から出血部位を確認できない状況で焼灼や結紮するよりも，ガーゼなどで圧迫止血を行い，恥骨結合を切離したのちに出血点を直視下に確認しながら，止血操作をするほうが確実である．

❹…後方展開

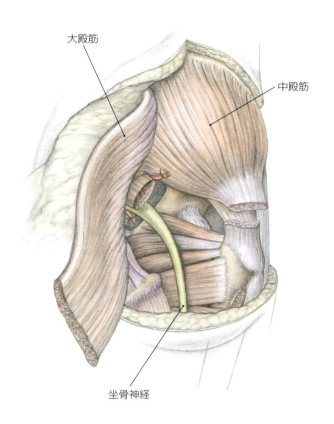

- 大殿筋を皮弁として利用する場合には，大殿筋を皮膚と一緒に大腿骨付着部から切離する．温存できない場合には，大殿筋の表層筋膜のみを皮弁側に温存して展開していく．

▶ポイント
- 後方展開の際に大殿筋が温存できる場合には皮弁として活用する．大殿筋の筋体を温存できない場合でも，皮弁の血流を保つために表層筋膜は可能な限り皮弁側につけるようにする．
- 後方皮弁が難しい場合には大腿四頭筋を利用した前方皮弁を利用する．

- 中殿筋および梨状筋を切離すると大坐骨切痕が露出するため，同部位を通っている上・下殿動静脈を確実に結紮・切離し，坐骨神経も同部位で結紮・切離する．
- 腸骨稜から皮弁を持ち上げ，外腹斜筋，内腹斜筋，腹横筋，広背筋，腰方形筋を腸骨稜から切離する．第5腰椎の横突起が触れることで，仙腸関節上内側縁を確認できる．

❺…離断する

- 前方展開，後方展開が終わったところで，再度，腸骨筋を外側に引き，仙腸関節の前面を露出させる．
- 下肢を外転させ，牽引しながら仙腸関節をノミや電気メスで前方から切離していく．腸骨の内側を温存できる場合には仙腸関節で切離せず，坐骨切痕から線鋸で腸骨を頭側に切り上げていくこともできる．
- 仙腸関節を切離したのちに，下肢を牽引し緊張をかけながら，恥骨内壁から尿生殖隔膜，尾骨筋，恥骨尾骨筋，腸骨尾骨筋，仙結節靱帯，仙棘靱帯を前方から後方に向けて切離していくと離断が完了する [2]．

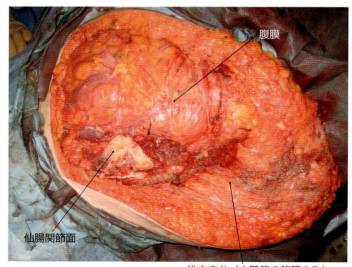

[2] 離断

❻…閉創する

- 十分に洗浄し，止血を確認したところで，吸引ドレーンを留置する．
- 殿筋筋膜と腹壁筋膜を縫合し，皮下，皮膚を縫合する [3]．

> **▶手技のコツ**
> - 腫瘍によって後腹膜腔の圧排や股関節の拘縮が生じているケースでは，股関節の可動域制限を生じているために，血管の結紮・切離や深部の筋肉切離などの手術操作がしにくいケースもある．このようなケースでは，先に恥骨結合および仙腸関節の処理を行うことで骨盤が開きやすくなり，手術操作がしやすくなる．

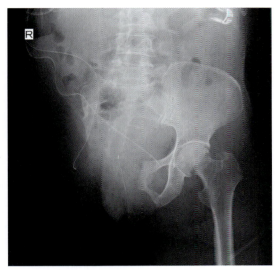

[3] 骨盤半截後X線写真

▶後療法

- 術後は可及的速やかに離床を促し，早期からの車椅子移動およびピックアップウォーカーや松葉杖使用での歩行を目指す．幻肢痛の出現に注意する．

（小林英介，中馬広一）

■参考文献
1. Apffelstaedt JP, et al. Complications and outcome of external hemipelvectomy in the management of pelvic tumors. Ann Surg Oncol 1996；3：304-9.

切断術

下肢の切断術

手術の概要

- 下肢の切断術は全切断術の85％を占める．下肢の切断後は，その断端が荷重機能を有し，義肢を装着しての歩行に耐えられなければならない．
- 切断後の下肢機能は切断の高位と密接な関係をもつ．下腿切断後の90％は義足の使用が可能であるが，末梢血管障害による高齢者の大腿切断では，その使用率は著しく劣る．
- 義肢歩行を目標として下肢の切断を行う場合には，できるだけ下腿で行うことが望ましい．
- やむをえず大腿切断を行う場合は，できる限り残存肢を長く温存するよう努める．

▶ 適応

- 非虚血肢：悪性腫瘍，外傷，感染，先天異常．
- 虚血肢：糖尿病，その他の原因による末梢血管障害．

▶ 手術のポイント

①予定骨切り部を決定したら，皮膚の切開線を皮膚用マーキングペンで描く．
②前方から皮膚，筋膜，筋群を切離していく．
③血管・神経を同定し，結紮・切離する．
④骨切りを行う．断端は滑らかに形成する．
⑤骨の断端を筋弁で覆う．
⑥吸引ドレーン用チューブを留置して，皮膚を縫合する．

手術手技の実際

下腿切断

❶ 切開線を決定する

- 予定骨切り部位をもとに切開線を決定し，皮膚用マーキングペンで下腿の皮膚上にマーキングを行う．
- 非虚血肢の場合は前後の皮弁が等しい長さ（予定骨切りレベルにおける脚の前後径の1/2の長さ）になるように輪郭を描いてよいが，虚血肢では後方に長い皮弁（予定骨切りレベルの下腿直径より1cm長くする）と前方に短い皮弁になるように皮弁の輪郭を描く．

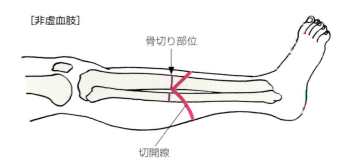
[非虚血肢]　骨切り部位　切開線

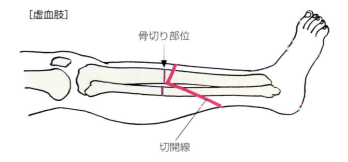
[虚血肢]　骨切り部位　切開線

▶ポイント
- 非虚血肢には空気止血帯を使用するが，虚血肢には止血帯を使用しない．

❷ 前外側コンパートメントの切離

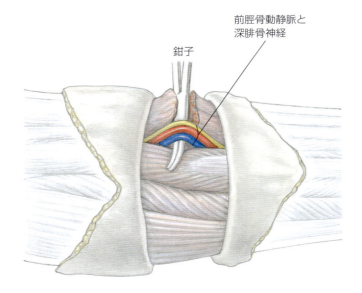
鉗子　前脛骨動静脈と深腓骨神経

▶ポイント
- 血管は予定骨切り部位のやや近位で結紮・切離する．神経は近位側から愛護的に引き出し，断端が近位に引き戻されるように切断する．

- 皮膚切開を行ったのち，深部筋膜と脛骨前内側の骨膜を前方皮弁とともに翻転させる．
- 筋間中隔までの前外側の筋群を切断する．
- 前脛骨動静脈と深腓骨神経は結紮・切離する．

❸…脛骨・腓骨の骨切りと後方コンパートメントの切離

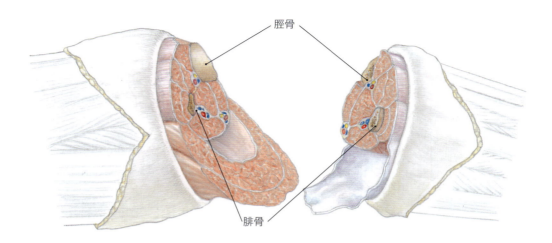

- 脛骨をボーンソーで骨切りし，その約1 cm近位で腓骨も骨切りする．
- 脛骨は前方および内側が斜めになるように骨切りする．
- ヤスリで脛骨・腓骨の断端を滑らかになるように削る．
- 後脛骨・腓骨動静脈，脛骨神経を結紮・切離する．
- 遠位骨片を前方遠位方向に引き上げながら，深部後方コンパートメントの筋群を横切し下腿を切断する．

❹…骨断端を被覆する

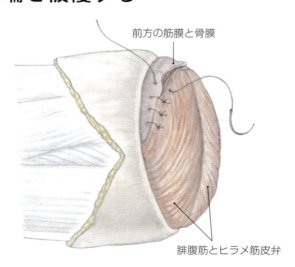

▶ポイント
- 非虚血肢では，横切した筋群を生理的緊張下に骨に縫合する緊張筋固定術や筋を対立筋や筋膜に縫合する筋形成術が症例に応じて用いられるが，虚血肢では，緊張筋固定術は血行を悪化させるので行わないほうがよい．

- 非虚血肢に対しては，腓腹筋とヒラメ筋皮弁で骨断端を覆い，深部の筋膜や骨膜と前方で縫合する．
- 虚血肢に対しては，後方筋群を皮弁として前方へ持ち上げ，深部の筋膜と骨膜に縫合する．

❺ 止血，閉創する

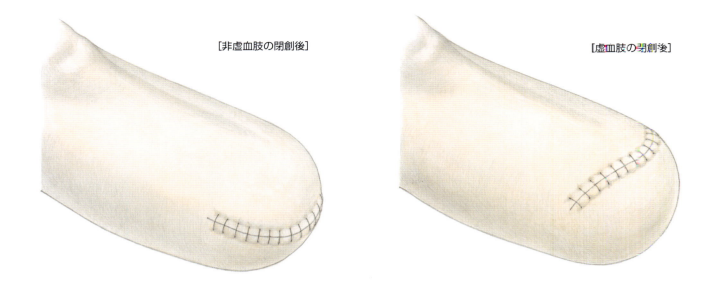

[非虚血肢の閉創後]　　　　　　　　　　　　　　　　　　　　[虚血肢の閉創後]

- 非虚血肢に対しては，止血帯を解除し，出血部を結紮，または電気凝固する．
- 虚血肢の例でも十分な止血を行う．
- 筋弁下にドレーンを留置し，非吸収糸を用いて皮膚を縫合，閉鎖する．

大腿切断

❶ 切開線を決定する

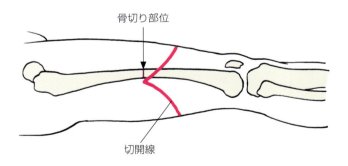

- 予定骨切り部位をもとに切開線を決定し，皮膚用マーキングペンで大腿の皮膚上にマーキングを行う．
- 皮弁の長さは切断レベルの大腿前後径の1/2以上必要である．

❷ 皮弁を作製する

- 大腿内側中央から皮膚切開を始め，遠位外側に向かい，その後，近位にカーブさせて始点と反対側の大腿外側まで切開する．
- 同様にして後方皮弁も作製する．

❸…大腿四頭筋の切離

- 皮下組織と深部筋膜まで切開を進め，皮弁を骨切り部位よりも近位まで引き上げた後に大腿四頭筋を切離する．
- 大腿動静脈を同定し，結紮・切離する．

❹…大腿骨骨切り

- 大腿骨をボーンソーで骨切りする．
- 骨断端の前外側部はヤスリで削って平滑にする．

❺…大腿後方筋群の切離

- 坐骨神経を同定し，骨切り部位より十分近位で結紮・切離する．
- 大腿後方筋群を横切し，大腿を切断する．

❻…骨断端を被覆する

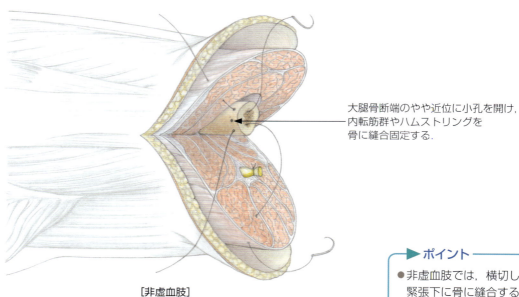

大腿骨断端のやや近位に小孔を開け，内転筋群やハムストリングを骨に縫合固定する．

[非虚血肢]

▶ポイント
- 非虚血肢では，横切した筋群を生理的緊張下に骨に縫合する緊張筋固定術や筋を対立筋や筋膜に縫合する筋形成術が症例に応じて用いられるが，虚血肢では，緊張筋固定術は血行を悪化させるので行わないほうがよい．

- 非虚血肢の場合は，大腿骨断端のやや近位に Kirschner 鋼線やドリルでいくつかの小孔を開け，内転筋群やハムストリングに軽度の緊張を与えながら骨に縫合固定する．
- 虚血肢の場合は筋肉を骨に固定せずに，前方皮弁で骨断端を覆い，皮弁深部の筋膜と大腿後方の深部筋膜を縫合する．

❼…止血，閉創する

● 非虚血肢の例では，止血帯を解除し，出血部を結紮，または電気凝固する．

● 虚血肢の例でも十分な止血を行う．

● 筋弁下に吸引ドレーン用のチューブを留置して，皮膚断端を結節縫合する．

▶後療法

● 一般的に下肢の切断後は通常のソフトドレッシングを行う．

● 創傷治癒が得られたらリジッドドレッシングに変更する．

● その後，義肢の装着が行われる．

（野本　聡）

■文献

1. Canale ST, editor. 藤井克之総監訳. 岩本幸英編. キャンベル整形外科手術書. 第2巻. 切断術／感染症／腫瘍. 原著第10版. 東京：エルゼビア・ジャパン；2004.

切断術

足の切断術

手術の概要

- 術前に病態の把握（原因となる疾患，病変の部位，大きさと深さ，末梢循環）に努め，切断後の足部機能も考慮して切断部位を決定する．
- 皮膚縫合部が足底側とならないよう皮弁の作製部位，切断高位を調整する．
- 皮膚縫合時は，皮弁に緊張を与えないよう注意する．

▶適応

- 糖尿病や末梢動脈疾患（PAD）による末梢循環不全によって生じた足趾・足部壊疽や難治性皮膚潰瘍，骨軟部腫瘍，皮膚腫瘍が主な適応となる．
- 足部切断は，趾切断，列切断，中足骨切断，足根骨切断に分けられる[1]．いずれを選択するかは，病変の広がり，末梢微小循環，残存する足部の機能から判断する．

▶手術のポイント

①術前に病変の部位，大きさ，深さを肉眼所見，画像所見から把握する．
②皮切線をデザインし，病変を切除する．
③病変部切除後，局所の出血の程度，皮下組織の壊死，感染の有無と広がりを観察したのち，切断端を新鮮化する．
④末梢循環不全例では，皮膚を緊張させないように縫合する．

手術手技の実際

足壊疽に対する列切断

- 糖尿病足壊疽（右第5趾）に対する列切断（ray amputation）について解説する．

❶ 術前の準備

- 術前に病変の部位，大きさ，深さを把握する [1]．
- 肉眼所見では，第5趾は基節骨遠位で壊疽となり，基節骨で骨折をきたしているのが観察される．皮膚の連続性は背側で絶たれている．滲出液はなく，壊疽部中枢の皮膚の色調は良好である [1a]．
- 単純X線では，第5中足骨頭に骨皮質の破壊と骨吸収像を認める．総底側趾動脈，固有底側趾動脈の一部には石灰化像がある [1b]．
- MRI T2強調画像で，第5中足骨頭に高輝度と等輝度の混在領域を，頚部に高輝度領域を認める（骨髄炎像）．周囲軟部組織や第5中足骨骨幹部に明らかな輝度変化を認めていない [1c]．
- 末梢微小循環の程度を示すSPP（skin perfusion pressure：皮膚組織灌流圧）は，足背部で45 mmHgと，創傷治癒に必要とされる値（40 mmHg以上）であった[2]．
- 診断名は，中足骨頭部に骨髄炎を併発する第5趾壊疽で，第5中足骨骨幹部高位での列切断の適応と判断した．
- 手術に先立ち，創部のブラッシングを行う．末梢循環不全を有するため駆血は行わない．

▶ポイント
- MRIでは，病変部と周囲の反応層の境界を明確に判断するのは難しい[3]．実際の病変部の確定には肉眼所見が重要となる．

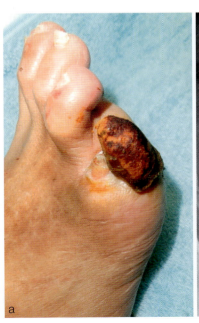
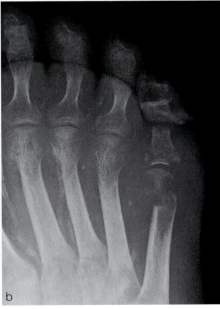
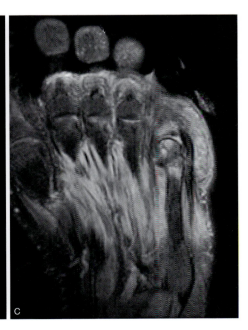

[1] 術前所見
a：肉眼所見．第5趾は基節骨より遠位で壊疽となる．
b：単純X線所見．第5基節骨は骨折し，中足骨頭，基節骨基部には骨皮質破壊像と骨透亮像を認める．趾動脈に石灰化像あり．
c：MRI所見（T2強調脂肪抑制像）．第5中足骨頭，頚部に輝度変化を認める．骨幹部に明らかな輝度変化はない．

❷ 皮切線のデザインと病変切除

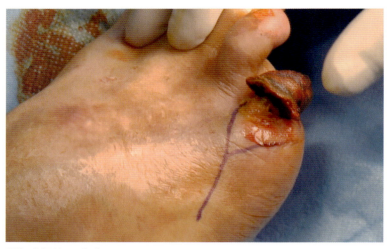
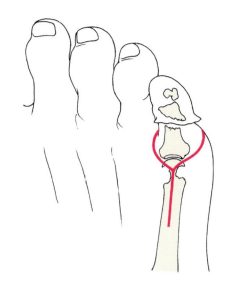

[2] 皮切線のデザイン
皮弁が底側で大きくなるよう皮切線を描く．

- 骨髄炎を有する第5中足骨頭直上の皮膚に発赤，熱感がないため，壊死部から数mm離れた位置で皮切線をデザインする[2]．この際，皮膚縫合部が底側とならないよう，背側に比べて底側の皮弁を大きくとる．皮切の延長は背側で行うこととする．
- 皮切線に沿って，皮膚，皮下組織，骨を一塊として切除する．

❸ 切除端を観察し，骨切除，新鮮化する

- 切除端の皮膚と皮下から出血があること，皮下組織に活動性の感染巣や壊死組織がないことを確認する[3]．これらを認める場合には，健常部が露出するまでデブリドマンを行う．

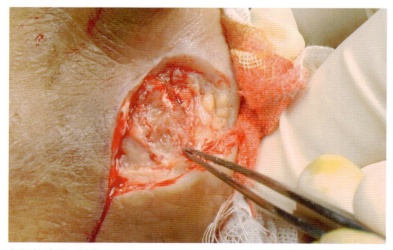

[3] 切除端の観察
皮膚，皮下から出血あり．皮下組織に感染巣，壊死組織は認めない．

足の切断術 221

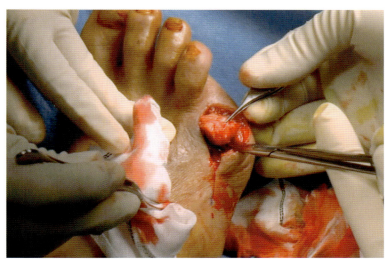

[4] 第5中足骨頭切除
切除端から膿性滲出物はない．

- 術前単純X線，MRIで認めた第5中足骨頭の骨髄炎部を切除する[4]．
- 温存される骨髄内から膿性滲出物がないことを確認したのち，骨髄内，皮下組織を鋭匙で十分掻爬し，新鮮化する．

❹…皮膚を縫合する

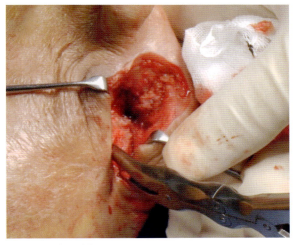

[5] 骨切除の追加
皮膚縫合部を緊張させないため，中足骨の切除を追加する．

- 皮膚に過度の緊張を与えると，術後，創部に壊死をきたすおそれがあるため，皮膚縫合の際には，皮膚をできるだけ緊張させないよう注意する．皮膚縫合を優先するため，正常と思われる皮下組織，骨を一部追加切除することはやむをえない[5]．

- 創部の洗浄を十分行った後，術野の清潔を確実に保つため，手術器具，ドレープ，手袋を交換する．
- 皮膚の血流を維持し，皮下の出血を容易に排出できるよう（皮下に死腔をつくらない），縫合糸を掛ける間隔はできるだけ広くする．マットレス縫合は行わない．
- 皮膚縫合後，皮膚の色調が良好であることを確認する[6]．色調不良部があれば抜糸を行い，色調が改善するか観察する．開放創での管理がやむをえない場合は，後日，陰圧閉鎖療法（negative pressure wound therapy：NPWT[4]）や植皮術を考慮する．

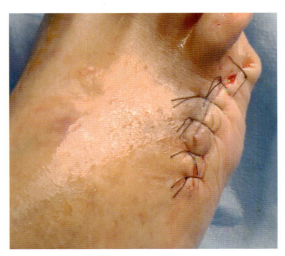

[6] 皮膚縫合部の観察
皮膚の色調が良好であることを確認する．

▶後療法

● 患肢を軽く高挙し，浮腫，腫脹を予防する．ただし，末梢循環不全のため高挙時疼痛が増強する場合は，患肢は高挙しない．

● 創部が癒合すると判断できるまでは，患部は免荷とする．

(須田康文)

■文献

1. 須田康文．糖尿病足病変に対する整形外科的アプローチ．特集　糖尿病足病変の治療．月刊糖尿病 2009；1：53-9.

2. Fujii M, et al. Efficacy of magnetic resonance imaging in diagnosing diabetic foot osteomyelitis in the presence of ischemia. J Foot Ankle Surg 2013；52：717-23.

3. Yamada T, et al. Clinical reliability and utility of skin perfusion pressure measurement in ischemic limbs. Comparison with other noninvasive diagnostic methods. J Vasc Surg 2008；47：318-23.

4. Vig S, et al. Evidence-based recommendations for the use of negative pressure wound therapy in chronic wounds. Step towards an international consensus. J Tissue Viability 2011；20：S1-18.

マイクロサージャリー

血管縫合術

手術の概要

- 近年，マイクロサージャリーの技術は目覚ましく発展し，ウルトラマイクロサージャリーの時代に入っている．飛躍的な技術の進歩に伴い，マイクロサージャリーの技術は切断指・肢再接着術や血管柄付き組織移植による再建術に応用され，成功率を向上させるとともに，同種組織移植のような新しい再建術も生み出している．このマイクロサージャリーの技術の進歩は，マイクロスコープや縫合材料などが新しく改良されることにより，血管縫合部の開存率を高めている．
- 本項では再接着術や再建術における血管縫合術について述べる．これらの手術における血管縫合では，血管の状態，全身状態，年齢，性別，職業などを考慮する必要があり，血管縫合を行うには十分なトレーニングが必要不可欠である．

▶ 適応

血管クリップの使用

- 血管縫合術は，解剖学的に十分な視野が得られる状況ではダブルクリップを用いて行う．これは血管柄付き組織移植術，四肢切断再接着術（major amputation）のように広い視野が確保できる場合である．
- 一方，十分な術野が確保できない手指の末梢切断で細い血管を縫合する場合，あるいは挫滅が強い切断で静脈移植が必要になる場合は，シングルクリップを用いた後壁から結節縫合を始める血管縫合法が便利であり，必須の手技である．

血行の評価

- 血管損傷は顕微鏡視下に観察し，断端が損傷されていれば損傷部位を切除し，正常な血管同士を縫合すると，血栓が生じないように縫合することができる．
- 動脈中枢側は勢いよく血液が噴き出れば，損傷されているか否かの判断は容易である．しかしながら，動脈末梢側は切断部位より末梢が損傷されていることがあり，剥離して外膜周囲での出血の有無などを観察する．
- 切断部位より末梢における血管損傷の有無の判定には，一度縫合を行い，血行を再開させ，指腹部がピンクアップするか否か観察する必要がある．縫合後，ピンクアップしなければ縫合部の縫合糸を抜糸して血栓の有無を観察する．
- 縫合部に血栓が生じている場合は，縫合技術が不適切か，損傷されていた血管を縫合したかのいずれかであり，縫合部を切除し再縫合する必要がある．縫合部に血栓がなければ，縫合部位より末梢で血管が損傷されて血栓が生じているので，その部位を確認して損傷された部位を切除し，静脈移植が必要となる．

血管の評価

- 近年では，ウルトラマイクロサージャリーを利用すれば1mm以下の血管縫合が可能である．実際には超高倍率の顕微鏡や11-0のナイロン糸，尖端のより繊細なマイクロ摂子が必要になる．

224 | II. 基本的な手術手技／マイクロサージャリー

● 縫合する血管は，糖尿病患者や高齢者，喫煙者では動脈硬化が進んでおり，内膜が脆弱化していてマイクロハサミで外膜と内膜を切除しただけで内膜が剥がれ，糸を通すバイト（幅）を広くしても適切な縫合ができない．このような例では，術前に血管の状態を把握する適切な方法はなく，実際には術中に顕微鏡視下に観察し判断する．

切断指再接着における血管縫合術

● 切断指再接着の場合について述べる．

▶ 手術のポイント

①血管縫合術前の準備として，骨を短縮し整復固定する．
②切断端を展開する．
③微小血管用クリップを装用する．
④血管断端を新鮮化し，ヘパリン加生理食塩水で血栓などを洗浄する．
⑤血管の内腔を観察し，内膜が損傷されていないか観察する．
⑥血管を縫合する．ダブルクリップによる方法と，シングルクリップを用いた血管の後壁から結節縫合を始める血管縫合法がある．
⑦血流開存試験を行う．
⑧指腹がピンクアップし，それが持続するか観察する．

● 手術手技の実際

❶…術前の準備

● 切断された組織，腱，神経，血管，皮膚などを緊張なく縫合するためには，鋭的切断例でも5 mmは骨を短縮し，骨を接合することが重要である．挫滅切断例ではさらに骨の短縮が必要になる．

❷…切断端を展開する

● 切断端で神経と動脈を露出する際，指神経は解剖学的に動脈より掌側にあるので，神経が先に確認できる．
● その後，神経の背側に沿って剥離すれば，切断され退縮した動脈を露出できる．

❸…クリップを装用する

● 動脈を剥離した後に微小血管用クリップを装用する．解剖学的に十分な視野が得られる状況では基本的にはダブルクリックを利用する．そのためには動脈を十分に剥離する必要があるが，この操作やクリップを反転する操作が意外と困難なことがある．
● 一方，十分な術野が確保できない手指の末梢切断で細い血管を縫合する場合，あるいは挫滅が強い切断で静脈移植が必要になる場合には，シングルクリップを用いた縫合法が便利であり，必須の手技である．血管の後壁から結節縫合を始める方法である．

❹ 血管断端を新鮮化する

- 外膜を引っ張るようにして外膜切除をする．
- 次に血管断端を新鮮化する．この際，柔軟な血管であればマイクロハサミで挟むように切ることができるが，動脈硬化のある硬くて柔軟性のない血管ではハサミで挟むように切るだけで内膜が剥がれ，ちぎれる．
- そのようなときには，血管の切断端部の内膜自体をハサミで切る．

> ▶ ピットフォール
> - 硬くて柔軟性のない血管は，ナイロン糸を通すだけで内膜が剥がれたり切れるので，血栓なく血管縫合することはきわめて困難である．

❺ 血管の内腔を観察する

- 血管の内腔を観察し，内膜損傷があれば血管断端を再度切除する．内腔に血栓があれば取り除き，ヘパリン加生理食塩水で洗浄する．

❻ 血管を縫合する[1,2]

▶ ダブルクリップによる方法

- 血管の断端を軽く引き寄せる程度に引き出し，ダブルクリップを掛け [1]，血管直径の1〜2倍の範囲の外膜を切除し，断端の新鮮化を図る．

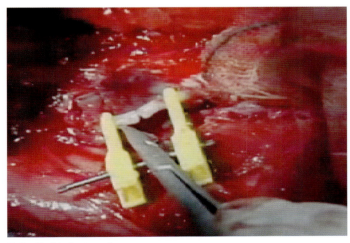

[1] ダブルクリップ

[針の刺入]
針の刺入部位は血管壁の幅の2倍以内とする.

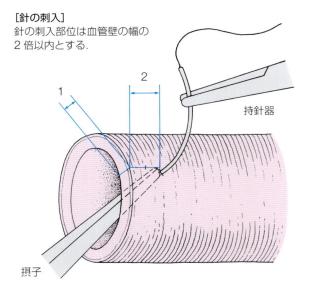

持針器

摂子

- 針の刺入部位は血管壁の2倍以内を目安とし,対側の刺入部位は縫合部から等距離になるように刺入する.縫合糸が血管内に出ても血栓形成の大きな原因とはならない.

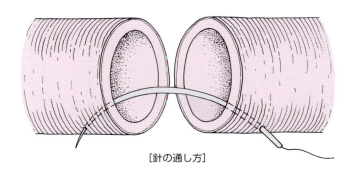

[針の通し方]

[針のかけ方の順序]

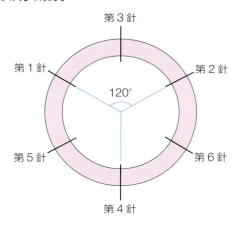

第3針
第1針　第2針
120°
第5針　第6針
第4針

- 次の第2針は第1針から120°離して刺入し,そのあいだに第3針を刺入する.クリップを180°回転し,後面の直上に第4針を刺入,その後に第5針と第6針の刺入を行う.
- 縫合終了後は血管ダブルクリップを外し,出血の有無を確認し,周囲の脂肪塊で縫合部を覆い,約3分間軽く圧迫する.その後にまだ出血が止まらない場合には追加縫合を行う.

▶シングルクリップを用いた血管縫合法[3,4]

- 外膜切除後,第1針を左側の血管後壁の最も針の通しにくい部位に,下から上に突き上げるようにして通す.このとき,摂子で左側の血管を持ち上げて行うと容易である.

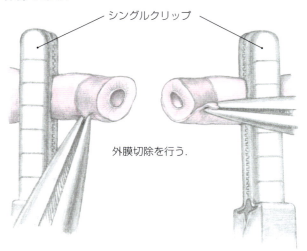

シングルクリップ

外膜切除を行う.

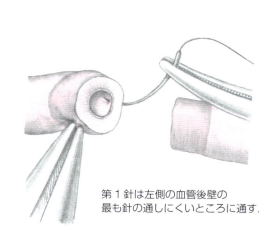

第1針は左側の血管後壁の最も針の通しにくいところに通す.

血管縫合術 227

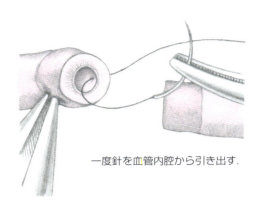
一度針を血管内腔から引き出す．

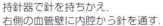
持針器で針を持ちかえ，
右側の血管壁に内腔から針を通す．

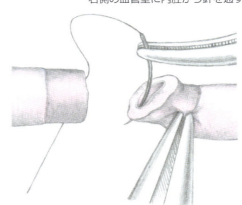

第1針の結節縫合を行う．

- 血管内腔に出た針を持針器でつかみ，針を一度外に引き出し，針を持ちかえてから右側の血管壁の内腔から後面に針を通す．この操作は困難である．そして第1針の結節縫合を行う．

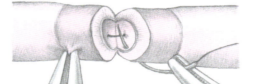
第2針は第1針の下方に通す．

針を引き出してから
反対側の血管壁に針を通す．

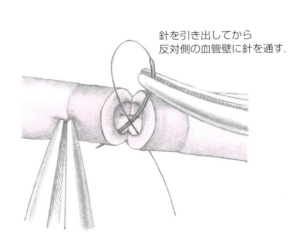

- 第2針は第1針の下方に通す．このとき，摂子で左側の血管を固定し，針を持針器でつかみ，下から上に突き上げるように針を通す．

第3針は第1針の上方に通す．

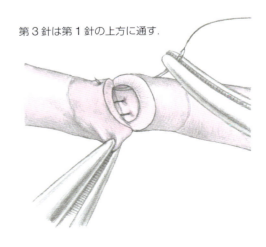

- 次に，一度針を引き出してから反対側の血管壁に針を通す．

- 第3針は第1針の上方に通す．図では針を引き出さずに直接左側の血管壁に針を通している．この際，摂子で左側の血管を把持して固定することが大切である．

| 228 | II. 基本的な手術手技／マイクロサージャリー

第3針目が終わると
後壁の縫合がほぼ終了する．

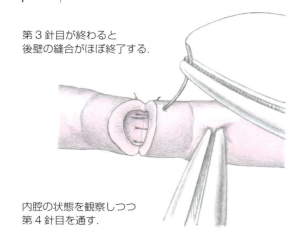

内腔の状態を観察しつつ
第4針目を通す．

- 第3針目が終わると，ほぼ後壁の縫合が終了する．

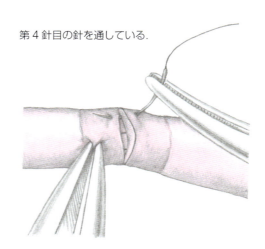

第4針目の針を通している．

- 第4針目はいままで通した糸の状態や，縫合壁の状態を観察しながら第2針目の隣に通す．

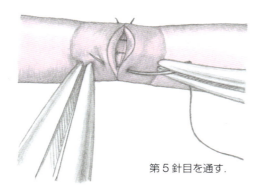

第5針目を通す．

- 第5針目は第3針の隣に通し，以後は同間隔で対称的に針を通す．

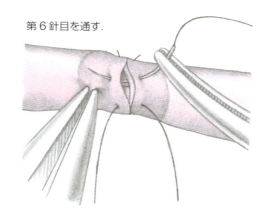

第6針目を通す．

- 最後の2針（第5針と第6針）は untied suture technique を利用してもよい．

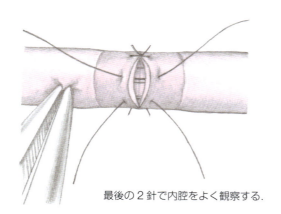

最後の2針で内腔をよく観察する．

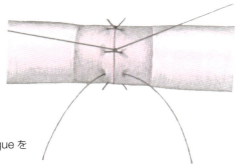

untied suture technique を
利用している．

- 血管縫合を終了する．

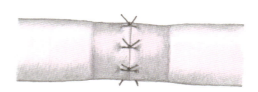

❼…血流開通試験を行う

- 血流開通試験は，縫合部の血栓が生じやすい時期は縫合後20分くらいといわれているので，縫合直後と20分後に行う．
- 縫合部の末梢血管の2か所を摂子で挟んで血流を止め，中枢側の摂子を開き血管が膨らむか否かを調べる．この際，膨らんでもゆっくり膨らむようであれば血栓ができていると判断し，縫合部を抜糸して縫合部の内部を観察する．血栓があればこれを除去するのではなく，縫合部を切除し新鮮化，再縫合する必要がある．つまり，20分以内に血栓ができるのは，縫合技術が悪いことが原因と考えられる．
- 20分以後に血栓が生じた場合には，縫合技術だけでなく損傷血管を縫合したり，縫合部の緊張が強すぎたり，ねじれていたり，縫合部より末梢側で血管が損傷されているなどが考えられるので，再縫合するよりも静脈移植が適応になる．

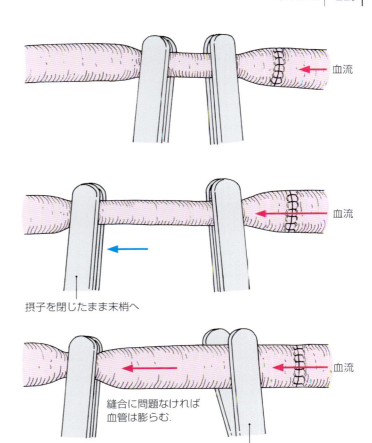

[血流開通試験]

❽…指腹部のピンクアップの評価

- 実際には，動脈縫合後に静脈縫合の評価が必要になる．静脈の戻り（バックフロー）が良ければ動脈縫合部が開存していると判断し，悪ければ動脈縫合部に血栓が生じていることが考えられるので，動脈縫合部を調べなくてはならない．
- 一般的には，動脈に問題がある場合は指腹部の色が白くなり，静脈に問題がある場合は暗赤色になるので，色調の判定も重要である．

（大久保康一，別府諸兄）

■文献
1. 笹 益雄，別府諸兄．血管の手術．越智隆弘編．最新整形外科学大系 3 運動器の治療学．東京：中山書店；2009．p. 270-81．
2. 黒島永嗣．血管の吻合．別府諸兄編．整形外科医のための新マイクロサージャリー Basic to Advance．東京：メジカルビュー社；2008. p. 2-14．
3. 大久保康一ほか．血管の後壁から結節縫合を始める微小血管吻合法．整形外科 1983；34：741-6．
4. 大久保康一．切断肢指再接着．整形外科 1987；38：1767-73．

マイクロサージャリー
切断指（肢）再接着術

●──手術の概要

- 切断指（肢）再接着術は，マイクロサージャリー技術の向上，顕微鏡や縫合糸，手術器具などの改良により，成功率も向上し，現在では多くの施設で行われている[1,2]．
- 再接着術は整形外科疾患のなかでは，真の意味の救急を要する疾患である．
- 確実な血管吻合が絶対不可欠であり，十分なトレーニングが必要である．
- 手術手順は，指・手レベルでは骨，腱，血管，神経の順に行うが，筋組織を多く含む major amputation の場合では骨，血管の順に行い血行再建を優先させる．

▶適応

- 再接着術の成功例は当然のことながら機能的，整容的にも最良の結果であり，可能ならば再接着術を第一選択とする[3,4]．
- 絶対的適応は，機能面からは母指切断と多数指切断，整容面からは若い女性と小児例である．
- すべての切断指（肢）に再接着術の適応があるわけではなく，全身状態，合併症の有無，切断指（肢）のレベルと挫滅や汚染の程度，阻血時間，社会的背景などを考慮して決定する．

▶手術のポイント

①切断指の準備：手術が始まる前に切断指の準備を終了させておく．
②切断中枢端の処置：麻酔下に動脈，静脈，神経，屈筋腱，伸筋腱を同定し，剥離する．
③骨接合：Kirschner 鋼線（K 鋼線）固定法，90-90 鋼線固定法により切断指を中枢端へ固定する．
④腱縫合：縫合可能な腱はすべて一次修復する．
⑤血管吻合：まず動脈の吻合を行ってから，静脈の吻合を行う．
⑥神経縫合：epi-perineural suture を行う．
⑦創を閉鎖する．

手術手技の実際

❶ 切断指の準備：血管，神経の同定と剥離

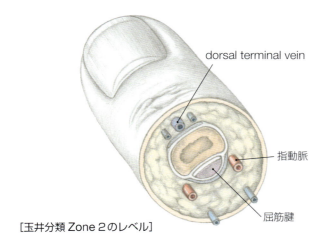
[玉井分類 Zone 2 のレベル]

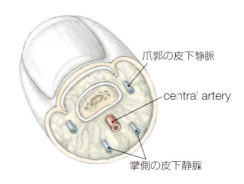
[玉井分類 Zone 1 のレベル]

- 切断指は冷温保存しておくが，手術が始まる前に切断指の準備を終了させておくことが望ましい．患者が手術室に入る前に，切断指の洗浄，消毒，デブリドマンを行い，顕微鏡下に血管，神経を同定し，9-0 や 8-0 ナイロン糸でマーキングを行う．剥離は十分に行っておく．
- 爪基部から DIP 関節のレベル（玉井分類 Zone 2）では屈筋腱付着部の両側で指動脈を同定することが可能であり，静脈は背側皮下で同定する（dorsal terminal vein）．爪基部より末梢レベル（玉井分類 Zone 1）では，動脈は末節骨のすぐ掌側の中央に central artery を同定することが可能であり，静脈は爪郭，掌側皮下で吻合可能な静脈を同定できることが多い．通常，静脈は 2～3 本準備することが望ましい．
- 血管の剥離は血管自体を剥離するのではなく，血管周囲の脂肪組織を切除するように行う [1]．これは，血管吻合のための working space をつくり，吻合後の血管の除圧にもなる．

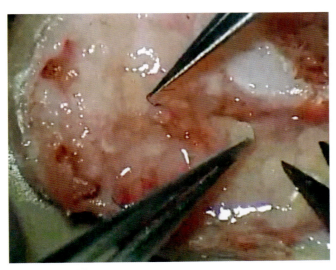

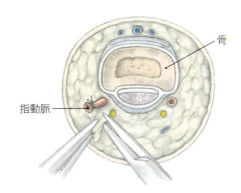
血管周囲の脂肪組織を切除する．

[1] 動脈の剥離
血管の剥離は血管周囲の脂肪組織を切除し，血管周囲にスペースをつくるつもりで行う．これは後の血管吻合の際の working space をつくり，血管吻合後の除圧にもなる．

❷…切断中枢端の処置：血管，神経，腱の同定と剥離

- 麻酔下に切断中枢端の処置を行う．動脈，静脈，神経，屈筋腱，伸筋腱の同定，マーキング，剥離を行う．
- 挫滅切断や引き抜き切断の場合では，広範囲で血管内膜の損傷を生じている可能性があるので，いったん駆血を解除して，準備した動脈からの出血を確認しておくと確実である．

❸…骨接合

- 骨折部が粉砕している場合では，リュエルやボーンソーでそれらを切除し，骨折部を単純骨折とさせて安定化させる．
- 指尖部切断では爪の位置関係のため骨短縮は困難であるが，それより中枢の場合では血管吻合や皮膚への緊張を低減させるため，5～10 mm の骨短縮を行う．
- 固定法は，末節骨，DIP 関節固定，中節骨末梢部の場合では，0.7～1.0 mm の細めの K 鋼線を切断指の末節骨断端から逆行性に 2～3 本刺入し，切断中枢端へ固定する．中節骨骨幹部より中枢の場合では，90-90 鋼線固定法や K 鋼線のクロスピンニングを行う．

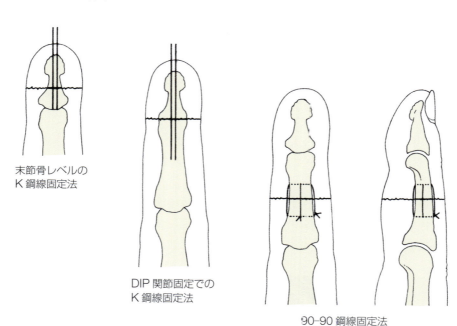

末節骨レベルの K 鋼線固定法

DIP 関節固定での K 鋼線固定法

90-90 鋼線固定法

- 実際の骨接合を行う前に，準備した切断指側と中枢側の血管の位置関係を確認しておく．必要であれば静脈移植を行う．指尖部や母指切断再接着の場合では，骨接合の前に，切断指の動脈に静脈移植を先に行うほうが容易なこともある[5]．

❹ 腱縫合

- 縫合可能な腱はすべて一時修復することを原則とするが，no man's land より末梢の場合では，浅指屈筋腱（FDS）は切除し，深指屈筋腱（FDP）のみ腱縫合を行う．筆者は 4-0 ナイロンループ針を用いた津下法を 4 strand で行っている．
- 伸筋腱も厚さが十分な場合には津下法を行うが，そうでない場合には 8 字縫合法を行う．

❺ 血管吻合

- まず動脈の吻合を行う．血管を軽く引き寄せる程度に引き出して血管クリップで固定する．断端を切離して新鮮化を行い，まず，動脈の内腔をヘパリン加生理食塩水で洗浄しながら観察し，内膜損傷がないことを確認する．内膜損傷がある場合には，断端を切り直す．外膜切除を行い，血管吻合を行う [2]．動脈吻合の後，駆血を解除し，血流の状態，指腹部の色調を観察する．
- 次に静脈の吻合を行う．

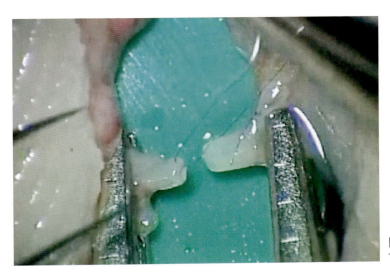

[2] 動脈吻合
11-0 ナイロン糸を使用．

❻ 神経縫合

- epi-perineural suture を行う．玉井分類 Zone 1 では自然回復が期待できるので無理に縫合する必要はないが，Zone 2 では最低 1 本は縫合する．
- 端端縫合が困難な場合には，神経移植を行う．移植神経は，手関節背側の後骨間神経終末枝，前腕尺側の前腕内側皮神経，下腿の腓腹神経を用いる．

❼ 創を閉鎖する

- 皮膚は疎に縫合し，緊張をかけないように注意する．
- 腫脹により単純閉鎖が困難な場合には，人工皮膚を使用して二期的に植皮を行う．

後療法

● 手術後は bulky dressing として，指尖部切断であっても上腕から指尖部まで ギプスシーネをあてる．この際，ベッド上での安静肢位で bulky dressing 内 での指先が天井に向くように固定肢位を決め，再接着指のうっ血を予防する． 通常，肘関節 30°程度，前腕回外位，手関節は軽度背屈位となる．

● モニタリングは術後 48 時間までは 1 時間ごとに色調の確認を行い，以後，3 時間ごとに変更する．抗凝固療法はヘパリン投与（1 日 5,000〜10,000 単位） を約 5 日間行う．リハビリテーションは術後 1 週から，bulky dressing 内での 軽い自動運動を開始する．

（坂本相哲，服部泰典）

■文献

1. Hattori Y, et al. Fingertip replantation. J Hand Surg Am 2007；32：548-55.
2. 服部泰典ほか．基節骨レベルの切断指再接着術の術後成績．日本マイクロサージャリー 学会会誌 2009；22：301-5.
3. Hattori Y, et al. A retrospective study of functional outcomes after successful replantation versus amputation closure for single fingertip amputations. J Hand Surg Am 2006；31：811-8.
4. 坂本相哲ほか．指尖部切断における手術的治療の成績　再接着術，断端形成術，皮弁に よる再建術の比較．日本手の外科学会雑誌 2007；24：107-10.
5. 坂本相哲ほか．指尖部切断再接着における静脈移植の有用性．日本手の外科学会雑誌 2009；25：738-40.

マイクロサージャリー
遊離皮弁術

手術の概要

- 皮弁移植では，皮膚の血行，すなわち主幹動脈から皮膚へ至る血行に関する機能的構造を理解しなければならない．
- 皮弁構成の成分で皮弁，筋膜皮弁，筋皮弁とそれらを組み合わせた複合皮弁は，その栄養血管の走行形態により direct cutaneous vascular system, intermuscular cutaneous vascular system, muscular cutaneous vascular system, osteo-muscular-cutaneous vascular system の4経路がある[1]．
- 遊離皮弁移植は顕微鏡下の血管吻合・神経縫合を要するため十分なトレーニングが必要不可欠である．
- 栄養血管を含めて皮弁，筋皮弁または筋膜皮弁を挙上できれば，身体のどの部位からも皮弁採取が可能である．
- 栄養血管の解剖学的な安定性，血管柄の太さ，皮弁採取部の整容的または機能的犠牲を考慮し，再建目的に適した皮弁または筋皮弁を選択する．四肢再建に用いられる代表的皮弁は，広背筋皮弁，腹直筋皮弁，前外側大腿皮弁などである．
- 穿通枝皮弁の概念が一般化し，筋肉成分を付着させることなく皮弁挙上が可能である．穿通枝皮弁では穿通枝の解剖に精通する必要がある．
- 穿通枝の血管分布を考慮しながら皮弁のさらなる thinning が可能である．
- 遊離筋弁では支配神経を縫合することで機能的筋肉移植が可能である．
- 遊離皮弁術では，術後皮弁血行のモニタリング，血栓形成予防のための薬物療法など血行不全による皮弁壊死を予防するための工夫が必要である．

▶適応

- 遊離皮弁移植は，通常の植皮が生着しないような腱・骨・関節露出部や感染巣など血行不良部の被覆や死腔の充填，三次元的な組織欠損の再建などが適応となる．

▶手術のポイント

① 皮弁デザイン：皮弁により皮弁挙上のランドマークが存在する．
② 移植床の準備：デブリドマン，悪性腫瘍切除などを行う．
③ 吻合する動静脈を剝離・同定する．
④ 皮弁挙上，皮弁採取部位の閉鎖などを行う．
⑤ 皮弁を移植床に縫合する．
⑥ 手術用顕微鏡下に血管または神経縫合を行う．
⑦ 皮膚を縫合する．

手術手技の実際

遊離広背筋皮弁術

- 広背筋皮弁は筋体が長さ40 cm，幅40 cmと大きく，栄養血管の径が太く筋体上に皮弁を自由にデザインできる[2]．また，栄養血管である胸背動静脈は解剖学的変異も少なく，広背筋採取後の機能障害はほとんどみられない[3]．
- プレート感染による急性脛骨骨髄炎 [1] を例にあげて説明する．

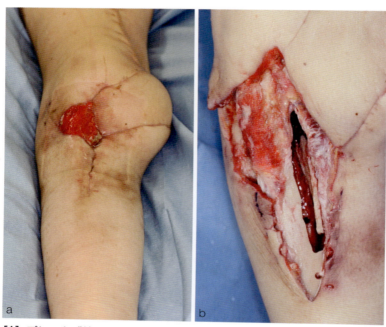

[1] プレート感染による急性脛骨骨髄炎
a：脛骨プラトー骨折術後に生じたプレート感染例．
b：プレートを抜去し，脛骨髄内まで十分なデブリドマンを施行した．

❶…移植床の準備

- 壊死組織切除，腐骨切除などデブリドマンを施行し，下腿前面で前脛骨動静脈を剝離し血管吻合の準備を行う．

> ▶ポイント
> - 皮弁移植では，手術時間の短縮や出血量の軽減のため，移植床や吻合血管を準備するチームと皮弁を挙上する2チームでの体制が望ましい．

❷ 皮弁デザインと皮弁挙上

- 広背筋皮弁のデザインは，側臥位で，上腕を体幹につけた肢位（肩関節内転・外転0°，挙上・伸展0°）で行う．中腋窩線をマーキングし，欠損部に必要な大きさの皮弁をデザインする[2].
- 皮弁前縁から皮膚切開を加え，広背筋前縁を確認する．
- 次いで皮弁周囲を切開し，広背筋体は必要な範囲で切断する．皮弁は末梢から挙上し，肋間穿通枝は結紮または電気式凝固切開装置などで処置する．
- 広背筋採取部は，術後に漿液の貯留を起こしやすいため持続吸引ドレーンを複数本留置する．
- 広背筋皮弁採取部縫合における最大のポイントは，肩関節外転90°以上の肢位で皮膚縫合を行うことで，術後の瘢痕拘縮による肩関節の機能障害を予防することができる．肩関節内転位での皮膚縫合は術後の機能障害の原因となる．

❸ 血管吻合，皮膚縫合 [3]

- 皮弁周囲の真皮縫合は行わない．皮下に死腔を生じないように皮膚縫合糸をかけることが重要である．
- 皮弁周囲には複数のペンローズドレーンを留置し，必要に応じギプスなどで外固定を行う．

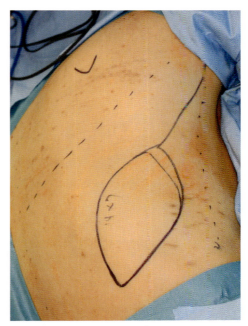

[2] 遊離広背筋皮弁のデザイン
デザインは，側臥位で上腕を体幹につけた肢位で行う．写真はデザイン終了後に上腕を外転位にした状態である．破線は，広背筋の前縁，後縁を示す．

▶ **ポイント**

広背筋の解剖 [4,5]
- 起始：胸腰筋膜の浅葉，下位4～8胸椎，全腰椎・仙椎の棘突起，肩甲骨の下角，腸骨稜，下位3～4肋骨
- 停止：上腕骨小結節稜
- 支配血管：胸背動脈
- 支配神経：胸背神経

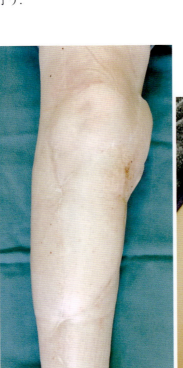
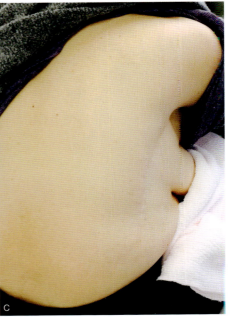

[3] 皮膚縫合の術後経過
a：術直後の状態．皮弁周囲に数本のドレーンを留置した．
b：術後4年6か月の状態．骨髄炎の再燃は認めない．
c：術後4年6か月時の皮弁採取部の状態．肩関節の可動域制限は認めない．

遊離前外側大腿皮弁術

- 足底部の有痛性慢性皮膚潰瘍［4］を例に説明する．

❶ 移植床の準備

- 足底部の有痛性慢性皮膚潰瘍を切除し，血管吻合のため足根管を開放して後脛骨動静脈を剝離・固定する［4c］．

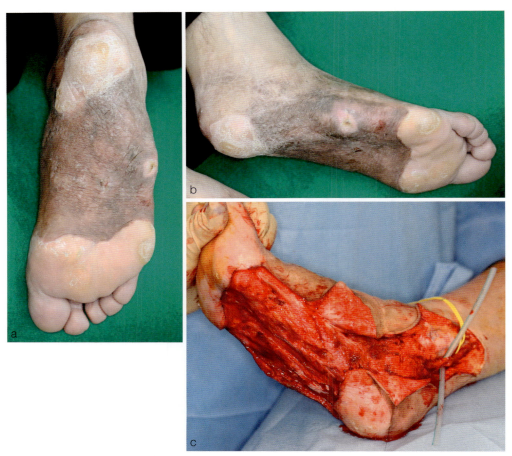

[4] 足底部の有痛性慢性皮膚潰瘍
a, b：手術前臨床所見．踵部は，幼少期に行われた対側足から内側足底皮弁術が施行されていた．
c：足根管を開放し，後脛骨神経・動静脈を剝離．黄色テープは後脛骨神経，ペンローズは後脛骨動静脈を剝離，挙上した状態．

❷ 前外側大腿皮弁のデザインと挙上 [5]

- ランドマーク：上前腸骨棘と膝蓋骨外側中点をマーキングし，これらを結ぶ直線を皮弁の長軸とする[2]．術前にドプラー血流計を用いて穿通枝の位置を確認する [5a]．
- 本症例では，栄養血管が direct cutaneous vascular system ではなく intermuscular cutaneous vascular system であるため，血管束周囲の筋体を一部含め，皮弁を挙上した．また再建に必要な大きさの大腿筋膜を含めて挙上が可能である．
- 皮弁外側から皮膚切開を加え大腿筋膜上で穿通枝を確認する．血管茎は外側筋間中隔より中枢へ血管茎を剥離することで血管茎の長さの調節が可能である．皮弁採取部は幅 6〜8 cm 程度まで 1 次縫合が可能である．
- 肥満症例では大腿部の皮下脂肪が厚いため，皮弁を選択するときに注意を要する．

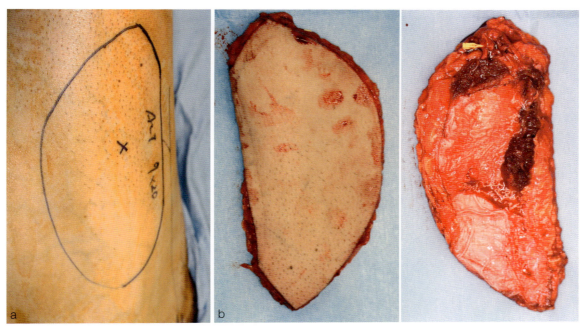

[5] 前外側大腿皮弁
a：皮弁のデザイン．×印はドプラー血流計を用いた穿通枝の位置を示す．
b：挙上した皮弁．本症例では大腿筋膜を含めて皮弁を挙上した．血管クリップは穿通枝．

❸ 血管吻合，皮弁の縫合 [6]

- 顕微鏡下に血管吻合し，皮弁周囲を縫合する．皮弁周囲に複数本のペンローズドレーンを留置する．

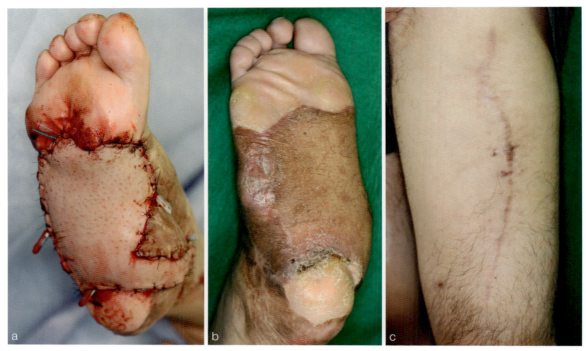

[6] 術後経過
a：術直後の状態．皮弁周囲にドレーンを数本留置した．
b：術後 7 か月の状態．
c：術後 7 か月時の皮弁採取部の状態．

（松浦愼太郎，石田勝大）

■文献

1. 丸山 優，澤泉雅之．新しい皮弁の概念と分類（1）．波利井清紀監，鳥居修平編．形成外科 ADVANCE SERIES Ⅰ-4 皮弁移植法：最近の進歩．改訂第 2 版．東京：克誠堂出版；2002．p. 3-15．
2. 平瀬雄一．広背筋皮弁．前外側大腿皮弁．やさしいマイクロサージャリー 遊離組織移植の実際．東京：克誠堂出版；2004．p. 35-48, 151-61．
3. 増田禎一ほか．広背筋採取後の肩関節の機能評価について．日本形成外科学会会誌 2000；20：417-22．
4. Mathes SJ, Nahai F. Clinical Atlas of Muscle and Musclocutaneous Flaps. St Louis：CV Mosby；1979. p. 365-91.
5. 金子丑之助．日本人体解剖学 第 1 巻．東京：南山堂；1980．p. 338-41．

マイクロサージャリー
血管柄付き腓骨移植術

●——手術の概要

- 遊離皮弁を問題なく行えるマイクロサージャリーの手技と骨固定に関する豊富な経験が必要である．
- 血管柄付き骨移植術のドナーとして，腓骨，腸骨，肩甲骨，大腿骨内側上顆などが使用されているが，レシピエントの状態を検討してドナーを決定する．
- 術前にドナーとレシピエント（とくに後者）の血管の状態を把握し，搔爬後や腫瘍摘出後の骨欠損量を推定して，採取する腓骨，皮弁，血管柄の長さを決定する．
- できればドナー側，レシピエント側の同時進行が望ましいが，医師数や体位などの関係でレシピエント，ドナー，レシピエントと手術を進めなければならないこともある．
- 腓骨採取においては，下腿の解剖，とくに腓骨動脈と皮膚穿通枝について熟知しておく必要がある．本項では腓骨採取の手技を詳しく解説している．
- すべての過程において高度な技術を要するが，最も重要な過程は骨の固定である．移植骨の血行を阻害せず，できるだけ強固な固定が望ましい．感染性偽関節の症例では創外固定器の使用頻度が高い．
- 血管吻合はできるだけ健常な部位で行うべきで，症例によっては静脈移植が必要な場合もある．
- 術後のモニタリングは重要で，もし血行のトラブルが予想された場合はすみやかに対処すべきである．

▶適応

- 整形外科ならびに形成外科領域において種々の適応があるが，整形外科では感染性偽関節に対する適応症例が最も多い．主な適応疾患を列挙する．
  - 外傷ならびに腫瘍切除後の広範囲（6 cm以上）骨欠損
  - 軟部組織欠損を伴う中等度（3～6 cm程度）以上の骨欠損
  - 四肢の難治性偽関節（感染性偽関節，先天性偽関節など）
  - 大関節の固定（膝関節，足関節，手関節など）
  - 大腿骨頭壊死
  - 下顎骨再建（腫瘍，骨髄炎）
  - 脊椎の多椎間固定
  - 手関節，肩関節の再建（腓骨頭移植）

血管柄付き腓骨採取

▶手術のポイント

①術前準備：レシピエント側の CT angiography を撮影しておき，レシピエント血管の同定および吻合部位をあらかじめ決定しておく．
②体位：同側や上肢に移植する場合は側臥位で，反対側への移植や大腿骨頭壊死例に対する腓骨採取の場合は仰臥位で行う．
③皮膚穿通枝の確認をドプラー聴診器で行い，皮弁を仮にデザインしておく．皮切は腓骨の後縁に沿って直線上に入れる．
④腓骨の後縁に沿って切開し，剥離を進め，皮膚穿通枝を確認する．
⑤穿通枝を血管柄として皮弁を挙上し，腓骨外側を展開する．
⑥腓骨筋を腓骨から剥離した後，腓骨の遠位部と近位部を骨切りし，切離する．
⑦伸筋群を剥離し，腓骨動静脈を剥離・結紮する．
⑧後脛骨筋および長母趾屈筋を切離し，腓骨動静脈を結紮・切離する．
⑨小児においては必ず脛腓間固定術を行う．

●手術手技の実際

❶ 術前準備

- 血管造影あるいは CT angiography でレシピエント側の血管を確認しておく．
- 採取する腓骨の長さや採取する部位は，必要とする血管柄の長さや皮下穿通枝の位置であらかじめ決めておく．
- 皮弁は欠損部より 1～2 cm 大きめにデザインするように予定しておく．
- 骨固定に関しては術前に十分検討しておき，プレート，スクリュー，創外固定器など必要なものを準備しておく．

❷ 手術体位，皮切

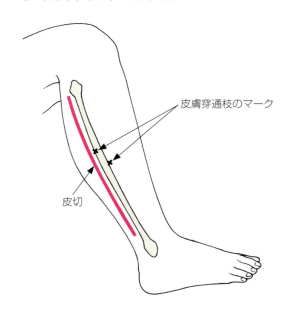

皮膚穿通枝のマーク
皮切

- 同側に移植する場合や，上肢に移植する場合は，側臥位で手術を行う．
- 反対側への移植や大腿骨頭壊死例に対する腓骨採取の場合は，仰臥位でドナーとレシピエントの手術を同時進行で行うことにより手術時間の短縮を図れる．この場合，腓骨採取側の殿部に枕を入れて，股関節を内旋させ，膝関節を屈曲位とする．
- 皮膚穿通枝の確認は術前にドプラー聴診器で行い，皮弁をデザインする．
- 皮切は腓骨の後縁に沿って直線上に入れる．
- 手術を始める直前に駆血を行い，ターニケットを ON にするが，駆血は Esmarch 駆血帯を使用せず，下肢を挙上して手で圧迫する程度にしておく（皮膚穿通枝の確認を容易にするために）．

サイドメモ

皮膚穿通枝について

- 下腿外側の皮膚は腓骨動脈と後脛骨動脈からの皮膚穿通枝によって栄養されている．
- 腓骨動脈からの皮膚穿通枝は，ヒラメ筋の筋肉内を通過して皮膚に出てくるもの（Type A），筋間中隔を通って皮下に出てくるもの（Type C），Type Cのうち途中ヒラメ筋に枝を出すもの（Type B）の3種類に分類できる [1]．
- Type Aは下腿中央1/3に多くみられ，Type B，Cは下腿遠位1/3に多くみられる [2]．ヒラメ筋内でこの血管を剥離するのは技術的に難しいため（Type A），Type B，Cの枝を皮膚穿通枝として使用することが望ましい．そのためには下腿中央より遠位で皮弁をデザインすることが勧められる．
- 血管超音波検査を行えば，皮膚穿通枝の走行が確認でき，Type AかB，Cかの判別が可能である [3]．

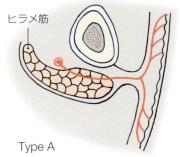
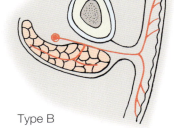
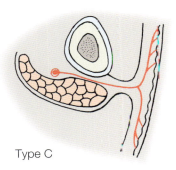

[1] 皮膚穿通枝の分類

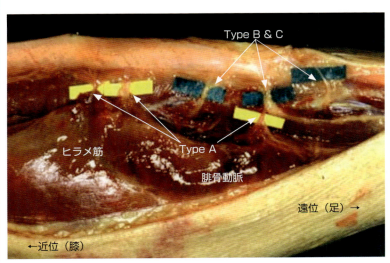

[2] 腓骨動脈からの皮膚穿通枝

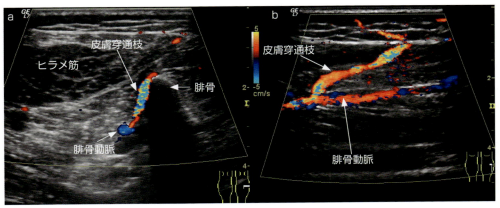

[3] 血管超音波検査
a：短軸像，b：長軸像．

❸…皮切を切開して，皮膚穿通枝を確認する

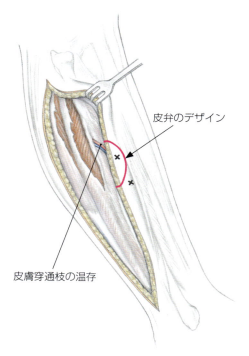

皮弁のデザイン
皮膚穿通枝の温存

- 腓骨の後縁に沿って切開し，皮弁の部位ではその後方から切開を行う．
- 皮下組織の切開後はヒラメ筋の筋膜上で前方に向かって剥離を進める．
- 皮膚穿通枝のマーク（術前）付近では，穿通枝を傷つけないようにヒラメ筋の筋膜を切離して，筋膜を腓骨筋との筋間中隔に向かって筋膜下で剥離を行うと，穿通枝が筋膜を透けて確認できる．
- その後，ヒラメ筋を近位に向かって後方へ圧排し，近位部でヒラメ筋の腓骨への起始部を腓骨付着部で切離すると，腓骨動脈本幹が確認できる．
- 腓骨動脈本幹が長母趾屈筋の中に入っていく部位を確認した後に長母趾屈筋の筋膜を腓骨側で切離する．
- 次に皮膚穿通枝を近位に向かって剥離し，この枝が腓骨動脈から分岐していることを確認して，最終的に皮弁のデザインを決定する．
- 後方からの剥離展開はここで一度止めておく．

▶ポイント
- 皮弁は下腿遠位1/3から上がってくる皮膚穿通枝を含むようにデザインする．できれば術前にエコー（血管超音波検査）を用いて穿通枝を確認しておく．

❹…皮弁を挙上し，腓骨外側を展開する

- デザイン確定後に皮弁の前縁を切離して，腓骨筋の筋膜の一部を皮弁に付けた状態で穿通枝を血管柄として，皮弁を挙上する．
- 腓骨筋の筋膜および筋間中隔の一部を穿通枝に付けることにより，術中，穿通枝の引きちぎれ損傷を防止できる．
- 皮弁が挙上された後は腓骨の前方から剥離を進める．腓骨筋を腓骨からメスとハサミを用いて遠位から近位に向けて剥がしていくが，血行を温存するために腓骨筋の一部は腓骨に付けておく．

❺…腓骨を切離する

- 腓骨筋が腓骨から剥離された後に腓骨の骨切りを行う．
- 骨切り線より約1cm遠位部の骨膜をメスで切り，2〜3cmの幅で筋間中隔も切離する．ラスパトリウムを用いて骨膜下に近位に向かって剥離を行い，エレバトリウムを入れて腓骨動静脈を保護する．
- 骨切りはボーンソーを用いて行う．遠位部の骨切り後，腓骨近位部でも同様の手技で骨切りを行う．近位部では静脈を傷つけやすいので，レトラクターを入れる際には骨膜を丁寧に剥がしてから行うことがコツである．

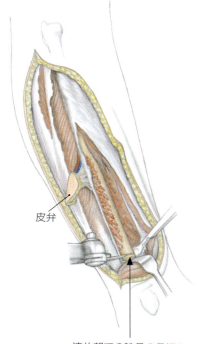

皮弁
遠位部での腓骨の骨切り

▶ポイント
- 長母趾屈筋の筋膜を切離した後は前方からの進入に切り替える．そして腓骨の骨切りは早い段階で行うほうが後の展開が楽である．

❻ 腓骨動静脈を剥離する

- 骨切りした腓骨の末梢端を骨把持器などで把持して手前に引きながら，骨間膜に付着している長趾伸筋および長母趾伸筋を前方へ剥離する．この操作中に前脛骨動静脈と深腓骨神経が術野に現れるが，損傷しないように注意する．
- 剥離した伸筋群を内側に避け，骨間膜を腓骨に5mmほど付着させたまま切離すると後脛骨筋が展開される．
- この時点で腓骨片末梢部において腓骨動静脈が確認できる．血管束を剥離し，動静脈束を結紮する．

❼ 後脛骨筋および長母趾屈筋を切離する

- 後脛骨筋をはずしながら腓骨動静脈を近位へと剥離する．
- 最後に長母趾屈筋の一部を腓骨に付着させた状態で切離していくと血管柄だけを残した腓骨が挙上される．

> ▶ ポイント
> - 遠位部で腓骨動静脈を結紮・切離した後は，腓骨を手前に引きながら後脛骨筋を腓骨からはずし，最後に長母趾屈筋を一部腓骨に付着させた状態で切離していくと，血管柄だけを残した腓骨が挙上される．

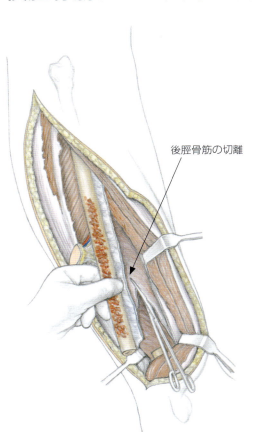

後脛骨筋の切離

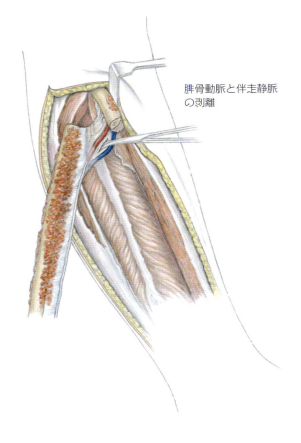

腓骨動脈と伴走静脈の剥離

- 腓骨動脈を後脛骨動脈分岐部に向かって剥離するが，できればヒラメ筋の主栄養動脈分岐部より末梢で血管の結紮を行う．切離する前に動脈と静脈を分離しておくとよい．
- 駆血帯を解除して，腓骨，皮弁の血行を確認した後に出血部位を双極止血子で止血する．腓骨の灌流を10分ほど行ってから動静脈を結紮して，切離する．

> ▶ ポイント
> - 血管柄は後脛骨動脈との分岐部ではなく，ヒラメ筋への主栄養血管分岐部より末梢で結紮・切離することを勧める．

❽…小児における脛腓間固定術

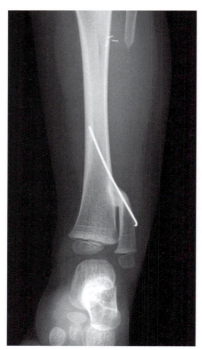
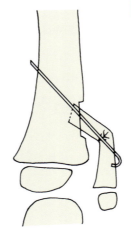

▶ポイント
- 小児では遠位部において脛腓間固定術を必ず施行する.

[4] 脛腓間固定

- 腓骨採取に伴う術後の外反変形を予防するために，小児においては必ず脛腓間固定を行わなければならない．
- 脛骨の皮質骨の一部を開窓し，腓骨の断端を折るように脛骨の開創部にはめ込み，Kirschner鋼線を用いて固定する [4].

▶後療法

- 骨髄炎の症例に対しては抗凝固療法を施行する．使用する薬剤はプロスタグランジンE_1で，術後3〜5日間，持続点滴を行う．
- 吻合部血栓が生じ，再手術を行った症例に対してはヘパリンを使用する．
- 吻合部血栓が生じる場合，そのほとんどが術後48時間以内であるので，その期間は3時間おきに皮弁のチェックを行う．
- 腓骨採取側は安静の目的で術後1週間はシーネあるいはギプスシャーレをあてる．
- 腓骨採取側で最もよくみられる合併症は槌趾変形である．これを防止するために術後1週くらいから母趾の背屈運動（自動および他動）を励行する．

（矢島弘嗣）

■参考文献
1. Beppu M, et al. The osteocutaneous fibula flap: An anatomic study. J Reconstr Microsurg 1992；8：215-23.
2. Yajima H, et al. Vascularized fibular grafts in the treatment of osteomyelitis infected nonunion. Clin Orthop 1993；293：256-64.
3. 矢島弘嗣, 吉田 淳. 血管柄付き腓骨移植術. 整形外科医のための新マイクロサージャリー. 東京：メジカルビュー社；2008. p. 186-200.

マイクロサージャリー
toe to thumb/finger transfer

●──手術の概要

- 切断あるいはそれに近い状態になった手指の再建に足趾の移植が行われる．機能的再建，あるいは整容的再建が目的だが，多くは両方の目的で適応される．
- 足趾そのものを移植する方法と部分的に移植する方法（wrap around flap など）がある．
- 足趾移植のドナーとして，第1足趾，第2足趾，第3足趾，第2＋3足趾がある．ここでは第2足趾移植術について解説する．

▶ 適応

- 母指再建に対する適応はMP関節より近位での切断例である．
- MP関節より近位切断でも他の指が温存されている場合はwrap around flapをまず考慮する．
- 多数指切断例の機能再建に良い適応がある [1]．
- 整容的目的でPIP関節以遠の切断例に適応される．

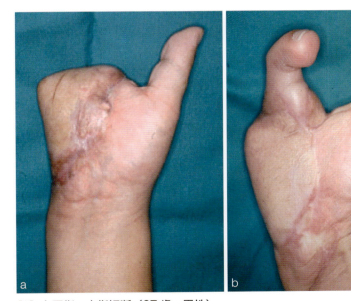 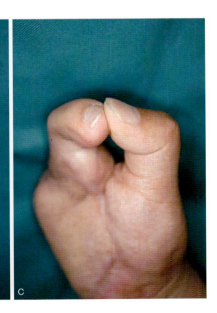

[1] 右示指〜小指切断（37歳，男性）
a：術前．b, c：第2足趾移植後1年．

手術のポイント

①レシピエント側とドナー側の術前準備.
②移植床を展開する.
③足趾を採取する.
④手への移植.
⑤創を閉鎖する.

手術手技の実際

❶…術前準備

● 術前にレシピエント側の軟部組織や関節の拘縮を改善しておく.
● レシピエント側の血管造影あるいは CT angiography は施行する.
● ドナー側においては第1背側中足動脈の走行を血管超音波検査でチェックする.
● 移植足趾の長さや向きを決定するには，可塑性の素材やボール紙で義指を作製して，使い勝手をみておく.
● 血管と神経の縫合箇所，骨接合部を考慮してドナーのデザインを行う.

❷…移植床を展開する

● 伸筋腱および屈筋腱を確認して，断端を新鮮化する.
● リュエルあるいはボーンソーで骨断端を新鮮化する.
● short transfer の場合は指動脈を，足背動脈を用いるときは浅掌動脈弓あるいは snuff box（嗅ぎタバコ窩）を展開する.
● 顕微鏡下に血管と神経の状態を確認し，動脈をフラッシュさせてクリップを掛ける.
● 足趾が採取されるまで，一時的な縫合と圧迫固定を行う.

> ▶ **ポイント**
>
> **レシピエント側の pitfall**
> ● できるだけ正常な動脈を確保する．フラッシュして血流が悪いときは，もう少し近位でレシピエント動脈を確保する.
> ● 骨固定は正確に強固に行う.
> ● 腱縫合後，IP 関節を伸展位に仮固定しておく（術後の屈曲拘縮を防止するため）.
> ● 神経は緩めに，血管は蛇行しない程度の緊張下で縫合する.
> ● 皮膚縫合において緊張が強いときは，人工皮膚などを用いて一時的な創閉鎖を行う.

❸…足趾を採取する

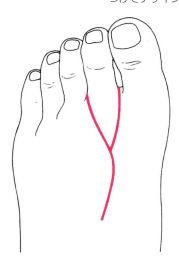
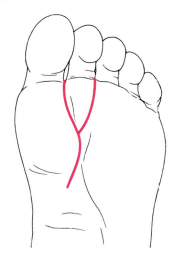

第2足趾採取のための皮切．
背側に大きな三角皮弁，底側に小さな三角皮弁を
つけてデザインする．

- 底側，背側とも近位は紡錘形になるように皮切をデザインする．
- 皮下静脈を剥離して，近位で切断後，血管クリップを掛けておく．
- 足背動脈から中足動脈に向けて剥離する．
- 足底への枝を剥離して，第1趾への枝を結紮する．
- 中足動脈が深部を走行しているときは，足趾を挙上後に遠位から足背動脈に向かって剥離を行い，足底への枝を結紮するほうがよい．
- 次に底側を切開して，趾動脈，趾神経，長趾屈筋腱を剥離する．
- 趾神経は両側とも移植床の神経に合わせて，できれば少し長めに切離する．
- 趾動脈はMP関節付近まで剥離して結紮および切離し，屈筋腱は適当な長さで切離して，骨切りを行う．
- 一度駆血を解除して，挙上した足趾の血行を確認してから動脈を切離して，足趾を採取する [2]．

▶ポイント

ドナー側のpitfall
- 静脈は数本確保しておく．
- 足趾挙上時に足趾への血行が悪いときは，キシロカインの局所散布とPGE1の使用で血管の攣縮をとり，次に加温生理食塩水で移植足趾を温める．
- それでも血行が悪い場合は，顕微鏡下に中足動脈分岐部と趾動脈分岐部の剥離を行う．

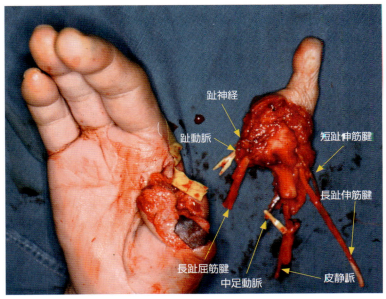

[2] 右母指，示指切断（57歳，男性）
左側から第2足趾を採取して，母指欠損部へ移植．

④…手への移植

- まず骨接合を行う．固定法としては，Kirschner鋼線（K鋼線）のクロス固定，K鋼線とランボット鋼線による圧迫固定，プレート固定などを用いる．
- 腱縫合後に手術用顕微鏡を入れて，神経，静脈，動脈を縫合する．順序は縫合する部位によって異なるが，最後に動脈を縫合して阻血を解除するのがよい．

⑤…創を閉鎖する

- 手部は緊張がかからないように創閉鎖を行う．緊張が強いときは人工皮膚などを使用する．
- ドナー側において中足骨レベルで採取した場合は，長めに中足骨を切除して，第1–第3中足骨間を鋼線で引き寄せておく（外反母趾の発生を防止）[3]．

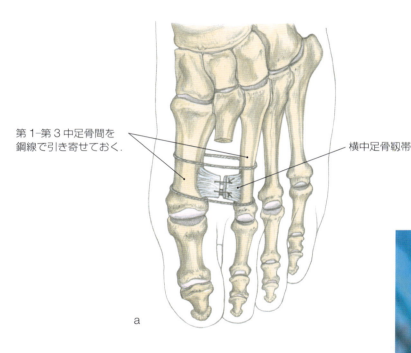

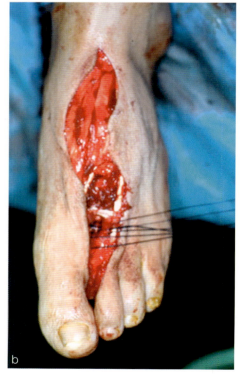

[3] 採取部の創閉鎖
第1，第3中足骨を引き寄せ，横中足骨靱帯を縫合するか（a），腱を用いた再建を行う（b）．

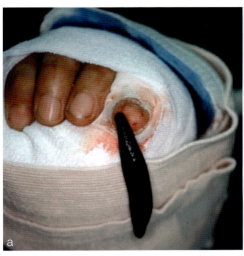 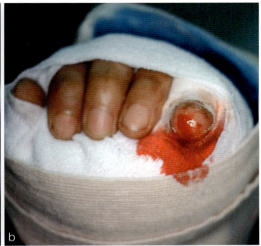

[4] 医療用ヒルによる瀉血

▶後療法

- 患肢の挙上，保温，除痛が重要である．
- PGE1，ヘパリンなどを使用した抗凝固療法を3〜5日間行う．
- 術後48時間は3〜4時間おきにドプラー聴診器を用いた動脈のチェックと足趾の色調やcapillary refillによる静脈のチェックを行う．その後は6時間おきに，できれば術後1週間はこれらを施行する．
- トラブルが生じたときは早急に血管縫合部を展開して対処する．
- うっ血の場合は，まず医療用ヒルを用いた瀉血を試みる [4]．

（矢島弘嗣）

■文献

1. 木森研治．足指の手への移植．整形外科医のためのマイクロサージャリー．東京：メジカルビュー社；2000. p. 117-26.
2. 矢島弘嗣．足趾移植．高岡邦夫編．新OS NOW No. 22，手指の外科 修復，再建とリハビリテーション．東京：メジカルビュー社；2004. p. 106-13.
3. 矢島弘嗣．吻合血管閉塞の判断と対処．整形外科 Knack & Pitfalls 手の外科の要点と盲点．東京：文光堂；2007. p. 272-5.
4. 中島英親．手への足趾移植術．整形外科医のための新マイクロサージャリー．東京：メジカルビュー社；2008. p. 138-54.

感染症

骨髄炎に対する治療

━ 手術の概要

- 感染の鎮静化には，十分な病巣郭清と欠損部位の再建がキーポイントとなる．
- 術前，病巣の範囲は，X線，CT，骨シンチグラフィー，MRIの所見を総合的に検討し，最終的には術中所見で決定する．
- 骨の処置として開窓掻爬を行うか骨切除を行うかであるが，中途半端な処置が後で治療の長期化を招くため，思い切った処置をすべきである．とくに骨髄内に広範囲に病巣が拡大している場合，多くはバイオフィルムを形成している．バイオフィルムの形成が進むと骨髄炎の難治化が進行するため，十分な掻爬が必要である．
- 感染の鎮静化を獲得するために選択肢としていくつかの方法がある．閉鎖式持続灌流法は，急性骨髄炎で48～72時間保存療法を行っても改善しない症例，慢性骨髄炎が適応となるが，幼小児の場合，術後出血の問題があり，適応は慎重にすべきである．その他は抗菌薬含有骨セメント埋入法，開放療法（Papineau法），高圧酸素療法（hyperbaric oxygen〈HBO〉therapy）などを組み合わせて選択し，感染の鎮静化を獲得する．
- 欠損部の再建術として，全身状態の良い慢性骨髄炎には海綿骨移植（Papineau法）が行われる．また骨移動術（bone transportation）は生体内で骨形成をdistraction osteogenesisで行う方法で，Ilizarov創外固定器を用いて行われる．

▶ 適応

- 手術療法は，その適応と時期の決定が難しい．保存療法に反応せずCTなどにて軟部組織内や滑膜下に大きな膿瘍のあるときに適応となる．

▶ 手術のポイント

開放療法（Papineau法）
①Ⅰ期：病巣掻爬＋開放処置（2～3週）
②Ⅱ期：海綿骨移植＋開放処置（6～12週）
③Ⅲ期：植皮術（全層植皮〈FTSG〉または分層植皮〈STSG〉）

抗菌薬含有骨セメント埋入法
①抗菌薬含有骨セメントビーズ
②抗菌薬含有可動式骨セメントスペーサー

骨移動術（bone transportation）

手術手技の実際

開放療法（Papineau法）

❶ Ⅰ期：病巣掻爬＋開放処置（2～3週）

- 感染した皮膚は瘻孔を含めて切除する．
- 骨の開窓は広めにする．
- ドリリングし，ノミで開窓する．
- 病巣部は，鋭匙で掻爬し，不良肉芽を切除する．
- 病巣部の掻爬はできるだけ直視下に行う．

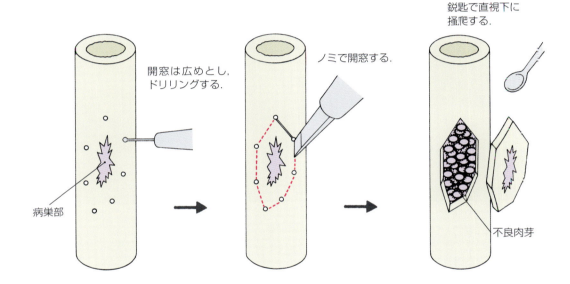

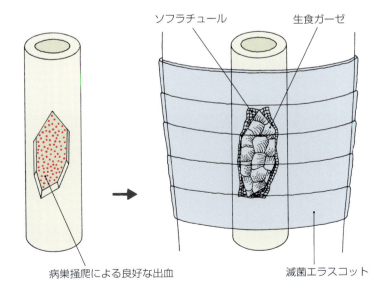

- ソフラチュールを骨髄内に敷き詰め，生食ガーゼを詰めておく．
- 滅菌包帯を巻いて密封する．
- 骨折部に不安定性があれば創外固定を行う．
- 術後2～5日後から，病棟で準清潔操作にて開放処置を行う．
- 生理食塩水1,000～2,000 mLで洗浄する．wet処置を連日行う．

- 骨髄内が汚ければ，鋭匙などで掻爬する．
- 2～3週で良好な肉芽形成があれば，骨移植を行う．

▶ポイント
- 初回包帯交換は術後2～5日後！
- 準清潔操作！
- 汚ければ鋭匙で掻爬！
- クロットは取り除く！
- 肉芽は温存！
- ほどよく出血させる！
- 生理食塩水1,000 mL/日で洗浄！

❷ II期：海綿骨移植＋開放処置（6〜12週）

- 腸骨前方，後方から海綿骨のみ採取する．
- 開窓し，骨採取後は蓋を戻す．
- 病巣部は洗浄し，表層を愛護的に掻爬し出血させる．
- 海綿骨を山盛りになるよう移植する [1a]．
- ソフラチュール，生食ガーゼで被覆し，滅菌包帯をする．
- 術後は，感染徴候がなければ1週間待機した後に初回包帯交換する．
- 生理食塩水で連日洗浄する．
- 移植骨を剥がさないように，鋭匙で出血させる．
- 高圧酸素療法，陰圧閉鎖療法（VAC療法）を併用すると肉芽形成を促進する [1b]．

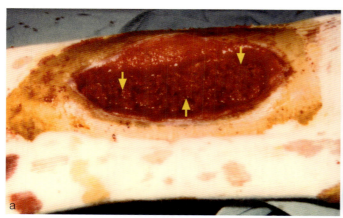
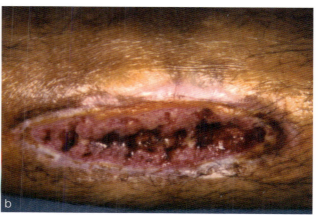

[1] Papineau法II期（海綿骨移植）
a：山盛りになるように，腸骨から採取した海綿骨を移植する．　→　海綿骨移植．
b：骨移植後約2か月．移植骨はほぼ肉芽組織に覆われている．

（星　亨．Orthopaedics 2008：21：55, 56[1] より）

❸ III期：植皮術（FTSGまたはSTSG）

- 移植骨が肉芽で覆われれば植皮を行う [2]．
- 基本的には植皮を行う．
- 皮膚欠損が小さければ，場合によっては上皮化させてもよい．
- rotation flapなどの皮弁を併用してもよい[1]．

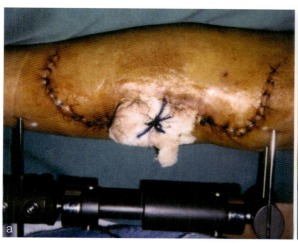
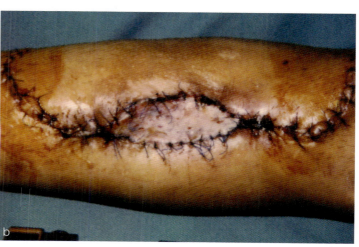

[2] Papineau法III期

（星　亨．Orthopaedics 2008：21：56[1] より）

抗菌薬含有骨セメント埋入法

- 局所での抗菌薬徐放システムとして骨セメントが用いられる．その特徴は，利点として強度が強く目的に応じて形成しやすいこと，欠点は抜去の必要があり，高い重合熱が生じることである．

❶ 抗菌薬含有骨セメントビーズ

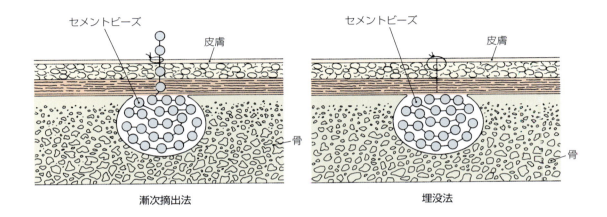

漸次摘出法　　　　　　　　　　埋没法

- 感染病巣を十分に掻爬したあと，死腔に抗菌薬含有骨セメントビーズを充填する．方法には，漸次摘出法と埋没法がある．
- 漸次摘出法：ソフトワイヤーで連結されたビーズ2～3個を創外に出しておいて徐々に抜去する．
- 埋没法：ビーズを創外に出さずに創を閉鎖する．除去の際に残さないためにソフトワイヤーで連結は行っている．埋没法の場合，3か月は体内に埋没してもよい．
- 感染の鎮静化を確認して二次的手術を行う．二次的手術には，ビーズ抜去後の骨移植術，再置換術などがある．
- ほとんどの骨セメントは重合温度が76～77℃程度あるため，耐熱性の高いアミノグリコシド系抗菌薬が使用しやすい．熱変性しやすいバンコマイシン（VCM）などを用いる場合は重合温度が62℃と低いセメックスを用いる[2]．

❷ 抗菌薬含有可動式骨セメントスペーサー

- 人工膝関節置換術後感染の治療方針は，現在，二期的再置換術が最も用いられている方法といえる．最初の手術は人工関節の抜去，感染組織の徹底的なデブリドマンを行い，抗菌薬入りセメントスペーサーを挿入し，一定の期間をおいて，再置換術を行うものである［3］．

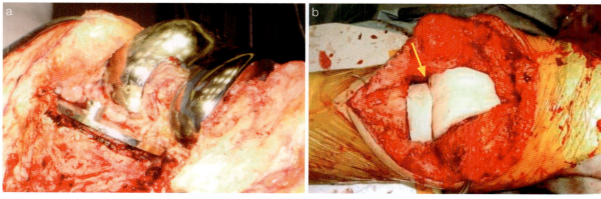

[3] 人工膝関節置換術後感染
a：人工膝関節は不良肉芽で覆われ弛みが確認できる．
b：人工関節の抜去，感染組織の徹底的なデブリドマンを行い，抗菌薬入りセメントスペーサー（→）を挿入．

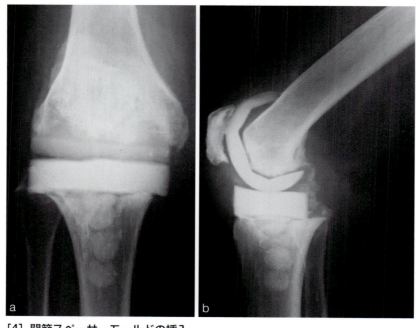

[4] 関節スペーサーモールドの挿入
（小谷明弘ほか．日本整形外科学会雑誌 2012：86：1056[3]）より）

- 人工膝関節除去後に生じる死腔に対して，抗菌薬入りセメントビーズを留置する方法も行われていたが，周囲軟部組織の短縮など，再置換時の人工関節挿入スペースの確保に難渋することが問題とされてきた．
- 近年，人工膝関節の形状をしたスペーサーが開発され，再置換術待機期間中の膝の可動域訓練が可能となり，臨床応用されている．重合温度の低い骨セメントのセメックスの粉末40gに対してバンコマイシン（VCM）1～2gを混合して，関節スペーサーモールドを作製し挿入する [4]．
- 初期手術後，4～6週間，感受性のある抗菌薬の静注を行う．その後，約2週間経過観察し，関節液を採取する．
- 関節液の白血球分画で多核白血球が80％未満，白血球数が50,000/μL未満で，細菌培養が陰性であれば再置換術を行うとしている．
- 再置換術は骨欠損の程度により，骨移植やオーギュメンテーションを併用する．インプラントの固定には，起炎菌に感受性のある抗菌薬を含有した骨セメントを用いるべきである．手術中に採取した組織の細菌培養は必ず行い，陰性であることが確認できるまで抗菌薬静脈内投与を継続する[3]．

骨移動術（bone transportation）

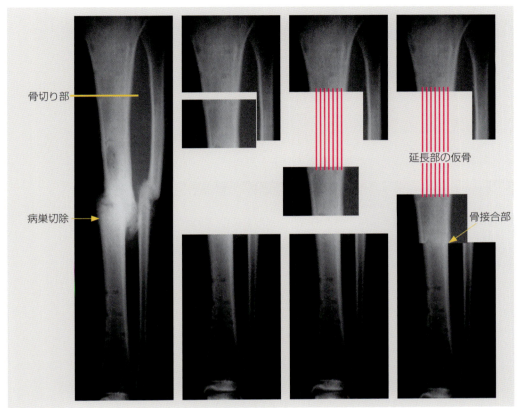

[5] 骨移動術

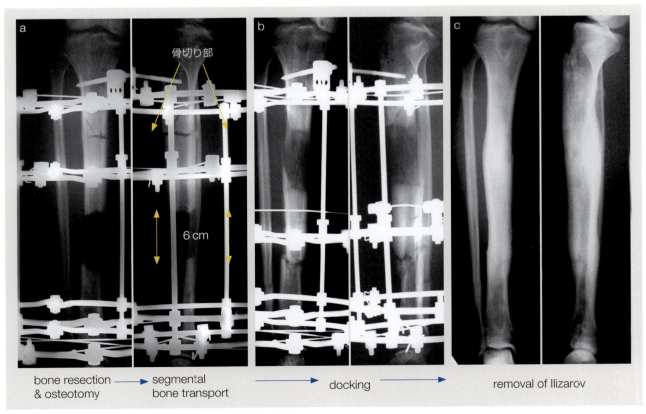

[6] Ilizarov 創外固定器を用いた骨移動術

- bone transportation は感染病巣切除に伴う広範囲骨欠損に対して生体内で骨形成を distraction osteogenesis で行う方法で，Ilizarov 創外固定器を用いて行われる [5].

- Ilizarov 創外固定器を装着し，病巣部の広範囲な骨切除（脛骨および腓骨）を行う．約 6 cm の広範囲骨欠損が生じる [6a].

- 中枢側にて bone transportation のための骨切りを行う.

- 60 日後に末梢側の docking を行う [6b]．7 か月後，Ilizarov 創外固定器を抜去した[4] [6c].

（小谷明弘，星　亨）

■文献
1. 星　亨. 整形外科疾患感染症の予防と治療　慢性骨髄炎の開放療法. Orthopaedics 2008；21：53-9.
2. 米倉暁彦ほか. 抗菌薬含有骨セメント，ハイドロキシアパタイト. 関節外科 2007；26：38-40.
3. 小谷明弘ほか. 重症骨関節軟部感染症治療の最近の動向　運動器における重度化膿性骨髄炎の外科的治療法. 日本整形外科学会雑誌 2012；86：1051-6.
4. 星　亨. 骨・関節領域における感染症　骨・関節感染症の治療　感染性偽関節の診断と治療. Bone Joint Nerve 2012；2：479-85.

感染症
化膿性関節炎に対する治療

手術の概要

- 化膿性関節炎でとくに重要なものは、乳幼児での化膿性股関節炎と成人における化膿性膝関節炎である。両者に共通することは、関節軟骨の温存と関節内癒着の防止であり、早期に診断し、適切に対応することが重要となる。診断確定のためにも抗菌薬投与前に関節穿刺ドレナージを行い、抗菌薬の静脈投与をすみやかに行う必要がある。起炎菌が不明な場合は広域スペクトラムのセフェム系抗菌薬を選択する。
- 重要なのは、発熱、腫脹、疼痛などの臨床症状が改善しなければ、数日以内に手術選択の決断をすべきことである。主な手術法には以下の3つがある。
  ① 関節鏡を用いた関節鏡視下手術は、洗浄、排膿、およびデブリドマンを十分に行うことが大切である。近年、膝関節以外でも肩関節、股関節、足関節の化膿性関節炎の治療に応用されている。
  ② 病巣が広範囲で骨髄に波及している場合には関節包を切開し、病巣掻爬術を行う。
  ③ 病巣掻爬により感染の治癒が困難な場合には、術後に閉鎖式持続洗浄を行う。1日3L以上の抗菌薬入り生理食塩水で持続洗浄し、壊死物質や凝血塊を除去し感染の鎮静化を獲得する。洗浄期間は1～2週とし、細菌培養検査が陰性であることを確認して除去する。

▶ 手術のポイント

① 膝関節穿刺。
② 関節鏡視下手術。
③ 関節切開病巣掻爬。
④ 閉鎖式持続洗浄。

● 手術手技の実際

❶…膝関節穿刺

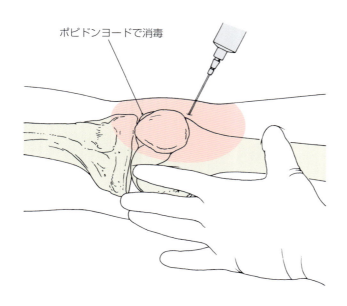

- 穿刺部位は膝蓋骨上端と外側端の交差点付近を目安とする．膝蓋骨をやや外側に押すと穿刺しやすくなる．
- 関節穿刺にて得られた関節液の性状は，膿状または強い混濁を示す．混濁の程度は，通常，関節液中の白血球数と相関する．変形性関節症や外傷性膝関節炎では関節液は透明に近く，白血球数は 2,000/μL 以内である．関節リウマチ，痛風，偽痛風では混濁していても 2～3 万/μL 程度である．急性関節炎では白血球数は増加し，10 万/μL 以上のことが多く，糖値が血糖値に比べて著明に低下（40 mg/dL 以下）する[1]．
- 確定診断は培養検査にて細菌が証明されることである．

❷…関節鏡視下手術（膝関節）

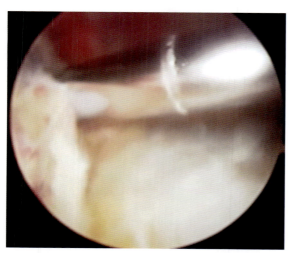

[1] 膝蓋上部

- ターニケットを使用せず，膝伸展位で外側膝蓋下から関節鏡を，外側膝蓋上からシェーバーを挿入する．膝蓋上部を鏡視し滑膜を観察する．滑膜は充血し浮腫が著明である．滑膜には混濁した出血巣や膿苔，フィブリン塊，壊死組織が付着している．これら付着組織を含めて滑膜切除病巣掻爬を行う [1]．

- 次に関節鏡を外側谷部に落とし，滑膜切除を行う．顆間部，内側半月板周辺を処置した後に内側谷部を観察する [2]．前方から 70°斜視鏡を用いて後内側部を観察する．後内側アプローチからシェーバーを挿入し滑膜切除を行う．滑膜切除にはシェーバーのほか，各種鉗子および電気メスを使用する．
- 術中，術後は大量の生理食塩水で灌流し，術後はサクションドレーンは留置せず，綿包帯と弾力包帯を巻いて圧迫固定を行う[2]．

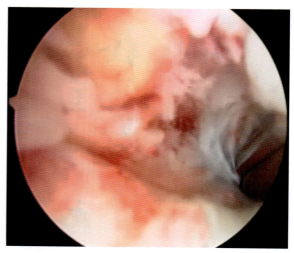

[2] 顆間部

❸…関節切開病巣搔爬

- 関節鏡視下手術にて滑膜切除病巣搔爬を施行しても感染の鎮静化が得られない場合や，病巣が関節内から骨髄内に波及していると考えられる場合は，早急に関節切開病巣搔爬を行う．
- 抗菌薬含有骨セメント埋入法を併用したり，閉鎖式持続洗浄を併用する．

❹…閉鎖式持続洗浄

- 関節鏡視下滑膜切除や関節切開病巣搔爬の後に併用療法として用いる．SBバッグ用5mmのチューブを利用する簡易的なものから，還流経路が工夫された川嶌式持続洗浄がある．
- 閉鎖式持続洗浄の問題点は，不良肉芽などによる閉塞であり，病巣部の徹底した搔爬・洗浄が重要である．チューブは手術創から5cm以上離した健康な皮膚より外に引き出す．
- 川嶌式持続洗浄法[3]は閉塞防止回路で，通常は緑をクランプした緑回路を使用する．それが閉塞すれば，三方活栓から洗浄液を注入しながら，青をクランプして青回路に切り替える．流れの方向が逆になり，この操作を繰り返せば閉塞は解除される．それでも改善しなければ，赤をクランプして赤回路に切り替える．
- チューブ抜去の時期は，排液の培養検査が陰性か，雑菌のみであること，排液の鮮明化などを指標とする．平均14日から21日間で洗浄を中止する．

（小谷明弘）

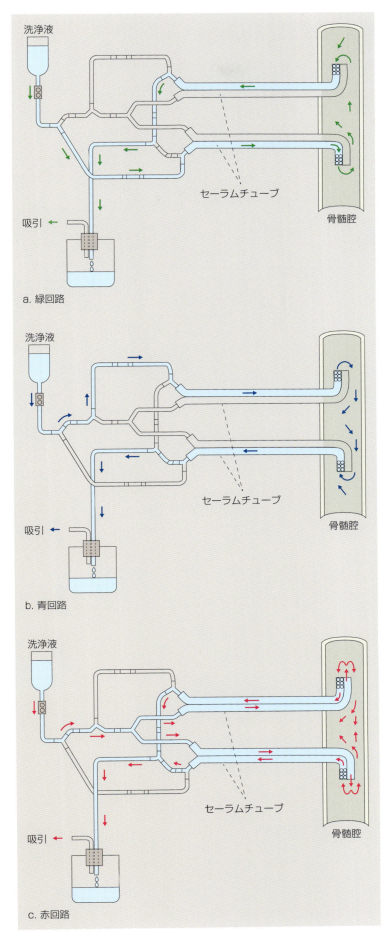

[3] 川嶌式持続洗浄法

■文献

1. 鳥巣岳彦. 化膿性関節炎の診断と治療. 林浩一郎編. 図説整形外科診断治療講座　第6巻　骨関節感染性疾患. 東京：メジカルビュー社；1989. p. 88-97.
2. 松井宣夫ほか. 関節鏡視下滑膜切除術　手術手技の実際. 東京：メジカルビュー社；2003.
3. 川嶌眞人. 閉鎖式持続洗浄法. 富田勝郎編. 新図説臨床整形外科講座　第12巻　感染症. 東京：メジカルビュー社；1995. p. 22-30.

腫瘍

生検

●──手術の概要

- 骨・軟部腫瘍の場合，臨床診断，画像診断を終わり，症例の多くは病理組織診断が必要となる．組織診断のために行うのが生検である．
- 生検を行うと，明らかに腫瘍を拡大させ，後の治療にも影響するので注意が必要である．
- 骨・軟部腫瘍は形態的に多彩であることが多く，採取部位によっては病理組織像が違うことがあり，適切な組織でも正確な診断が困難な場合も少なくない．
- 生検には針生検，直視下生検（切開生検），切除生検があるが，骨・軟部腫瘍は組織診断の困難さから，一般的には直視下生検が多く行われている．本項では直視下生検に必要な注意点をあげる．

▶適応

- 生検の適応は臨床診断，画像診断を終わり，病理組織診断が必要な場合である．
- 骨・軟部腫瘍の組織診断には，ある程度の大きさの組織が必要な場合が多く，一般的には直視下生検が行われる．
- 針生検は画像診断の発達により，三次元的把握が容易となり，深部の腫瘍に対しても，超音波，CT，MRI ガイドなどで比較的安全にでき，適応を選択すれば有用である[1]．比較的均一な組織，直視下生検の難しい部位，転移腫瘍の確認などが良い適応である．
- 切除生検は 3 cm 以内くらいの小さな腫瘍（一応，3 cm 以内）で二度手間を避けるため，切除と生検を兼ねて行われる．

▶手術のポイント

① 術前に画像所見から採取部位と進入路を計画し，手術時の体位を想定して体位をとる．
② 正しい皮膚切開を行い，適切な進入路を選択する．
③ 確実に目的の組織を採取し，できれば迅速組織診断に提出する．
④ 止血を十分にして，偽被膜，筋膜を縫合する．
⑤ ドレーンを留置する場合は，留置部位を考慮する．
⑥ 骨腫瘍の場合は，骨外病変があれば骨外病変から組織を採取し，骨髄内から組織を採取するときは，骨皮質の開窓に注意する．

手術手技の実際[2]

❶ 術前の処置と準備

- 画像所見から適切な採取部位を選択し，必要最小限の侵襲による進入路を計画する．
- 体位によって，進入路にズレが生じることがあり，手術時の体位を想定して体位をとる．

❷ 正しい皮膚切開を行い，適切な進入路を選択する

- 正しい生検部位を選び，皮膚切開は診断後の手術を考慮し，障害とならない部位を選択し，必要最小限の切開長とする．
- 悪性腫瘍の場合，後の一塊切除で，瘢痕も合わせて切除するため，進入路は非常に重要である．
- 四肢は縦，つまり必ず長軸方向に切開し [1]，骨盤と屈曲部のみ横切開とする．
- 進入路は汚染されるため，2つのコンパートメントが汚染される筋間でなく，筋腹から進入する．

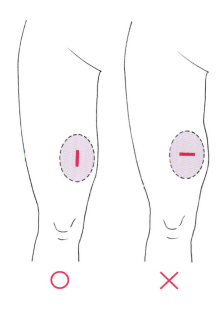

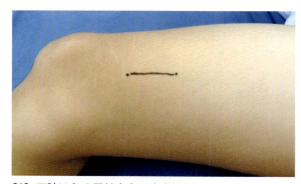

[1] 四肢は必ず長軸方向に皮膚切開

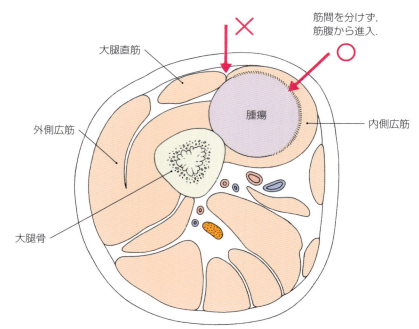

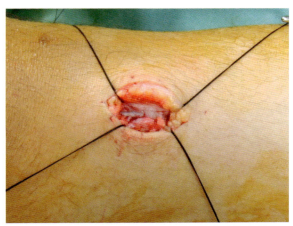

[2] 周囲組織の剥離は最小限に，限られた筋膜内でのみ操作

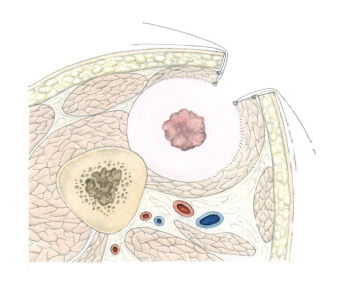

- 周囲の正常組織の剥離は最小限とする [2].
- 筋膜が露出するまで周囲を剥離せずに進入する.
- 進入路周囲の出血は，十分に止血する.
- 筋膜切開後，筋膜に糸をかけて，限られた筋膜内でのみ操作する.

❸ 確実に目的組織を採取し，組織診断を行う

- 反応層を誤認せず，出血層や壊死層を避け，最も活動性の高い表層近くから採取する．深部よりも出血コントロールが容易なことも理由の一つである [3].
- 小さい材料では診断がつかないことがあり，ある程度の大きさのサンプル採取も重要である.
- できれば迅速組織診断で組織診断を参考にすると同時に，目的とする組織が採取できているかを確認する.

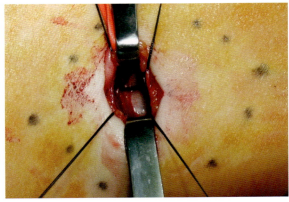

[3] 正面にみえる白い組織が腫瘍組織

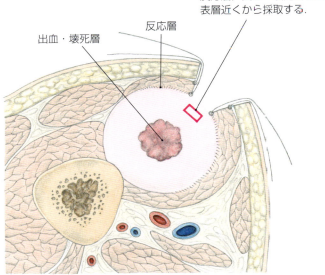

❹ 止血を十分にして，偽被膜，筋膜を縫合する

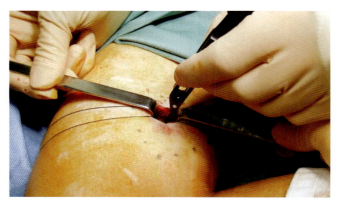

[4] 十分に止血

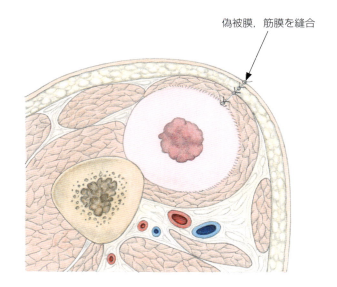

偽被膜，筋膜を縫合

- 組織採取後は，採取部位の止血を十分に行う [4]．
- 骨生検などで止血が困難な場合はゼルフォームを用いることもある．
- 止血後，腫瘍の偽被膜を縫合する．
- 筋膜をきちんと縫合する．

❺ ドレーンを留置する

- ドレーンを留置する場合は，ドレーン留置部位を考慮する．
- ドレーンは生検創部か，広範囲切除が可能な近傍の同一線上に留置する [5]．

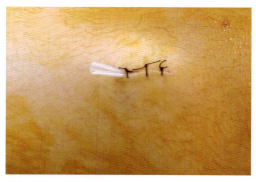

[5] ドレーンの留置
留置位置は生検創部か近傍の同一線上とする．

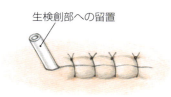

生検創部への留置

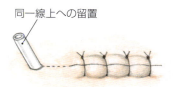

同一線上への留置

❻…骨腫瘍の場合

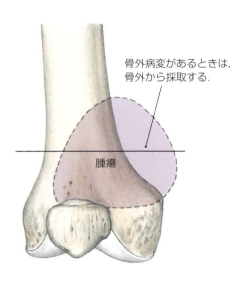
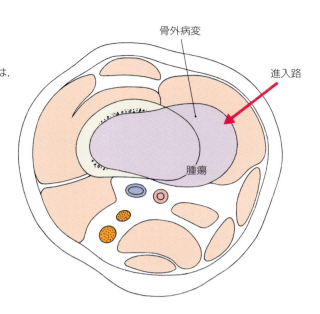

> ▶ポイント
> ● 骨外病変があれば骨外病変から組織を採取し、骨髄内から組織を採取するときは、骨皮質の開窓に注意する.

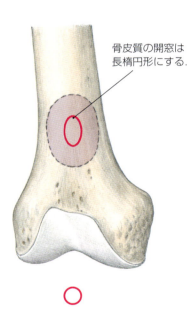
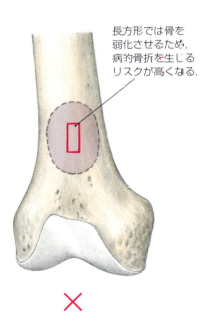

- 骨外病変があるときは、基本的に骨内と同じ組織のため、骨外から採取する。骨の弱化防止と迅速病理診断ができることが理由である[3]．
- 骨腫瘍では骨を弱化させないため、骨髄内から組織を採取するときは、骨皮質を小さく、長楕円形に開窓する．

（矢部啓夫）

■文献
1. 矢部啓夫. 穿刺吸引細胞診への期待―整形外科から. 医学のあゆみ 1998；185：894.
2. 矢部啓夫. 骨・軟部腫瘍の基本, ピットフォールを回避する実践的な取り組み方. 日整会誌 2012；86：524-35.
3. Jacob BJ, et al. Biopsy of Musculoskeletal Tumors. Clin Orthop 1999；368：212-9.

腫瘍

良性軟部腫瘍に対する手術

手術の概要

- 切除の目的を明確にする．"出っ張っている"部分の無計画／無目的な切除は行わない．
- 周囲の組織を温存して腫瘍を切除する（辺縁切除，腫瘍内切除）．本手技を悪性腫瘍に行うことは禁忌である[1]．判断が困難であるときには，病理組織学的診断を行う．
- 機能の温存が重要であり，手術によって機能低下をきたすことは特殊な例を除いて容認されない．

▶適応

- 腫瘍が存在することで患者の生活の質（quality of life：QOL）が低下し，手術によって改善が期待できる場合．たとえば疼痛を伴う血管腫，神経鞘腫，グロムス腫瘍，血管平滑筋腫．麻痺やしびれの原因となる神経近傍の腫瘍．感染を繰り返す粉瘤．体表に存在し，繰り返す出血の原因となる血管腫や神経線維腫など．
- 放置しておくと近傍の組織に影響を与え，機能低下をきたす可能性が大きい場合．たとえば浸潤傾向があり関節や骨を破壊する腱滑膜巨細胞腫や，関節滑膜から発生し変形性関節症の原因となる滑膜骨軟骨腫症など．腱滑膜巨細胞腫は発生母地である腱鞘を合併切除しないと高率に再発することに留意する．
- 目立つ部分に腫瘍が存在し，患者が切除を強く希望する場合．
- 確定診断がつかず病理組織学的検討が必要である場合（切除生検）．主に腫瘍径の小さい症例に適応がある．悪性であった場合の追加広範切除術などに支障をきたすことのない手技で行う．

▶手術のポイント

①手術の準備：術前画像検査による局在の把握，マーキング，体位の決定．
②皮膚切開：悪性であった場合の追加広範切除が可能なデザインとする．
③剥離が容易な部位から進入し，腫瘍を剥離する．
④閉創する．

手技手術の実際

膝窩脂肪性腫瘍に対する辺縁切除術

❶ 手術の準備

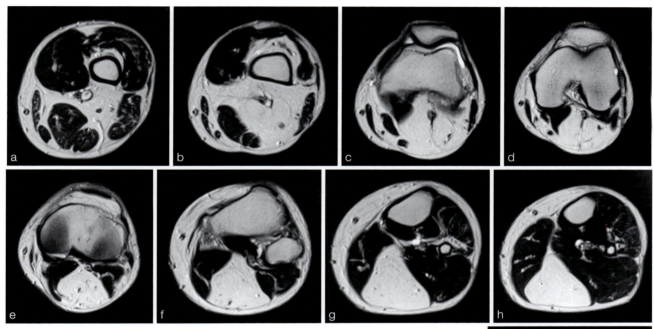
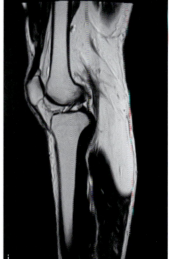

[1] 術前画像評価の実際（47歳，女性）
膝窩脂肪性腫瘍．局在は筋間で膝窩の脂肪成分に連続している（a, b）．そのため膝窩動静脈や脛骨神経が腫瘍内部に存在している可能性が懸念される（b, c, i）．腓骨神経も腫瘍後方に存在している可能性があり，術中に損傷する危険性がある（c, d）．fより遠位のスライスでは腫瘍と神経血管束は離れて存在しているため，遠位部でまず神経血管束を確認したのち，腫瘍から剥離してゆく方法が安全である．

> ▶ ポイント
> **術前マーキングの重要性**
> ● 全身麻酔導入後は，触知の難しい腫瘍に対する局在の再確認が不可能である．また浸潤麻酔による場合，麻酔薬を注射することにより小さな皮下腫瘍が触知できなくなる．

- 小さな腫瘍や触知困難な腫瘍の場合，術前マーキングを行う．
- 術前に十分な画像検索を行う [1]．効果的なアプローチや，それを可能とする体位を検討する．不自然な体位は手術操作を困難にする．周囲に重要な神経あるいは血管束が存在する場合，腫瘍との安全な剥離が可能か検討する．

❷…皮膚切開

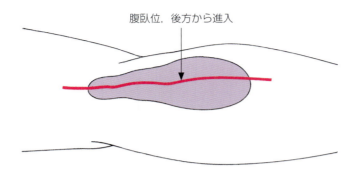
腹臥位，後方から進入

> ▶ポイント
>
> **術中迅速病理診断の活用**
> - 軟部腫瘍は術前画像診断が困難である場合が少なくない．悪性の可能性が捨てきれない場合，まず短い切開で腫瘍に到達し術中迅速病理診断を行う．悪性を否定できたら全摘を行う．
> - 悪性と診断された場合や悪性の可能性が否定できないときは，病理組織学的診断が可能である十分な組織量が採取されていることを確認したうえで，一度閉創する．病理医との連携が重要である．

- 皮膚の切開は，もしその腫瘍が悪性であった場合，追加広範切除術の適応が困難とならない方法をデザインする．
- 四肢では長軸方向と平行におく，体幹部で肋骨に接している場合などは肋骨の走行と平行におく，深層に局在する場合は筋間ではなく筋肉を貫いてアプローチする，などの工夫が必要である．

❸…剥離が容易な部位から進入し，腫瘍を剥離する

- 良性ではあっても，原則として腫瘍には切り込まない [2]．主要な脈管に接しているなど辺縁切除が不能であるが，良性である確証が得られている場合は，残存する機能を検討したうえで，一部分の腫瘍内切除も容認される．手術に先立って患者に説明を行う．

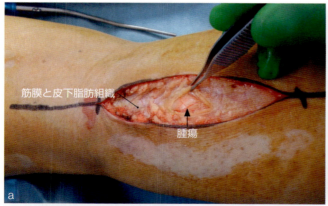
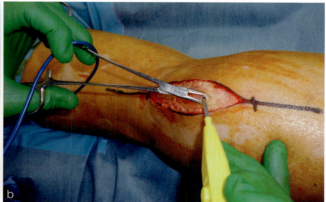
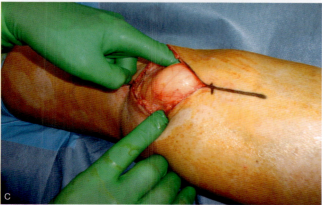

[2] 腫瘍の展開と剥離
a：腫瘍表面まで皮下を展開した．腫瘍に切り込まないように，腫瘍の局在を同定するまでは慎重に進入する．
b：腫瘍の表面（後方）の組織を鉗子などで持ち上げ，腫瘍に切開を加えないようにする．筆者は弱弯小児用 Kelly 鉗子を頻用している．
c：四肢の良性脂肪性腫瘍は用手的な剥離が可能である．

良性軟部腫瘍に対する手術 | 271

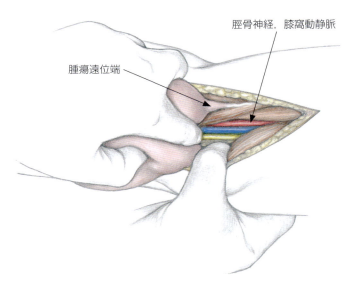
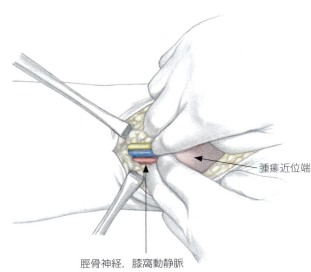

- 腫瘍の部位が同定できたら，剥離が容易である部位から進入を開始し，できるだけ進入している深さが均等になるように，浅い部位から腫瘍を周囲とのあいだで切離してゆく．剥離が困難な部位や主要な神経や血管との剥離を要する場合は，周囲の視野が良いほうが手術操作が容易になり，安全である．
- 周囲を剥離したのち皮膚切開を延長し腫瘍遠位端と脛骨神経，膝窩動静脈との位置関係を確認する．
- 同様に，腫瘍の最近位部でも脈管と腫瘍の関係を確認する．
- 神経の局在の確認には神経刺激装置を用いるとよい．筆者はKEISEI Nerve stimulation device TS-260（ケイセイ医科工業）を頻用している．
- 神経の局在を確認しつつ慎重に腫瘍を剥離する[3]．

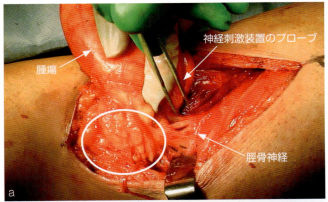
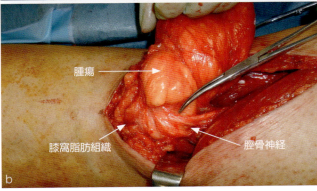
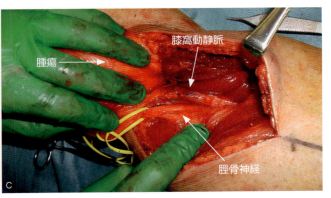

[3] 神経の局在確認と腫瘍の剥離
a：白い円内は術前画像評価において腫瘍と膝窩脂肪組織の境界が不明瞭であり，神経血管束と腫瘍の位置関係も把握が困難であった．神経の局在を確認しつつ慎重に腫瘍を剥離した．
b：弱弯小児用Kelly鉗子を用いて慎重に神経と腫瘍を剥離する．この段階で神経血管束は腫瘍の前方に存在することが確認された．
c：神経血管束を温存して剥離を終了する．

❹…閉創する

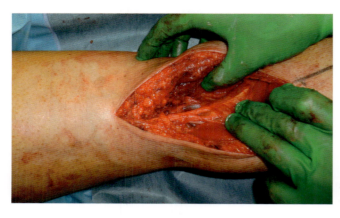

[4] 切除後の術野
検体は病理組織学的に成熟した脂肪組織から成る良性腫瘍であり，脂肪腫と診断された．

- 切除後，必要に応じて止血を行う [4]．できるだけ死腔をつくらないように閉創し，手術を終了する．

（森井健司）

■参考文献
1. Morii T, et al. Clinical significance of additional wide resection for unplanned resection of high grade soft tissue sarcoma. Open Orthop J 2008；2：126-9.

悪性軟部腫瘍に対する手術

腫瘍

手術の概要

- 悪性軟部腫瘍は放置すると致命的である．機能も考慮されるが，局所管理と根治を優先する．
- 画像所見に基づいて術前計画を立てる．腫瘍の周囲の健常組織を腫瘍と一塊に切除する．
- 低悪性度腫瘍と比較し，高悪性度腫瘍や浸潤傾向の強い腫瘍はより広い切除縁が必要である．正確な病理組織学的診断を行うこと[1]．
- 筋膜などバリアの厚さと筋長軸方向の等価性，隣接脈管の評価，浸潤性の強い肉腫の扱いなどに関しては，現在なお科学的検証が行われている[2,3]．

▶適応

- 手術に耐えられない全身状態，広範な全身播種性病変の存在，重要臓器に隣接しているため切除により生命維持が不可能となる場合，などの特殊な例を除く悪性腫瘍が適応となる．
- 安全な切除縁が設定できない場合や，切断術よりも劣る患肢機能が予想される場合は切断を選択する．

▶手術のポイント

①画像評価に基づく術前計画を立てる．
②腫瘍周囲へ進入する．
③腫瘍周囲を展開し，広範切除を行う．
④閉創する．

手術手技の実際

縫工筋遠位に発生した粘液型脂肪肉腫に対する広範切除術

❶ 術前計画

- 画像診断，病理組織学的診断および化学療法の効果に基づいて切除縁を決定し，作図する．
- 筋膜などコンパートメント外縁を構成する組織は，腫瘍の浸潤に対する隔壁と考える [1]．筋肉の長軸方向や皮下脂肪など隔壁のない方向は，腫瘍から2～3 cm離れた部位で切離を行うことを原則とする [2]．皮膚や筋膜，筋肉内で浸潤傾向を呈する未分化多形肉腫などは，さらに広範な切除縁が必要である[3]．

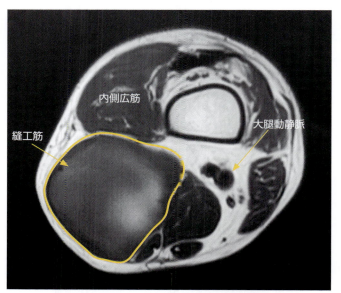

[1] 縫工筋遠位に発生した粘液型脂肪肉腫（45歳, 男性）
側方は縫工筋の筋膜に加えて一部前方の大腿四頭筋や後方のハムストリングの筋膜をバリアとして広範切除を計画した.

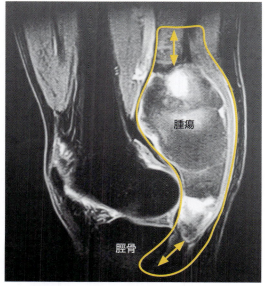

[2] 隔壁のない方向の切除縁
近位は腫瘍から3cm正常な筋肉を腫瘍と一塊に切除する計画を立てた. 遠位は正常な筋肉に加えて, 縫工筋の脛骨付着部骨を一部合併切除する予定とした.

- 腫瘍に隣接した神経や血管とのあいだで安全な切除縁が確保できない場合は, 血管合併切除と再建, 神経の合併切除, 切断術などを選択する.
- 広範切除術後に骨や皮膚が欠損する場合, それぞれ人工関節や形成外科的再建などを準備する[4].

> ### ポイント
> **触知しにくい軟部腫瘍の切除縁**
> - 軟らかく触知が困難な悪性軟部腫瘍は術中触診により切除縁が決め難いことがある. 腫瘍からの距離を直接計測して切除部を同定するのではなく, 近傍の硬組織, たとえば骨や関節面と腫瘍との関係を参考にして, メルクマールとなる硬組織からの計測により切除する部位を決定するとよい [3].
>
>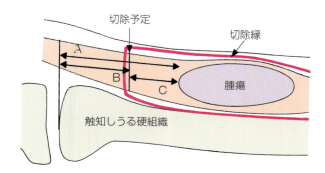
>
> [3] 触知しにくい軟部腫瘍の切除縁
> 腫瘍が軟らかいため腫瘍を触診してCを求めることが困難である. このような場合, 術前画像所見からAを計測しA−CからBを求め, 切除高位を決定する.

悪性軟部腫瘍に対する手術 275

❷…腫瘍周囲へ進入する

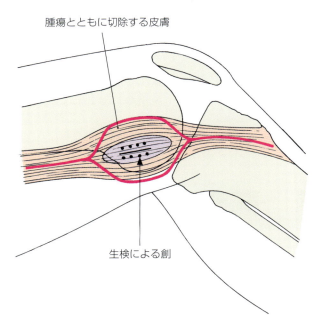

- 仰臥位，股関節開排位とする．
- 生検の創を紡錘形に取り囲むように切開し，縫工筋の走行に沿って近位および遠位方向に延長する．
- 生検の創は腫瘍の汚染があると考え，腫瘍とともに切除する．
- 小さい円刃刀（15番）で表皮のみを切開したのち，電気メスの切開モードで真皮層から脂肪組織まで展開する（MOVIE参照）．腫瘍に切り込む危険性が低く，また出血も少ない．

❸…腫瘍周囲を展開し，広範切除を行う

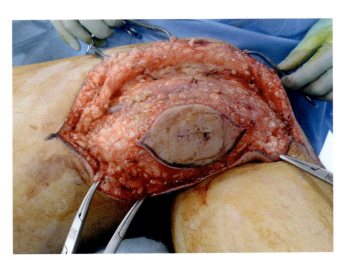

［4］腫瘍周囲の前方および後方の展開

- 腫瘍を取り囲むコンパートメント外縁に沿って展開を広げる．
- 縫工筋表面に沿って皮膚と縫工筋のあいだを前方および後方に展開する［4］．前方では内側広筋との境界を触診により同定する．
- 縫工筋前方にある内側広筋筋膜を切開し，同筋の筋膜を一部腫瘍に付けて後外側に腫瘍周囲の展開を進める．

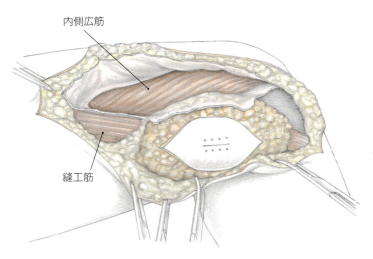

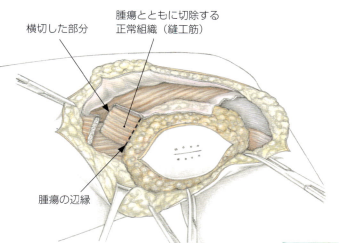

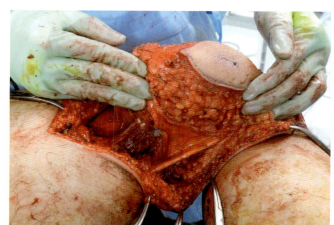

[5] 腫瘍塊の挙上

- 隣接した筋肉と腫瘍との関係がわかりにくいときは，周囲を展開したのち腫瘍から離れた安全な部位で筋肉に横切を加える．
- 縫工筋を腫瘍から約3 cm離れたところで切断し，縫工筋の後方には大腿動脈と大腿静脈が存在していることを触診で確認する．
- 縫工筋の切断後，後方の隣接した筋膜を腫瘍塊に付けて腫瘍塊を挙上する [5]．

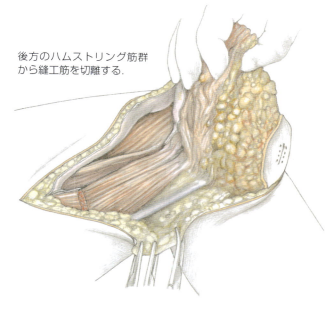

後方のハムストリング筋群から縫工筋を切離する．

- 腫瘍の深部，後方のハムストリング筋群から腫瘍が入った縫工筋を切離する．最後に縫工筋の脛骨付着部で骨切りを行い，広範切除を完了する [6]（MOVIE参照）．

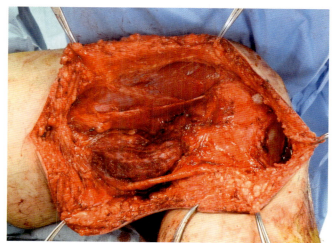

[6] 切除後の術野
縫工筋と隣接していた筋肉群の筋膜が隣接していた部位で欠如していることが確認できる．

❹…閉創する

● 残存した筋膜を修復し，皮膚縫合する．死腔が大きくなる例は，ドレーンを挿入する．

（森井健司）

■文献

1. Mendenhall WM, et al. The management of adult soft tissue sarcomas. Am J Clin Oncol 2009 ; 32 : 436–42.
2. Kawaguchi N, et al. New method of evaluating the surgical margin and safety margin for musculoskeletal sarcoma, analysed on the basis of 457 surgical cases. J Cancer Res Clin Oncol 1995 ; 121 : 555–63.
3. Fanburg-Smith JC, et al. Infiltrative subcutaneous malignant fibrous histiocytoma : A comparative study with deep malignant fibrous histiocytoma and an observation of biologic behavior. Ann Diagn Pathol 1999 ; 3 : 1–10.
4. Morii T, et al. Soft tissue reconstruction using vascularized tissue transplantation following resection of musculoskeletal sarcoma : Evaluation of oncologic and functional outcomes in 55 cases. Ann Plast Surg 2009 ; 62 : 252–7.

腫瘍

良性骨腫瘍に対する手術

手術の概要

- 良性骨腫瘍および腫瘍類似疾患は，組織型によりさまざまな臨床経過を示し，手術を必要としない場合もある[1].
- 線維性骨異形成や線維性骨皮質欠損などのように，他の理由で撮影された X 線で偶然発見される場合もあり，無症状であれば経過観察のみとなる.
- 局所に疼痛を伴う場合や骨の脆弱性を引き起こし，病的骨折を生じる可能性が高い場合は手術の適応となる.
- 手術は腫瘍切除，腫瘍掻爬，腫瘍掻爬＋骨移植，その他，一部の腫瘍に対する低侵襲治療など，組織型によってさまざまである.
- 本項では，良性骨腫瘍および腫瘍類似疾患に対して最も多く行われる腫瘍掻爬＋骨移植を中心に述べる.

▶ 適応

- 局所の疼痛を伴う腫瘍，進行性で骨の脆弱性から病的骨折を生じる可能性が高い腫瘍が手術の対象となる.
- 組織型は軟骨芽細胞腫，軟骨粘液線維腫，骨巨細胞腫，動脈瘤様骨嚢腫などが含まれる.
- 進行性の単純性骨嚢腫は，病的骨折や骨の脆弱性を誘発し日常生活に支障をきたすことが多い．しかし骨端線に接している場合は，病巣掻爬＋骨移植では再発率が高く，手術適応は慎重を要する[2].

▶ 手術のポイント

①骨移植の準備をする.
②皮切と腫瘍へのアプローチを行う.
③骨皮質を開窓する.
④骨内の腫瘍を掻爬する.
⑤骨移植を行う.

手術手技の実際

❶ 骨移植の準備をする

- 骨移植の材料としては，腸骨などから採取した自家骨が一般的であったが，人工材料の進歩により，最近では優れた骨伝導能を有する人工骨が開発されており，これらの人工骨を用いることが多い[3, 4] **[1]**.
- 骨巨細胞腫や動脈瘤様骨囊腫などのように再発率が高く，また腫瘍掻爬後に大きな骨欠損を生じる腫瘍は，同種骨を用いることもある[5, 6] **[2]**.
- 術前に単純X線やCT，MRIなどで腫瘍の大きさを測定し，骨移植材料の準備をしておく必要がある.

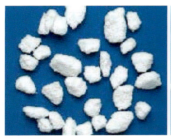
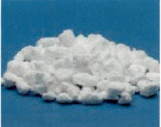

[1] 人工骨の一例
スーパーポア®（PENTAX社製）．骨再生能に優れた三重気孔構造をもつβ型リン酸三カルシウム人工骨．

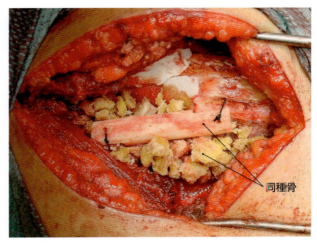

[2] 骨巨細胞腫に対する同種骨移植

同種骨

❷ 皮切と腫瘍へのアプローチを行う

- 麻酔は腫瘍の発生部位により，全身麻酔，腰椎麻酔，伝達麻酔などを選択し，可能な場合は空気駆血帯を使用する.
- 術前に単純X線やMRIで病巣部に最短でアプローチ可能な皮切を選択する．皮切は患肢の長軸方向に一致させる.
- 術前の画像診断で悪性腫瘍の可能性が否定できない場合は，筋間からのアプローチを避け，術中迅速病理診断の結果で，切開生検にとどめるか，病巣掻爬まで行うか判断することになる.

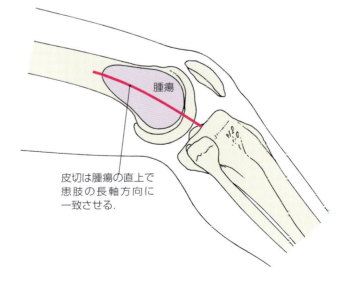

腫瘍

皮切は腫瘍の直上で患肢の長軸方向に一致させる.

❸…骨皮質を開窓する

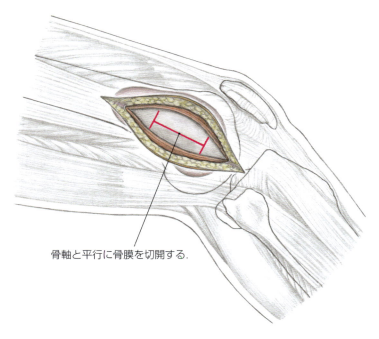

骨軸と平行に骨膜を切開する．

- 術前の画像から，骨の強度に影響を与えない骨皮質の最も菲薄化した部位を同定し，骨表面にアプローチすることが望ましい．
- 開窓部の骨膜を骨軸と平行に切開し，左右に剥離し翻転する．開窓部の横幅が広い場合は，わずかに観音開きにすることは許容する．

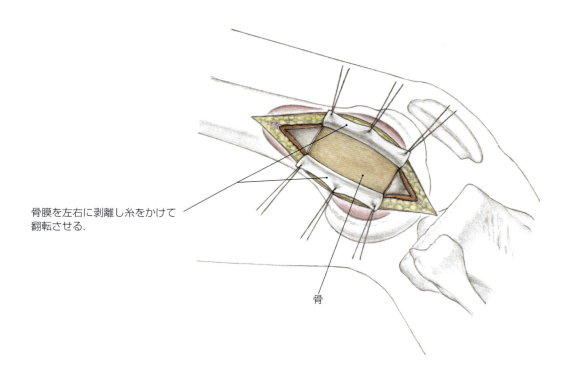

骨膜を左右に剥離し糸をかけて翻転させる．

骨

- 筆者はこの際に，骨膜を左右に剥離し糸を掛けて翻転させ，可能なら開創器をかけて安定した視野を確保するようにしている．

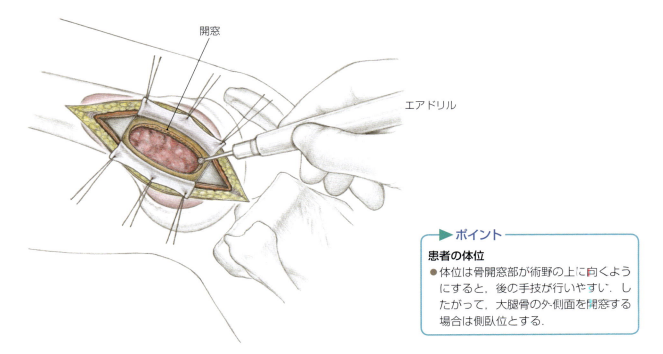

> **ポイント**
> **患者の体位**
> ● 体位は骨開窓部が術野の上に向くようにすると，後の手技が行いやすい．したがって，大腿骨の外側面を開窓する場合は側臥位とする．

- 開窓は長楕円を基本とし，骨皮質が硬い場合は，径1.5 mmまたは1.8 mmのKirschner鋼線で開窓するラインに骨孔を複数あけるか，小さい先端を付けたエアドリルで骨皮質を切るようにしている．ノミを用いる場合は丸ノミを使用し，骨皮質の縦割れを防ぐようにしている．
- 開窓した骨を，掻爬後に蓋として使う場合は，蓋の裏に付着した腫瘍組織を掻爬し，生理食塩水を含むガーゼに包み，シャーレに入れて保存しておく．

❹…骨内の腫瘍を掻爬する

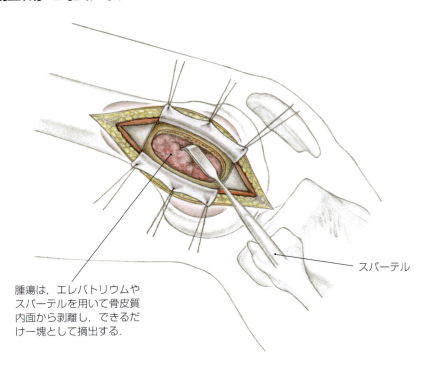

腫瘍は，エレバトリウムやスパーテルを用いて骨皮質内面から剥離し，できるだけ一塊として摘出する．

- 開窓部から骨内に存在する腫瘍を観察し，エレバトリウムやスパーテルを用いて骨皮質内面から腫瘍を剥離し，可能な部分は一塊として腫瘍を摘出する．

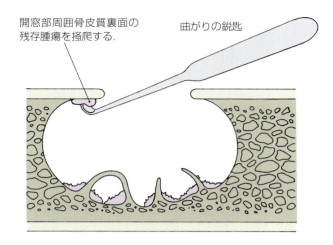

開窓部周囲骨皮質裏面の残存腫瘍を掻爬する．
曲がりの鋭匙

- 骨内部の骨皮質内面に付着した腫瘍組織を鋭匙，パンチを用いて掻爬，摘出する．関節近傍に発生した腫瘍の場合は，関節軟骨や骨端線の位置を確認するために，X線透視を用いることもある．
- 巨細胞を伴う腫瘍は再発率が高く，徹底的な掻爬が必要である．とくに，内部に隔壁を伴う場合は，部分的に掻爬が不十分になり，深部に腫瘍組織が残存することがある．開窓部周囲骨皮質裏面には腫瘍が残存しやすく，曲がりの鋭匙を使用して十分に掻爬を行う必要がある．

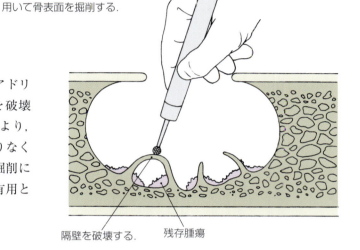

エアドリルのダイヤモンドバーを用いて骨表面を掘削する．

隔壁を破壊する．　残存腫瘍

- 筆者は，肉眼的に腫瘍組織を掻爬した後，エアドリルのダイヤモンドバーを用いて隔壁や突起を破壊し，掻爬後の骨表面を掘削している．これにより，表面が平滑化し腫瘍組織の残存の可能性は限りなく低くなる．また，ダイヤモンドバーを用いた掘削により骨表面に熱が発生し，これも再発抑止に有用と考えている．

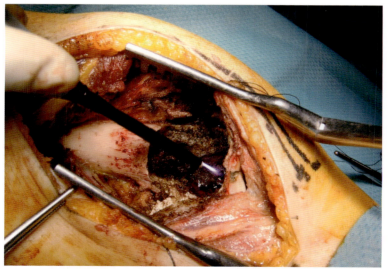

[3] 骨巨細胞腫に対するアルゴンレーザーを用いた内部の焼灼

- 骨巨細胞腫は，このような手技を重ねても再発する場合があり，掻爬後に電気メスやアルゴンレーザーを用いて内部を焼灼[3]，さらに骨皮質が全局性に保たれている場合は，殺細胞効果を目的に65℃の温熱蒸留水を注入して内部の熱処理を行うことにより再発率低下に努めている．

❺…骨移植を行う

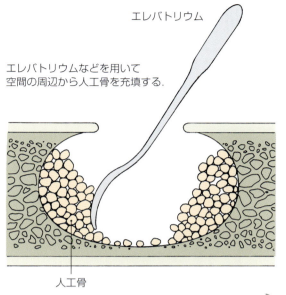

エレバトリウム
エレバトリウムなどを用いて空間の周辺から人工骨を充填する．
人工骨

- 病巣掻爬後，蒸留水を用いて十分に洗浄を行い，開窓部からブロック状または顆粒状の人工骨を骨内に充填する．この際，間隙ができないようにエレバトリウムなどを用いて空間の周辺から移植を始め，徐々に中心部へと人工骨を充填する．
- 保存しておいた骨で開窓部に蓋をする．骨巨細胞腫などのように再発率の高い腫瘍では，開窓部の骨は用いず，ゼルフォームなどを置き，その上から骨膜を縫合することにより移植骨を押さえこむようにしている．

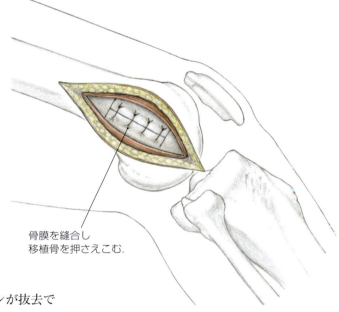

骨膜を縫合し移植骨を押さえこむ．

▶後療法

- 関節近傍の場合，出血が落ち着きドレーンが抜去できる術後3日目頃から関節可動域訓練を開始する．
- 荷重骨の場合や病巣掻爬後の骨皮質が菲薄化している場合は，単純X線検査などで移植骨の骨癒合を評価しながら慎重に荷重や力学的負荷を許可する．

（森岡秀夫）

■文献

1. 松峯昭彦，内田淳正．良性骨腫瘍の治療．吉川秀樹編．最新整形外科学大系20．骨・軟部腫瘍および関連疾患．第1版．東京：中山書店；2007．p.75-80．
2. 森岡秀夫ほか．難治性良性骨・軟部腫瘍治療の創意 単純性骨囊腫に対する治療法の工夫．日整会誌 2012；86：S410．
3. 四宮謙一ほか．第III相多施設共同無作為割付け並行群間比較試験 自己組織化したハイドロキシアパタイト／コラーゲン複合体vs β-リン酸三カルシウム．整形外科 2012；63：921-6．
4. 名井 陽ほか．良性骨腫瘍に対する人工骨移植．越智隆弘編．NEW MOOK 整形外科 18．骨・軟部腫瘍．東京：金原出版；2005．p.81-90．
5. 森岡秀夫ほか．同種骨移植を用いた骨巨細胞腫の治療．日整会誌 2009；83：S248．
6. 日本整形外科学会．冷凍ボーンバンクマニュアル．日整会誌 2003；77：234-41．

| 284 | II. 基本的な手術手技／腫瘍

腫瘍

悪性骨腫瘍に対する手術

─手術の概要

- 悪性骨腫瘍は骨肉腫やEwing肉腫に代表される原発性悪性骨腫瘍と，癌の骨転移を意味する転移性骨腫瘍があり，組織型や発生部位により，その治療法は多岐にわたる[1]．
- 原発性悪性骨腫瘍のなかで最も頻度の高い骨肉腫は，系統的化学療法の導入や，MRIをはじめとする画像診断の進歩により，切除縁を考慮した手術法が開発され[2]，その治療成績は大きく向上した．
- 腫瘍切除縁の詳細は他書に譲るが[3]，①治癒的広範切除縁（腫瘍の反応層からの距離が5cmあるいはそれに相当する組織外を通過する切除縁），②広範切除縁（治癒的広範切除縁には満たないが，腫瘍の反応層より外側にある切除縁），③腫瘍辺縁部切除縁（腫瘍周囲の反応層を通過する切除縁），④腫瘍内切除縁（腫瘍実質内を通過する切除縁）の4つに大別される．
- 骨肉腫のような高悪性度の腫瘍では，広範切除縁以上の切除縁を確保する必要がある．近年，従来行われていた切・離断術に代わり，術前の画像情報に基づいた切除計画を立て，広範切除縁を確保して腫瘍のみを切除し，患肢を温存する患肢温存手術が積極的に行われるようになった[4]．
- 腫瘍切除後の患肢機能という点からは，切除する範囲は少ない（切除縁は小さい）ほうが望ましいが，再発をきたさないということが絶対条件であり，高悪性度の腫瘍の場合，腫瘍を周囲健常組織で包み，一塊に切除する広範切除が原則である．
- 膝関節およびその周辺は原発性悪性骨腫瘍の好発部位であり，本項では，そのなかで大腿骨遠位発生の骨肉腫に対して広範切除を行い，腫瘍用人工関節を用いて患肢を再建する患肢温存手術について述べる．

▶適応

- 局所再発は生命予後に対する不良因子であるため[5]，切・離断と同様に局所根治性が得られる切除縁，つまり広範切除縁が確保されること．
- 腫瘍が神経血管束と接している場合，術前化学療法が奏効すること．
- 腫瘍切除により生じた骨・軟部組織の欠損に対して，人工関節や筋皮弁などで再建できること．
- 術後患肢が日常生活において有用な機能を獲得できること．

▶手術のポイント

①広範切除縁を確保するための切除計画．
②広範切除後骨欠損部再建のための準備．
③皮切および広範切除のアプローチ．

④内側広筋を切除，腓腹筋と内転筋も切離する（内側アプローチ）．
⑤関節切開，靱帯切離，骨切り，神経血管束の剥離を行う．
⑥広範切除を終了する．
⑦骨欠損部を再建する（腫瘍用人工関節の設置）．
⑧残存軟部組織を修復し，閉創する．

手術手技の実際

❶ 広範切除縁を確保するための切除計画

[代表症例の切除計画]

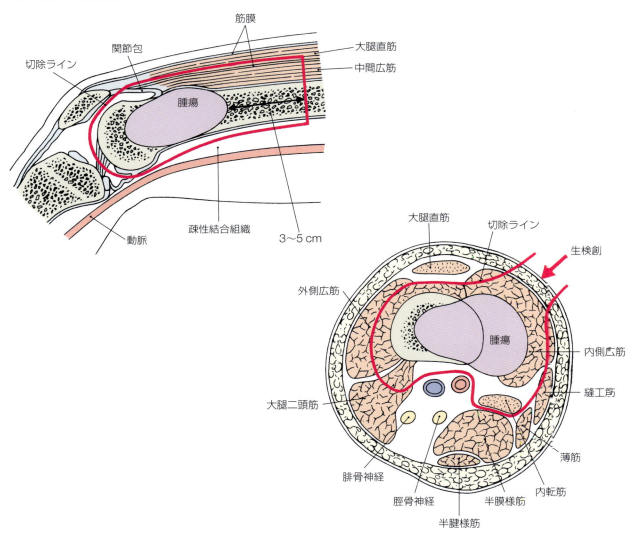

- 術前の画像検査，とくにMRI所見などをもとに，腫瘍の浸潤範囲を推定し，腫瘍とのあいだに健常組織を介在した広範切除縁が確保できる切除ラインを決定する．
- 高悪性度腫瘍で術前化学療法が無効な場合は，原則として切除縁の縮小は禁忌である．術前化学療法が奏効した場合，神経血管束の部分など必要な範囲で切除縁を縮小できる場合がある [1].

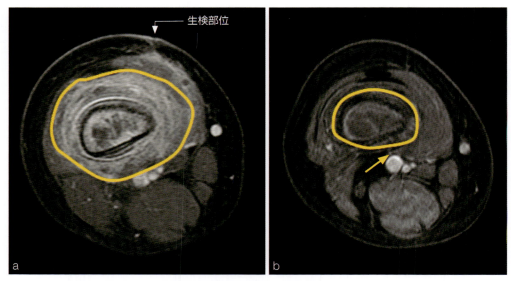

[1] 術前化学療法奏効例のMRI（T1強調Gd造影，脂肪抑制）
a：化学療法前．大腿骨遠位に発生した腫瘍は骨髄内から骨外に進展し血管と接している．
b：化学療法後．骨外に進展していた腫瘍は著明に縮小し，血管とのあいだに脂肪組織（→）が見える．

❷…広範切除後骨欠損部再建のための準備

- 術前画像に基づいた切除計画により切除される大腿骨の長さを計測し，これと同長を達成できる腫瘍用人工関節を用意する．現在の腫瘍用人工関節はカスタムメイドであり，いくつかのパーツを組み合わせることにより，自在に長さを調節できる [2]．
- 小児の延長型腫瘍用人工関節はオーダーメイドになっているため，手術により切除される大腿骨の長さを計測し，手術日の約2か月前から製作の準備に入る必要がある [3]．

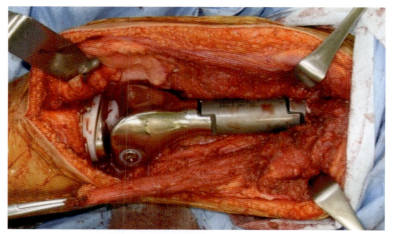

[2] GMRS 大腿骨遠位（Stryker社製）

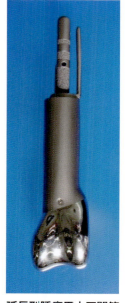

[3] 延長型腫瘍用人工関節
グローイングコッツ（Stryker社製）．

❸ 皮切および広範切除のアプローチ

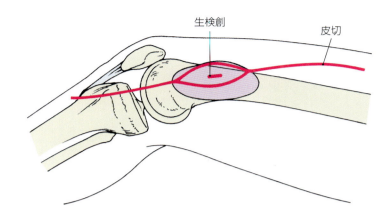

- 全身麻酔下に，可能であれば空気駆血帯を使用する．生検創を木の葉状に切除するように皮切を行う．腫瘍の局在により生検のアプローチが選択されるが[5]，この部位により腫瘍切除の皮切も決定されることになる．内側アプローチは血管の展開がしやすく，外側アプローチは神経を確認することが容易である．筆者は傍膝蓋アプローチを近位に延長し，遠位は脛骨結節を越えた位置まで皮切を行うようにしている．

> **▶ポイント**
> **生検部の皮膚切除**
> - 筆者は，皮切線に沿って皮下組織の展開を進める際に，生検部の皮膚切除を最小限にし，かつバリアのない皮下脂肪を腫瘍側にできるだけ付けることを目的として，皮下脂肪を生検創から離れるように斜めに切開し横断面が台形になるように工夫している．

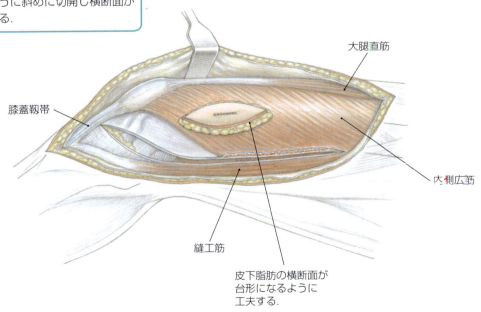

- 皮切線に沿って，皮下，筋膜と切開を進め，筋膜ごと皮膚を翻転し，皮弁の血流維持に努めるようにする．
- 遠位では支帯を，近位では深筋膜と筋間中隔を腫瘍からの距離を保ちながら切開し，深層の膝窩部から大腿骨後面に進入する．

❹ 内側広筋を部分切除，腓腹筋と内転筋を切離する（内側アプローチ）

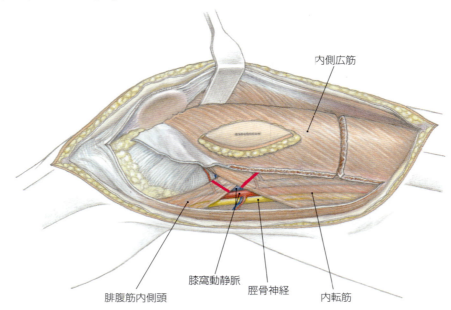

- 腫瘍からの距離に注意しながら，術前に計画した局所解剖に基づく切除計画を確実に進め，腫瘍を正常組織でくるむように切除を進める．
- 生検のアプローチを行った内側広筋の切除量は大きくなるが，基本的には，前方は中間広筋，内側は内側広筋大腿骨付着部（筋間中隔を含む）と筋肉の一部，外側広筋大腿骨付着部（筋間中隔を含む）と筋肉の一部，後面は膝窩の脂肪組織を合併切除し腫瘍側に付けることで，広範切除は達成できることが多い．
- 筋肉は術前計画で広範切除縁が確保できる距離を勘案して必要な部分を腫瘍側に付け，残りは筋弁になるように展開する．また，後に行う神経血管束へのアプローチのために，大腿骨から一定の距離をおいて腓腹筋内側頭を腱性部分で切離し，また内転筋も切離し翻転しておく．

❺ 関節切開，靱帯切離，骨切り，神経血管束の剥離を行う

- 腫瘍周囲の軟部組織の合併切除に前後して，関節包をアプローチ側で切開し，膝蓋骨を翻転した後に，膝関節を90°に屈曲させる．この際に，大腿骨に接している外側広筋の一部と大腿骨に付着している深筋膜と筋間中隔を大腿骨から一定の距離を保ちながら切開し，外側の切除縁を作製しておく．
- 続いて，関節包を大腿骨から一定の距離をおいて輪状に切開し，この際に内側側副靱帯，外側側副靱帯を切離する．さらに前十字靱帯，後十字靱帯を切離する．後方の関節包は，後に行う膝窩動静脈の剥離を終えてから切開を行うほうが安全である．
- 次に，予定した骨切り線で大腿骨の骨切りを行うために，同部で大腿骨を全周性に展開し，レトラクターを挿入した後に，ボーンソーで骨切りを行う．大腿骨の切除長によっては，大腿骨近傍に大腿動静脈が近づくので損傷しないように十分注意する．また，大腿骨後面は大腿深動脈からの分枝が下降しているため，骨切りに際して結紮などの処置が必要になることが多い．以上の処置により，

悪性骨腫瘍に対する手術 | 289

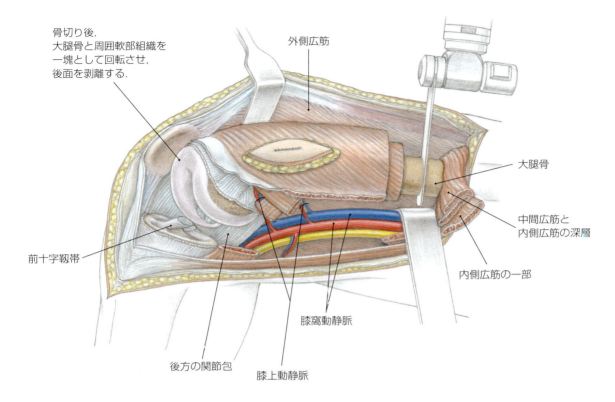

切除される大腿骨と周囲軟部組織は一塊となって可動性を得ることになり，外側または内側に回転させることにより，大腿骨後面の剝離が容易にできる．
- 膝窩に存在する坐骨神経（脛骨・腓骨神経）は脂肪組織を付けたまま比較的容易に剝離ができるが，膝窩動静脈は，膝上動静脈をはじめ，多くの細かい血管が大腿骨の内外側に向けて伸びており，血管径に応じて結紮または凝固などの処置を行い，膝窩動静脈を大腿骨から遊離させる．この手技は，腫瘍にも近く，かつ血管損傷というリスクもあり，本手術において，最も慎重を要する場面である．

❻…広範切除を終了する

- 上記処置をすべて行った後に，膝窩動静脈の位置に注意しながら，後方の関節包を横切開し，腫瘍が周囲軟部組織で包まれた状態で一塊として切除され，広範切除が達成されたことになる．

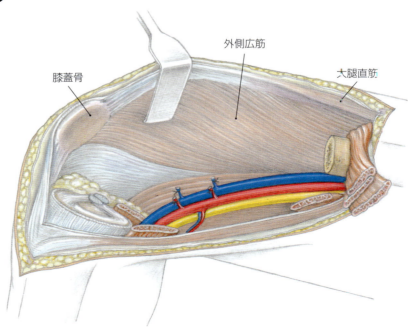

▶ポイント
牽引力による神経麻痺に注意！
- 関節包の切開，靱帯の切離，大腿骨の骨切りなどにより，腫瘍を含む大腿骨遠位が徐々に遊離されていく過程で，脛骨神経，腓骨神経への牽引力がかかると神経麻痺の原因になることがあるので注意が必要である．

- 駆血は，広範切除が終了した後に解除することが望ましいが，切除に2時間以上を要する場合，途中で解除し，必要なら再度駆血することになる．いずれにせよ，広範切除を終了した後，一度駆血を解除し，止血を行った後，生理食塩水で十分に洗浄する．

❼…骨欠損部を再建する（腫瘍用人工関節の設置）

- 現在，腫瘍用人工関節は数種類のものが日本で利用可能であり，それぞれデザインに相違がある．小児に対して用いる延長型腫瘍用人工関節以外はカスタムメイドであり，パーツを組み合わせて術前計画から想定する長さにして設置する．この際，トライアルが可能であり，術前計画と実際に切除された切除長に相違が生じても，トライアルをもとに，神経血管束や周囲軟部組織の緊張をみながら，適切な長さのものを挿入することができる．手技の詳細については，各人工関節の手技書を参照されたい．

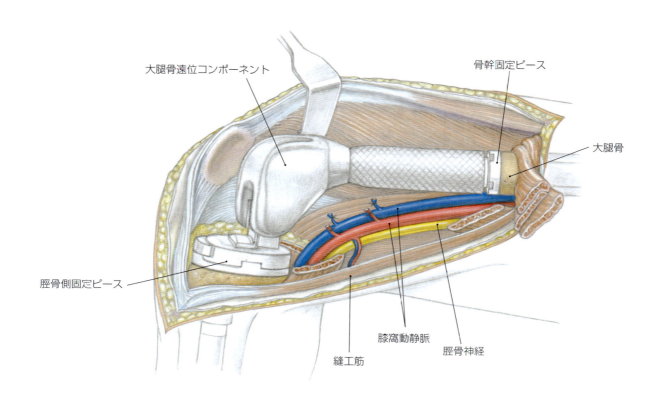

> **▶ポイント**
> **下肢のアライメントが最も重要**
> - 筆者の経験から，最も重要なことは，下肢のアライメントであり，これを決定する脛骨近位の骨切り，大腿骨側に挿入するステム占拠率には注意が必要である．
> - またトライアルに際して，広範切除が行われているため，軟部組織の緊張のみで評価することは難しく，伸展位で健側との比較を行うことが肝要である．
> - 長すぎる人工関節の挿入は血流障害や神経麻痺，皮膚壊死などの合併症を誘発しやすいため，十分に注意することが必要である．

8 … 残存軟部組織を修復し，閉創する

- 人工関節を設置した後に，関節の可動域，神経血管束を含む周囲軟部組織の緊張を確認した後，大量の生理食塩水で洗浄し，残存する軟部組織の修復に入る．
- 残存する内・外側広筋と大腿直筋を縫合することで，人工関節の大部分を被覆することができる．また，遠位では残存する関節包と周囲の関節支帯や筋膜を縫合し，皮下に人工関節が露出しないようにする．
- 吸引式ドレーンを留置し，筋膜，皮下と縫合し，最後に4-0の吸収糸を用いて真皮縫合を行い，手術を終了とする [4]．

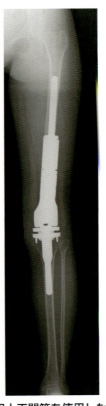

[4] 腫瘍用人工関節を使用した術後写真

▶ 後療法

- 筆者は，術後血栓予防と血腫形成の防止，局所安静のため，弾性包帯を患肢全体に巻き，神経麻痺予防のため，綿包帯を厚めに使用して30°屈曲位でシーネ固定を行っている．経過に問題がない場合，術後2週頃から大腿四頭筋の等尺性運動や膝関節の関節可動域訓練などの後療法を開始するようにしている．

（森岡秀夫）

■文献

1. 日本整形外科学会・日本病理学会編．整形外科・病理　悪性骨腫瘍取扱い規約．第4版．東京：金原出版；2015．
2. Kawaguchi N, et al. The concept of curative margin in surgery for bone and soft tissue sarcoma. Clin Orthop Relat Res 2004；(419)：165-72.
3. 日本整形外科学会骨・軟部腫瘍委員会編．骨・軟部肉腫切除縁評価法．東京：金原出版；1989．
4. Aksnes LH, et al. Limb-sparing surgery preserves more function than amputation：A Scandinavian sarcoma group study of 118 patients. J Bone Joint Surg Br 2008；90：786-94.
5. Rodriguez-Galindo C, et al. Outcome after local recurrence of osteosarcoma：The St. Jude Children's Research Hospital experience (1970-2000). Cancer 2004；100：1928-35.

III

外傷治療の
基本手技

Ⅲ. 外傷治療の基本手技

軟部組織損傷の治療

軟部組織損傷の治療

●──手術の概要

- 軟部組織損傷とは，骨関節損傷を除く，皮膚，皮下組織，筋・腱，神経・血管損傷の総称であり，閉鎖性損傷と開放性損傷に分類される．ここでは四肢開放性損傷の初期治療について解説する．筋・腱，神経・血管損傷などについては他項を参照されたい．
- 軟部組織損傷は日常的に遭遇する外傷であるが，その初期治療は単なる応急処置ではなく，一連の治療の第一段階である．不適切な初期治療により重大な障害を残すことがあるため，初療にあたる医師は診断と処置に十分な注意を払う必要がある．

▶適応

- 開放創のある軟部組織損傷のすべてが適応である．
- 皮膚，皮下組織以外の損傷がある場合は，初期治療と同時に治療するか，待機的に行うかを判断する．

▶手術のポイント

①問診，視診および検査を行う．
②創の大きさや症例によって麻酔法を選択する．
③創を処置する．
④創を縫合する．

サイドメモ

特殊な軟部組織損傷

手袋状剝皮損傷（デグロービング損傷）
- 皮膚に接線方向の力が働くことにより，皮膚が深部組織から剥奪される損傷である．皮下の血管が損傷されるため，創閉鎖のみでは壊死になることが多い．皮膚の生存域の判定は難しいが，症例に応じて，一期的，または二期的に植皮，皮弁，陰圧療法などを選択することになる[1]．

動物咬創，ヒト咬創
- 嫌気性菌を含む口内細菌による汚染のため，細菌感染を発症する頻度が非常に高い．十分な洗浄とデブリド

マンを行うとともに，創は開放とすることが原則である．症例に応じて，抗生物質や破傷風トキソイドの投与を行う[2]．

高圧注入損傷
- 高圧のスプレーなどにより液体やガス状の異物が体内に注入される損傷であるが，注入孔の大きさに反して異物が深部にまで注入されて重篤な障害を引き起こす．とくに有機溶剤などの場合は四肢切断に至ることも多いため，徹底的なデブリドマンが必要である[3]．

手術手技の実際

❶ 問診, 視診および検査を行う

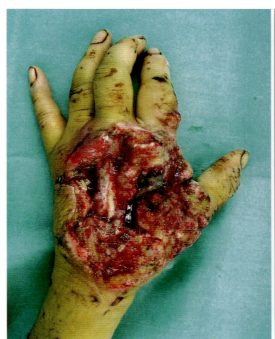
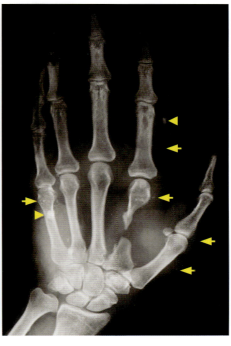

[1] 損傷状態の観察とX線写真
交通事故により受傷した症例. 創縁は挫滅し汚染されている. X線写真では第2中手骨欠損のほか, ガラス片（▶）および多数の塗料片（→）を認める.

- 問診により, 受傷機転, 受傷からの経過時間, 異物迷入の可能性などについて情報を得る.
- 麻酔をかける前に, 知覚障害, 運動障害について調べる.
- 異物の存在が疑われるものでは, 必ずX線撮影を行う[1]. X線写真に写る異物としては, 砂, 金属, ガラス, 鉛を含む塗料などがある. 木片やプラスチックはX線写真に写らないので注意が必要である.

❷ 麻酔法を選択する

- 創が小さい場合には局所麻酔でよいが, 創が大きい場合は伝達麻酔を行う. 局所麻酔薬の極量には十分注意する.
- 小児や広範囲な損傷では全身麻酔を選択する.

❸ 創を処置する

- まず創周囲の皮膚に付着している汚物を落とし, ポビドンヨードスクラブなどを用いて洗浄する.
- 止血は, 圧迫止血を原則とする. 出血部位を盲目的に鉗子で摘んだり, 電気メスを使用したりすると, 損傷されていない神経まで損傷する可能性がある. 圧迫で止血できない場合は, 双極電気凝固器を用いて周囲組織を損傷しないよう

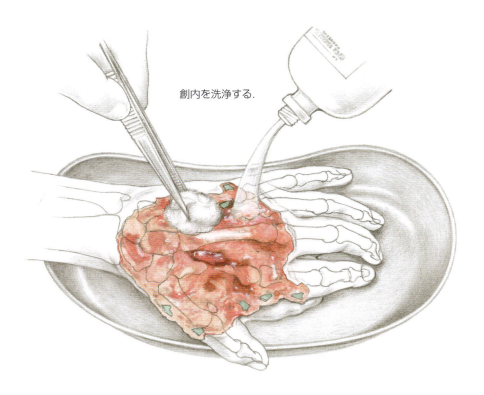

創内を洗浄する.

に注意しながら止血する.
- 異物除去などの細かい処置が必要な場合は，空気止血帯を使用して無血野で操作を行う.
- 創内は多量の生理食塩水と柔らかなガーゼなどを用いて丁寧に異物や壊死物質を洗い流す.

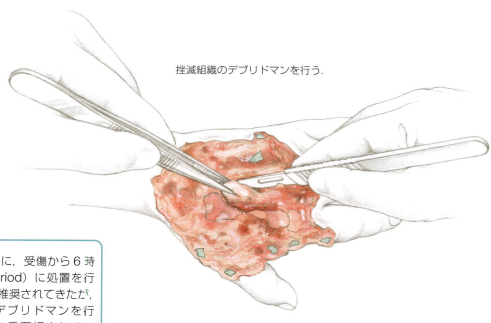

挫滅組織のデブリドマンを行う.

▶ポイント
- 感染を制御するために，受傷から6時間以内（golden period）に処置を行い創閉鎖することが推奨されてきたが，最近では，十分にデブリドマンを行うことのほうがより重要視されている[4,5].

- 細かい異物も摂子を用いて取り出し，挫滅した組織は必要最小限の範囲でメスや剪刀を用いて切除する（デブリドマン）.
- 異物の部位がわかりにくいときはX線透視装置を併用する.
- 高圧洗浄は組織損傷を生じるため好ましくない[6].

❹…創を縫合する

● デブリドマンの後，創を縫合する．糸はナイロンのモノフィラメントを使用し，死腔が残らないようにする．必要に応じてドレーンを留置する．

> ▶ポイント
> ● 洗浄・デブリドマンを行い，良好な創縁で縫合する．

● 皮膚欠損のため縫合不可能の場合は，損傷部位や状態に応じて被覆材，植皮，皮弁，陰圧療法などを選択する．

（山中一良）

■文献

1. 丸山　優ほか．四肢のデグロービング損傷．形成外科 2008；51 増：S65-70.
2. Green DP, et al, editors. Green's Operative Hand Surgery. 5th ed. Vol 1. Philadelphia：Elsevier Churchill Livingstone；2005. p. 83-6.
3. 牧　裕．高圧注入損傷．MB Orthop 1996；9：39-45.
4. Ertle JP, et al. Wound management. In：Flynn JM, editor. Orthopaedic Knowledge Update 10. Rosemont, IL：American Academy of Orthopaedic Surgeons；2011. p. 49-56.
5. Okike K, et al. Current concepts review. Trends in the management of open fractures. A critical analysis. J Bone Joint Surg Am 2006；88：2739-48.
6. Boyd JI 3rd, et al. High-pressure pulsatile lavage causes soft tissue damage. Clin Orthop Relat Res 2004；427：13-7.

骨折固定

骨折観血的固定術の原則と整復手技

骨折観血的固定術の原則

▶治療方針の決定

● 治療方針があやふやなまま骨折治療を開始してはいけない．ほとんどの骨折の治療目標は「機能障害のない骨癒合」であるが，まれに偽関節に導いたほうが患者の利益になる場合がある．

● 目標が骨癒合と決まれば，保存療法と手術療法のどちらが骨癒合率が高く機能障害が少ないかを判断する．多くの場合，手術療法は合併症のリスクがあり，保存療法は変形癒合や長期外固定による拘縮のリスクがある．保存療法のほうが好成績を期待できる場合があり，短絡的に手術を選択するべきではない．

▶骨折を把握する

● 治療計画を立てるために，当該骨折を十分に把握する．

損傷骨に本来生理的にかかる力を理解する

● 損傷骨の解剖学的形状と周辺筋肉の機能から，骨折を整復した場合に各骨片にかかる力（短縮，伸展，外反など）を理解する．

骨折型を理解する

● 正確な2方向単純X線写真が必須であり，必要に応じて他の撮影方法を追加する．3D-CTはきわめて有用だが全例に必須ではない．

● 理解のポイントは骨折線の傾き（螺旋骨折か，斜骨折か，横骨折か），第3骨片の有無，主骨片同士の直接接触の有無，転位の方向などである．これらはAO骨折分類法の分類基準であり，治療の難易度を推定するのに役立つ．

● さらに局所の骨の形状を把握する．長幹骨の断面は必ずしも円形ではなく楕円や三角形もあるので，局所の形状に合った整復法や内固定法を検討する．

周辺の軟部組織を理解する

● 重要神経や血管の走行を理解し，合併症の予測や手術進入路の決定に役立てる．

▶計画を立てる

● 骨折観血的固定術の要点は「進入，整復，内固定，後療法」である．これらは相互に関連し，たとえば手術進入路は整復の難易度に影響し，内固定の善し悪しは後療法に影響する．

● 手術に先立ってこれらを計画し，頭の中や作図などでシミュレーションしておく．計画した方法に困難が予想される場合は代替手段も計画しておく．術前の

計画が良くないと手術中に挽回できない．

進入
- 教科書に記載された標準的な手術進入路から選択する．経験があっても手術前に教科書や解剖書で確認する．
- 骨癒合には生きた骨細胞や骨膜が必要であり，骨膜などの軟部組織を骨から剥離すると骨折部の血行が低下し，骨癒合が遅延する可能性がある．

整復
- 整復目標は骨折部位によって異なる．
- 骨端部では関節面の完全な整復が最優先である．骨幹端部の整復は関節部のアライメントに影響し，一般に屈曲・伸展に比べると内・外反は許容範囲が狭い．骨幹部は両端の関節部を連結するためにあり，両端の関節部のアライメントが回復すれば，その中間の骨幹部はアナトミカルでなくてもよい．
- これらの目標を達成できるように整復法を計画する．整復手技の実際については後述する．

内固定
- 手術侵襲と内固定後の骨折部の安定性を考慮して内固定法を計画する．
- 骨折部の安定性はインプラントの強度だけでは決まらない．インプラント間のあそび（たとえば髄内釘とロッキングスクリューのあいだ）やインプラントと骨のあいだの安定性も関係するので，強固なインプラントを用いても骨折部が安定するとは限らない．見た目にだまされないためには，一方の骨片を消去して考えるとよい [1]．

[1] インプラントの固定性を考えるには一方の骨片を消去してみる

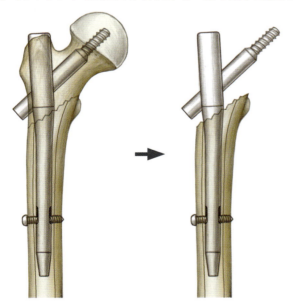

逆斜型転子部骨折に対する short femoral nail．
髄腔に対してインプラントが細く，ロッキングスクリューがダイナミックロッキング孔に1本なので固定性は良くない．

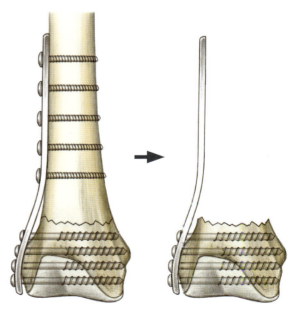

大腿骨顆上骨折に対するロッキングではないプレート固定．
プレートと顆部骨片の接触面積が小さいため固定性は良くない．

- インプラントの強度は全方向に均等とは限らないので，骨片にかかる力や転位しやすい方向を把握して，適切な位置にインプラントを設置しなければならない [2].

[2] インプラントの設置位置による強度の違い

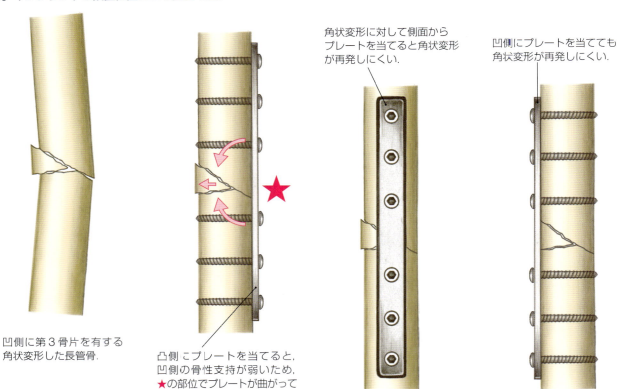

凹側に第3骨片を有する角状変形した長管骨.

凸側にプレートを当てると，凹側の骨性支持が弱いため，★の部位でプレートが曲がって角状変形が再発しやすい.

角状変形に対して側面からプレートを当てると角状変形が再発しにくい.

凹側にプレートを当てても角状変形が再発しにくい.

後療法

- 術前の計画段階からどの程度の後療法が望ましいかを想定し，それが実現できる進入法や内固定法を計画する．

整復手技の実際

❶…整復の確認

- 直視下に確認する場合は，骨折線の形状を見て微細な凹凸がピッタリ合えば整復位である．しかし，骨折部が部分的にしか見えない場合は短縮に気づかないことがある．骨片の先端部分がピッタリ合えば短縮はないので，先端部分の確認は重要である [3].
- 整復状態の直視に骨膜が邪魔な場合は必要最小限に切除するか剥離する．広範囲の骨膜剥離は周囲の軟部組織を安全に剥離するには便利だが，骨癒合には不利なので避けたほうがよい．
- 透視下に整復を確認する場合は必ず多方向から透視する．その際，患肢を回旋して透視すると骨片の位置関係が変わったり，最適な方向で透視できないことがある．骨折部は動かさずにX線透視装置を動かして多方向透視するほうがよい．

[3] 骨片の先端を確認する

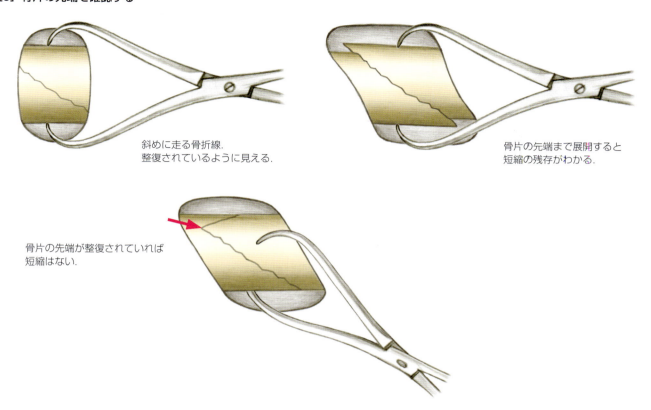

斜めに走る骨折線．
整復されているように見える．

骨片の先端まで展開すると
短縮の残存がわかる．

骨片の先端が整復されていれば
短縮はない．

❷…牽引（長さの回復）

- 骨片の転位は筋肉の収縮により生じるので，整復では収縮の逆方向に牽引するのが基本である．まず強力に牽引して骨の長さを回復し，そして内・外反などの角状変形および回旋を整復する．骨折部が展開されていれば，両骨片をそれぞれ骨把持鉗子や骨整復鉗子で把持して牽引する [4]．

[4] 骨把持鉗子で牽引する

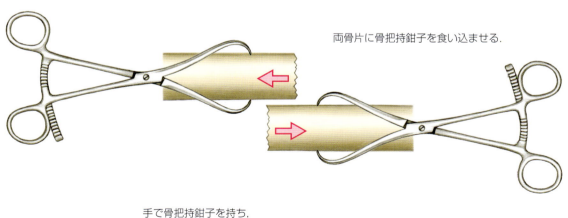

両骨片に骨把持鉗子を食い込ませる．

手で骨把持鉗子を持ち，
徒手的に牽引して整復する．

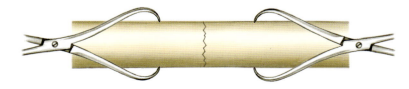

[5] 創外固定器で牽引する

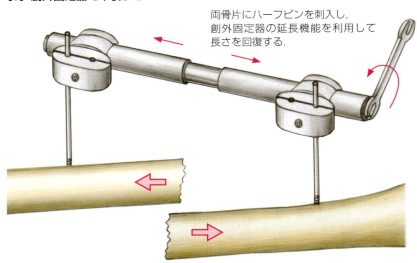

両骨片にハーフピンを刺入し，創外固定器の延長機能を利用して長さを回復する．

- あるいは骨片にスクリューなどを挿入し，それにスプレッダーなどをかけて牽引する．骨折部が展開されていない場合は徒手的牽引のほか，鋼線を末梢側骨片に刺入して鋼線牽引用の馬蹄に連結したり，ハーフピンを両骨片に刺入して創外固定器や牽引整復器に連結する方法もある [5]．

❸…てこ

- 一方の骨片の髄内にピンや鉤の先端を挿入し，ピンや鉤の手前部分にもう一方の骨片を載せて"てこ"の作用で移動させる．長さの回復や落ち込んだ骨片を引き出すのに有用である．
- ピンや鉤の刺入位置と方向が適切でないと骨片は望む方向に移動しない．先端が彎曲した鉤やエレバトリウムの場合は，挿入したら鉤やエレバトリウムを回旋して先端の向きを変えてから骨片を移動させるとよい場合がある [6]．
- Kirschner 鋼線（K 鋼線）の場合は，移動後に K 鋼線を進めて皮質骨を貫通させたり髄内を滑らせて髄内釘にすると，内固定として残すことができる．ただし，K 鋼線は曲がりやすく，曲がった状態で回転させると危険である．

[6] エレバトリウムを用いた整復

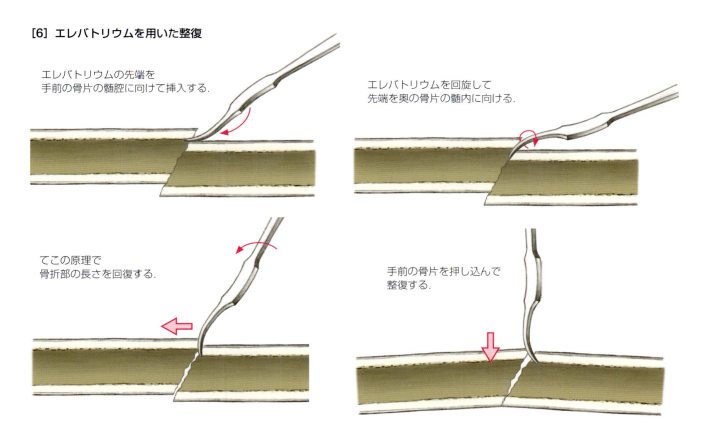

エレバトリウムの先端を手前の骨片の髄腔に向けて挿入する．

エレバトリウムを回旋して先端を奥の骨片の髄内に向ける．

てこの原理で骨折部の長さを回復する．

手前の骨片を押し込んで整復する．

❹…骨把持鉗子

- 骨把持鉗子で両骨片を一塊に把持してから鉗子をねじると，両骨片が動くので整復に利用できる［7］．整復が得られてから骨把持鉗子をロックすると仮固定もできて有用である．先端が尖った骨把持鉗子が使いやすいが，高齢者の粗鬆骨では骨片を割るおそれがあるので，接触面が鋸歯状の骨把持鉗子のほうが安全である．
- 鉗子が骨に接する位置がきわめて重要で，位置のわずかな違いで整復できないことがある．多くの場合，両骨片は短縮しているので，鉗子を骨折面に対して斜めに装着し，両骨片が長さを回復する方向にねじる．そして整復が得られた際に骨把持鉗子の圧迫力が骨折面に垂直になる位置が望ましい．この際，下腿や前腕では骨の断面が円形ではないことを理解する必要がある［8］．

[7] 骨把持鉗子を用いた整復

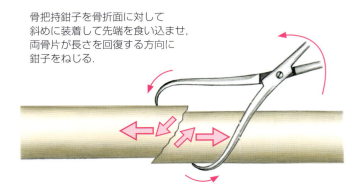

骨把持鉗子を骨折面に対して斜めに装着して先端を食い込ませ，両骨片が長さを回復する方向に鉗子をねじる．

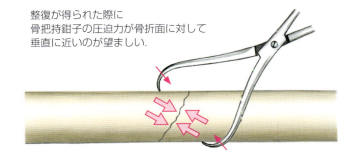

整復が得られた際に骨把持鉗子の圧迫力が骨折面に対して垂直に近いのが望ましい．

[8] 断面が円形ではない骨を骨把持鉗子で整復する場合

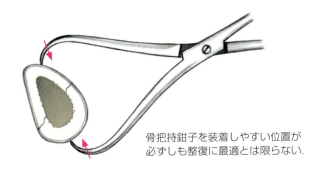

骨把持鉗子を装着しやすい位置が必ずしも整復に最適とは限らない．

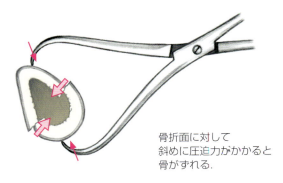

骨折面に対して斜めに圧迫力かかると骨がずれる．

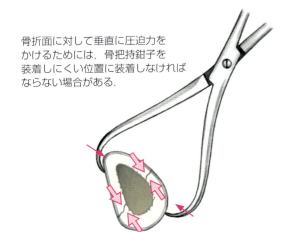

骨折面に対して垂直に圧迫力をかけるためには，骨把持鉗子を装着しにくい位置に装着しなければならない場合がある．

- このように鉗子を閉じつつねじる操作が必要だが，閉じる力が弱いと鉗子が滑るし，強すぎると両骨片が密着して動かなくなる．整復に手間どる場合，骨折部よりも遠位を徒手的にコントロールしつつ骨把持鉗子を操作したり，骨把持鉗子を2個用いて少しずつ整復位に近づける手法を試す．いずれの場合も骨把持鉗子を片手で開け閉めできることが望ましい．

❺…joy stick 法

- 骨片に刺入したピンや鋼線をコントロールして整復する方法で，経皮的に行うことが可能である．有効にコントロールするにはピンや鋼線の刺入位置が重要であり，複雑な動きを要する場合は2本刺入することもある．
- 整復後にピンや鋼線をそのまま進めて内固定に利用する場合は，回転させる前にピンや鋼線が曲がっていないか確認する．

❻…整復困難な場合

- 整復をしばらく試みて上手くいかない場合は，その原因を考えて対策を立てる．多くの場合，軟部組織が邪魔をしているか，骨片自体が本来の位置にないか，整復用の器具の設置位置が良くないか，である．
- 原因不明で対策を立てられない場合は，違う整復方法を試してみる．

▶ 手術を振り返る

- 手術は計画に始まり反省に終わる．手術後は直ちに振り返り，手術の良かった点，悪かった点を点検し，記憶の薄れないうちに手術記録を完成させる．

（高畑智嗣）

■参考文献
1. Gautier E, Pesantez RF. 外科的整復. 糸満盛憲, 田中 正編. AO法骨折治療 第2版. 東京：医学書院；2010. p. 122-38.
2. 萩原博嗣. 骨接合の基本手技 ①観血的整復の基本手技. 岩本幸英編. 整形外科手術の要点と盲点. 東京：文光堂；2011. p. 202-5.
3. 田中 正. 手術の基本 5骨折手術の基本手技. 岩本幸英編. 外傷の初期治療の要点と盲点. 東京：文光堂；2007. p. 274-81.

骨折固定

ピン固定，ワイヤー固定

手術の概要

- ピンは骨を穿刺して固定する一端もしくは両端が鋭の硬い鋼線で，通常，Kirschner 鋼線（K鋼線）とよぶ．開発経緯から太い鋼線を Steinmann ピン，細い鋼線（およそ 1.5 mm 以下）を Kirschner 鋼線とよび分けることもある．
- ワイヤーは容易に曲げられる軟らかい鋼線（軟鋼線）で，骨と骨，骨と軟部組織，骨と K 鋼線のあいだを縛り骨折面に圧迫を加えて固定するために用いる．金属性や線維性のケーブルも同様の使い方をする．
- 骨の強度や大きさに合った，適切な太さ・硬さの鋼線を選択することが重要である．
- 思いどおりの位置にピンを刺入したり，適切にピンを曲げたりワイヤーを締結したりするためには，適当な道具の準備とオフサイトでのトレーニングが必要不可欠である．

適応

- ピンとワイヤーは，骨折治療で汎用される固定材料であるが固定性には限界があり，単独で用いられるのは，手足の骨折，骨端部の小骨折，小児の骨折などに限られる．その他の instrument と併用されたり，整復の手段や仮固定の材料として用いられたりすることが多い．
- ピン固定単独では骨折面に圧着力がかからないため，骨折面が整復され，かみ合っていることが固定のうえで重要となる．
- tension band wiring は骨折面に働く牽引力と屈曲力を圧迫力に変換する方法で，骨折面に牽引力のかかる靱帯や腱の付着部骨折の固定法として汎用性が高い．
- 経皮ピン固定では，皮下組織の巻き込みに注意する．K 鋼線を十分に湿らせることで巻き込みを少なくできる．神経・血管束の近接部位では経皮ピン固定は避ける．

手術のポイント

①ピン固定の基本．
②ワイヤーの締結．
③ tension band wiring（TBW）．

手術手技の実際

❶…ピン固定の基本

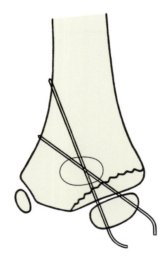
小児上腕骨外側顆骨折

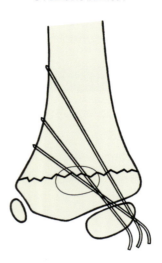
小児上腕骨顆上骨折

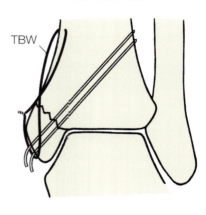
足関節内果骨折

- 骨折面を正確に整復し密着させてからピン固定を行う．
- 通常，複数のK鋼線を用いるが，骨折面でお互いに近接せずに通過し，ねじれの位置となるよう挿入し，骨片の回転と浮き上がりを防止する．先端が髄内にとどまらないで，できるだけ対側の皮質を貫通させる．
- tension band wiring（TBW）を追加するときは骨折部を垂直に近く貫くように，かつ，お互いに平行に刺入する．
- 通常用いられるK鋼線の太さは，指節骨では0.8〜1.2 mm，手関節部では1〜1.5 mm，足関節果部では1.5〜1.8 mm，小児肘関節部では1.5〜1.8 mmである．

▶ 指節骨のピン固定

- 経皮で行う場合も観血的に行う場合も，刺入部位の選択が難易度を左右する．
- 骨端・骨幹端部の骨突出部からの刺入を選択するとよい [1]．K鋼線は先端にしか刃がついていないため強斜位の刺入は困難である．
- K鋼線を皮膚上に突出させておくときには，腱の走行に注意する．側面では基節部の遠位以遠，背側では中節骨と末節骨の伸筋腱停止部が腱を貫かない部位となる．
- 観血的手技では，両鋭端のK鋼線を用いて骨折部から刺入し整復後スイッチバックする方法もある．
- 術者の位置も重要である．なるべく刺入する部位に正対し，手前から向こう側に向かってK鋼線を進めると狙いどおりに刺入しやすい．対象に正対できる位置に術者が移動する [2]．

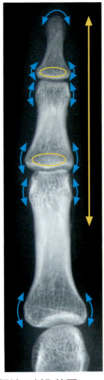

[1] K鋼線の刺入位置
水色矢印：刺入しやすい場所．
黄色矢印，黄色囲み：腱を貫かない位置．

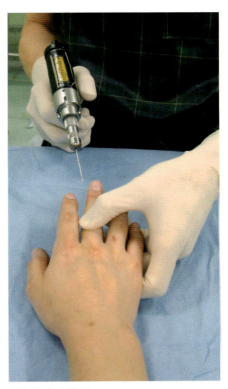

[2] 術者の位置
対象に正対すると刺入しやすくなる．術者が移動するとよい．

▶ intrafocal pinning

- intrafocal pinning は骨折部からK鋼線を刺入する固定法で，橈骨遠位端骨折などの骨幹端骨折の固定法として有用である．
- 再転位したり過整復となることが少なくなく，単独で用いられることは少ない．整復の手段や仮固定法としても用いられることが多い．

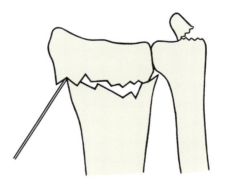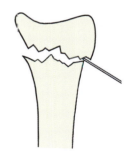

K鋼線を骨折部から刺入し，骨片を起こして整復し，そのまま固定する．

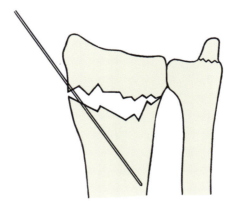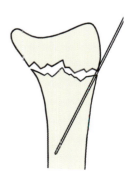

❷ ワイヤー締結の基本

- 骨折面に適切な圧迫をかけるためには、適切な太さのワイヤーを選ぶ必要がある。指節骨では0.2〜0.6 mm程度、その他の骨端部では0.8〜1 mm、骨幹部では0.8〜1.2 mmの太さのワイヤーが用いられる。細すぎるワイヤーでは固定性が得られない。一方、太すぎるワイヤーでは骨を破壊してしまう。
- 両端に均等な緊張がかかる位置でねじって締結する。均等な緊張のもとにねじると両端がきれいな螺旋となり絡み合い締結される。不均等だと緊張の強い一端に弱い一端がまとわりつくだけとなり締結は得られない。回し続けると軸になった緊張の強いほうが破断する。
- 金属の光沢がなくなってさらに締めるとワイヤーは破断する。素材によって微妙に硬さや強度が異なるので、普段用いるワイヤーをオフサイトで締結して試し、破断に至る前の螺旋の大きさや締め付け力を確認しておく必要がある。

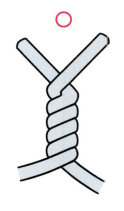
両端の緊張が等しいとお互いに絡み合う．

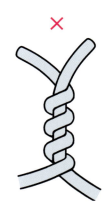
両端の緊張が違うと巻きつくだけとなる．

❸ tension band wiring（TBW）

- 骨折部に腱や靱帯による牽引力と屈曲力が作用する状態において、屈曲の凸側（骨折の離開側）をワイヤーで縛ることにより、骨折部に作用する牽引力と屈曲力を圧迫力に変換し、早期運動を可能にする優れた固定法である。
- 強い牽引力の働く肘頭骨折や膝蓋骨骨折をはじめ、腱や靱帯の付着部の骨折に用いられる汎用性の高い固定法である。通常、K鋼線固定と併用して用いられるが、TBWだけが行われることもある。

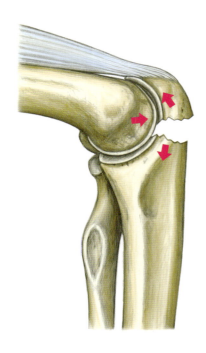
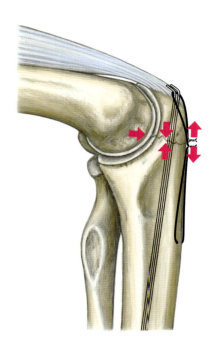

▶ K鋼線の曲げ方

[抜けない，ゆるまないK鋼線の曲げ方]

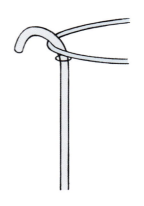

ゆるい弯曲になると
ワイヤーが弯曲した位置にかかり，
ワイヤーの緊張がK鋼線を引き出す，
もしくは回す力となる．

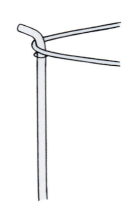

きつい弯曲とし，
真っ直ぐな部分にワイヤーをかけると
K鋼線を抜く・回す力は生じない．

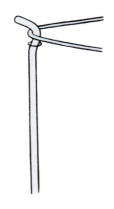

尾端の曲げの手前に
逆の弯曲をつけると
ワイヤーが引っかかり，
K鋼線が固定される．

- K鋼線を併用したTBWでは，K鋼線が回転してワイヤーが外れたり，K鋼線が抜けたりするトラブルが多い．K鋼線の尾端を180°曲げて骨に打ち込むことを推奨している成書が多いが，そうしてもK鋼線の抜けを防止できない．その理由は，180°の弯曲をつくろうとするとK鋼線の弯曲が大きくなることから，弯曲した部分にワイヤーがかかってしまい，ワイヤーの張力がK鋼線を引き出すか，もしくは回旋させる力として作用するためである．
- K鋼線の抜けと回転を避けるためには，K鋼線が真っ直ぐな部分にワイヤーをかけるべきである．専用の三点曲げのベンダーを用いて尾端の曲げを小さい弧とし弯曲部分を小さくするとよい．
- 筆者はさらに尾端の曲げの手前に逆のゆるい弯曲をつけている．これによりワイヤーが曲げ部分に引っかかり，ワイヤーが緊張している限りK鋼線は回転しないし，抜けない．
- 1.8 mm径以下のK鋼線を用いると加工しやすい．

▶ ワイヤーのかけ方

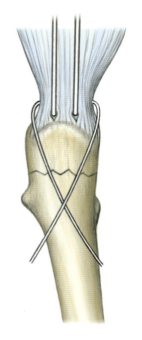

軟部組織にワイヤーがかかると，
軟部組織を締め付け壊死となる．

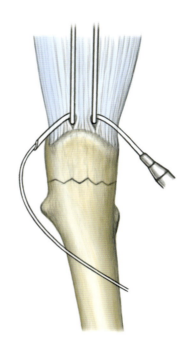

太い注射針などを用いてワイヤーをK鋼線の直下に誘導し，
ワイヤーが直接K鋼線にかかるようにする．

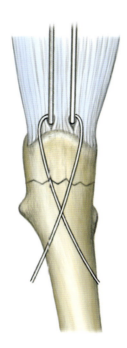

- ワイヤー（軟鋼線）は軟部組織の下を通す．K鋼線刺入部の軟部組織にしっかりと切開を入れて太い注射針などでK鋼線直下にワイヤーを誘導し，ワイヤーがK鋼線に直接かかるようにする．
- 軟部組織にかかったワイヤーを強く締め上げると，その部分を壊死に至らしめることになる．

（岩部昌平）

■参考文献

1. Hak DJ, Stewart RL. Tension band principle. In：Rüedi TP, et al, editors. AO Principles of Fracture Management. 2nd ed. Stuttgart：Thieme；2007. p. 249-56.
2. Kapandji A . Internal fixation by double intrafocal plate. Functional treatment of non articular fractures of the lower end of the radius. Ann Chir 1976；30：903-8.

骨折固定

スクリュー固定

手術の概要

● 骨折固定用スクリューには多くの名称があるが，混乱を招かないようにカテゴリー別に整理しておく必要がある[1,2]．これらのなかでも，とくに機能による名称が重要である．

①形状による名称：皮質骨スクリュー，海綿骨スクリュー（全ネジ・部分ネジ），シャフトスクリュー（シャフトが太くねじ山の短い皮質骨スクリュー），キャニュレイテッドスクリュー，Herbert スクリューなど．

②サイズによる名称：6.5 mm 海綿骨スクリュー，4.5 mm 皮質骨スクリューなど．

③タップの有無による名称：self-tapping screw（タップ不要），non-self-tapping screw（タップ必要），self-drilling/self-tapping screw（ドリル／タップが不要）．

④スクリューヘッドの機能による名称：スタンダードスクリュー（通常のスクリュー），ロッキングスクリュー（スクリューヘッドがプレート孔にロックし，角度安定性をもつもの）．

⑤機能による名称：スクリュー固定の適応を示す．

- プレートスクリュー（plate screw）：プレートを固定するもの．
- ラグスクリュー（lag screw）：骨片間に圧迫をかけるもの．
- ポジションスクリュー（position screw）：位置を保持するもので，ラグスクリューのように圧迫をかけるものではない（上腕骨遠位関節内粉砕骨折に対する関節面の保持や，足関節果部骨折で脛腓関節を固定するときなど）．
- 整復用スクリュー（reduction screw）：骨片をプレートに引き寄せ，整復を図るためのもの．
- アンカースクリュー（anchor screw）：ワイヤーループや縫合糸を固定するためのもの（上腕骨近位部骨折の腱板縫着など）．
- 横止めスクリュー（interlocking screw）：髄内釘横止め用スクリュー．
- Poller スクリュー（Poller screw）：正しいアライメントとなるよう髄内釘の誤った進路をブロックするスクリュー．

▶手術のポイント

①ラグスクリュー固定．
②ポジションスクリュー固定．
③整復用スクリュー固定．

手術手技の実際

❶…ラグスクリュー固定

● 骨片間に圧迫をかけるためのスクリュー固定で、骨幹・骨幹端単純骨折や関節内骨折で使用する。皮質骨スクリュー（全ネジ）または海綿骨スクリュー（部分ネジ）を用いる2通りの方法がある。

▶ 3.5 mm 皮質骨スクリューによるラグスクリュー固定

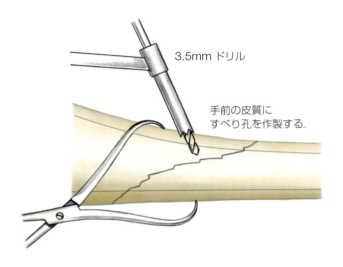

- 骨片を解剖学的に整復し、骨鉗子などで把持する。
- 3.5 mm ドリルで手前の皮質にすべり孔を作製する。
- 最大の圧迫力を得るには骨折線に垂直方向が理想的である。
- すべり孔にドリルガイドを挿入する。

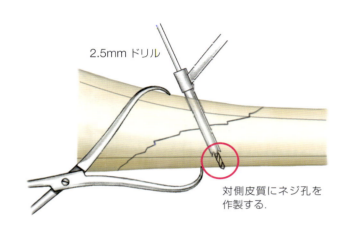

- 2.5 mm ドリルで対側皮質にネジ孔を作製する。

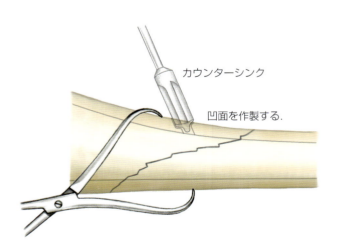

- 手前の皮質孔にカウンターシンクで凹面を作製する。
- 孔を破壊しないように注意する。

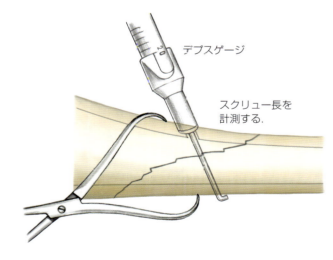

- デプスゲージでスクリュー長を計測する。
- カウンターシンクの後で計測しないと、正しく測れない。

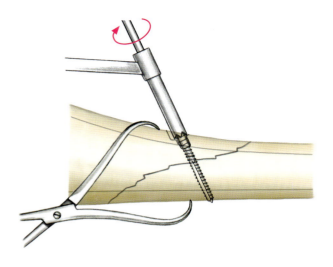
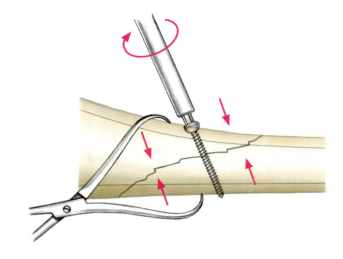

- タッピングを行う．
- 必ず計測後に行う．タッピングの後に計測すると，ネジ山を破壊する危険性がある．

- スクリューを挿入する．
- 粗鬆骨では，指2本程度の力で締める．

▶ 手技のコツ
- 長軸方向にかかる力に抵抗するためには，骨折線に対する垂線と骨長軸に対する垂線のなす角の二等分線方向が望ましい．

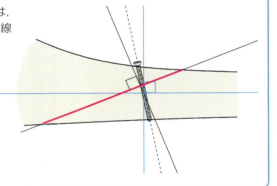

▶ 海綿骨スクリューによるラグスクリュー固定

- 部分ネジのスクリューを用いる．
- ネジ山が骨折線を完全に越えないと圧迫がかからない．
- 足関節後果を前方から固定するときはネジ山の長さに注意する．
- 骨片の大きさにより，先端をカットする必要がある．

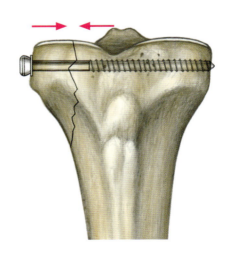
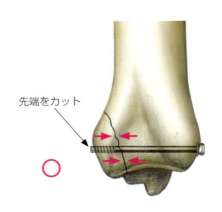
先端をカット
○
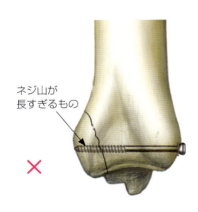
ネジ山が長すぎるもの
×

❷ ポジションスクリュー固定

- 脛腓靱帯結合部の不安定性に対する固定に用いられる．
- 前方25°に向け，腓骨・脛骨とも皮質をタップし整復位を保持するように固定する（ラグスクリューではない）．

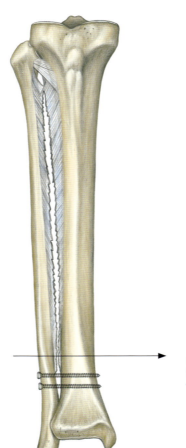
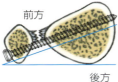

前方 / 後方

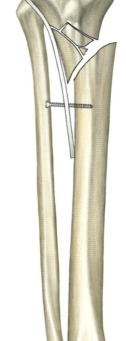
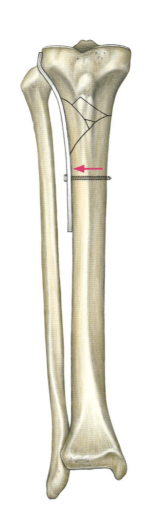

❸ 整復用スクリュー固定

- 整復不良の骨片にスタンダードスクリューを挿入し締めていくと，骨片がプレートに引き寄せられ，アライメント（整復位）が良くなる．

（田中　正）

■文献
1. 糸満盛憲．骨折の固定法．糸満盛憲編．運動器外傷治療学．東京：医学書院；2009．p. 156-76．
2. Messer P, et al. 絶対的安定性の手技　スクリュー．糸満盛憲日本語版総編集．AO法骨折治療．第2版．東京：医学書院；2010．p. 157-67．

骨折固定
プレート＆スクリュー固定

● 手術の概要

ノンロッキングプレート

- ダイナミックコンプレッションプレート（DCP）の楕円形のダイナミックコンプレッションホールに偏心性にスクリューを挿入するとプレートがスライドして近位と遠位の骨片間に圧迫がかかり（圧迫プレート [1]），中央に挿入するとプレートはその位置で固定される．
- スクリューホールからラグスクリューテクニックを用いて骨片にスクリューを挿入すると，骨片の整復や骨片間圧迫が得られる（「スクリュー固定」の項目参照）．

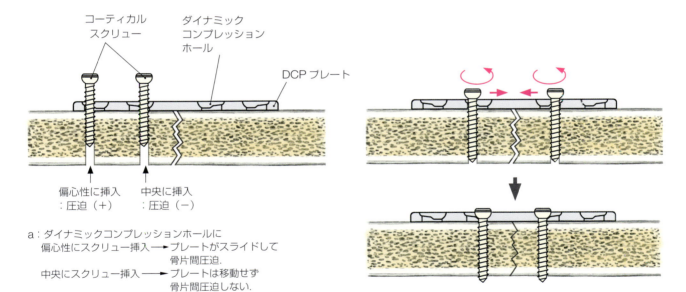

a：ダイナミックコンプレッションホールに
　偏心性にスクリュー挿入 → プレートがスライドして骨片間圧迫．
　中央にスクリュー挿入 → プレートは移動せず骨片間圧迫しない．

b：圧迫プレートによる骨片の圧迫．
　骨片を挟んだダイナミックコンプレッションホール両側に偏心性にスクリュー挿入 → 骨片間圧迫（圧迫プレート）．

[1] dynamic compression plate（DCP）

ロッキングプレート

- ロッキングヘッドスクリューがプレートのネジ溝に噛み込むため，角度安定性（angular stability）が得られる．骨質が弱い骨粗鬆骨や骨欠損例ではノンロッキングプレートより固定性が良い．
- コンビホールによりロッキングプレートとノンロッキングプレート両者の機能をもつ LCP（ロッキングコンプレッションプレート [2]）も開発されている．

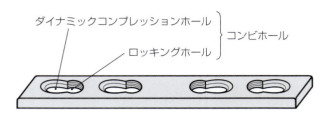

a：コンビホール．
ダイナミックコンプレッションホールとロッキングホールを
組み合わせたコンビホール．

[2] ロッキングコンプレッションプレート（LCP）

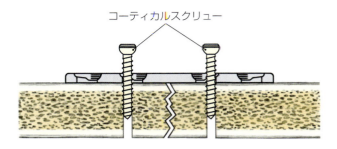

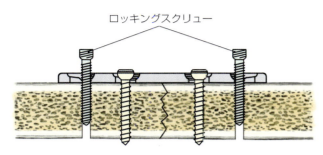

b：コーティカルスクリューとロッキングスクリュー．
どちらのスクリューも使用可能だが，両方の機能を組み合わせる場合は，最初にコーティカルスクリューを挿入して骨片間に圧迫をかけてから，次にロッキングスクリューを挿入する．

> **サイドメモ**
>
> #### プレートの5つの機能
>
> ● プレートの機能は形状が決めるものではなく，その使い方による．
> 1. 圧迫：ダイナミックコンプレッションホールへの偏心性挿入により，近位と遠位骨片間に圧迫を加えることができる．骨幹部では主に横骨折（A3，骨折線の傾斜<30°）に用いる．プレートに近いところほど強い圧迫力がかかるので，真っ直ぐな骨に真っ直ぐなプレートを当てて圧迫をかけると対側が開くため，プレートをover bending（中央が1 mm浮く程度）すると均一な圧迫が得られる [3]．
> 2. 保護（中和）：螺旋骨折（A1）・斜骨折（A2）や楔状骨折（B）で骨片間をスクリューで圧迫固定した場合に，プレートにより剪断，回旋応力を中和する．ダイナミックコンプレッションホールでは中央にスクリューを挿入する．
> 3. 支持（buttress）：骨片が転位する方向にプレートを設置し，軸圧・剪断力に対抗する．プレートはわずかにunder bendingしたほうが良い支持性が得られる．
> 4. テンションバンド：骨折の張力側にプレートを当て，張力をプレート対側の骨皮質に対する圧迫力にする．
> 5. 架橋：主に高度な粉砕骨折でプレートにより近位骨片と遠位骨片を連結し，長さ，軸，回旋を整復する．ロッキングプレートを用いることが多い．
>
> #### 形態によるプレートの分類
>
> 1. ストレートプレート：LCP，レコンストラクションプレート，1/3円プレートなど．
> 2. アナトミカルプレート：橈骨遠位端骨折，上腕骨遠位の解剖学的形状に合わせたプレート．
> 3. アングルプレート：大腿骨転子下骨折や顆上部骨折に用いる．
>
>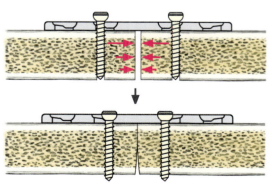
>
>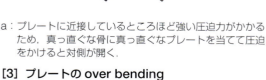
>
> a：プレートに近接しているところほど強い圧迫力がかかるため，真っ直ぐな骨に真っ直ぐなプレートを当てて圧迫をかけると対側が開く．
>
>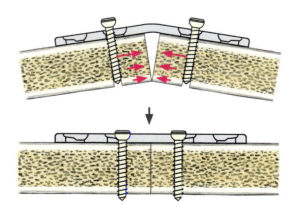
>
> b：プレートをわずかに曲げて，反対側の骨皮質が接触するようにして偏心性にコーティカルスクリューを挿入すると均一な圧迫がかかる．
>
> **[3] プレートのover bending**

▶適応

- プレート固定は骨端や骨幹端骨折に適応があり，その他，上腕骨や前腕骨骨幹部骨折などが適応になる．

▶手術のポイント

①上腕骨骨幹部骨折．
②上腕骨遠位粉砕骨折．
③脛骨プラトー骨折（部分関節内割裂〈split〉・陥没〈depression〉）
④足関節三果骨折．

● 手術手技の実際

❶ 上腕骨骨幹部骨折

- 高齢者では順行性髄内釘の適応があるが，青・壮年では肩障害を回避するためプレートを用いる場合が多い．
- 楔状骨片を伴う上腕骨骨幹部骨折（12-B1）に対して，ラグスクリューテクニックで骨片間を圧迫し，保護プレートで固定した [4]．

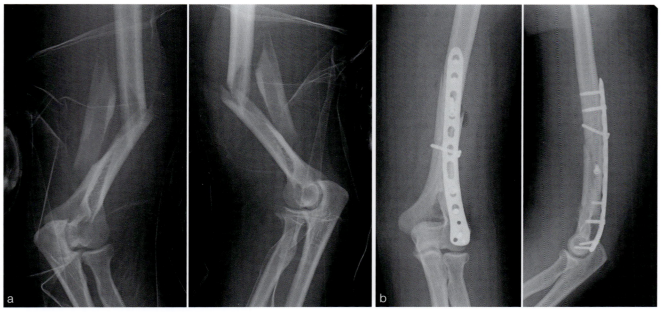

[4] 楔状骨片を伴う上腕骨骨幹部骨折（12-B1）
a：術前．
b：ラグスクリュー2本で近位骨片と楔状骨片，遠位骨片と楔状骨片を圧迫固定．
　その後，近位骨片と遠位骨片を保護プレートで固定．

▶ポイント
- 軟部組織の剥離を最小限とし，骨片の血流を温存する．治療目的は解剖学的なX線像ではなく骨癒合である．鉗子や創外固定を用いたindirect reduction に精通する必要がある．

❷…上腕骨遠位粉砕骨折 [5]

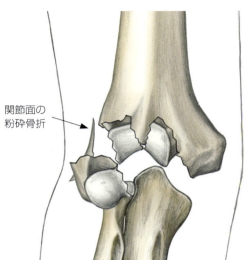

関節面の粉砕骨折

- 関節面粉砕骨折は手術適応である.
- 肘頭骨切りアプローチで関節面を展開し,関節面粉砕骨片を Kirschner 鋼線(K 鋼線)で仮固定し,関節面をラグスクリューで固定する(骨欠損がある場合は骨移植).
- 関節骨片と橈側柱,尺側柱を K 鋼線で仮固定して,橈側柱はアナトミカル LCP を保護プレートとして,尺側柱は LCP プレートや小柄な女性では 1/3 円プレートを支持プレートとして固定する.
- 骨切りした肘頭は tension band 固定を行う.

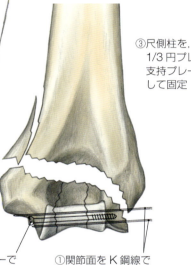

③尺側柱を,1/3 円プレートを支持プレートとして固定

②橈側柱を,アナトミカル LCP を保護プレートとして固定

②ラグスクリューで圧迫固定　①関節面を K 鋼線で仮固定　①関節骨片をラグスクリューで圧迫固定

▶ポイント
- 関節内骨折は解剖学的に整復,圧迫固定(絶対安定性)し,中和プレートで剪断,回旋応力を中和する.

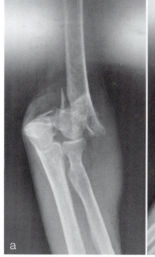
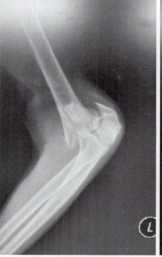
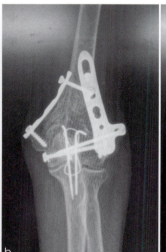
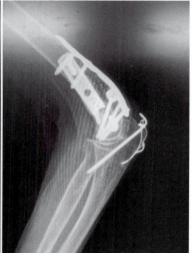

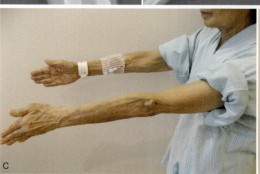
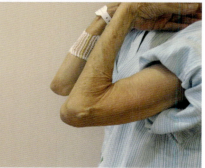

[5] 左上腕骨遠位粉砕骨折(13-C3)
a:手術前.関節面の粉砕骨折.
b:上腕骨橈側柱はアナトミカル LCP,尺側柱は 1/3 円プレートで固定,肘頭は tension band 固定.
c:術後 1 年(抜釘前).肘伸展 0°/屈曲 135°.

❸ 脛骨プラトー骨折（部分関節内割裂・陥没）[6]

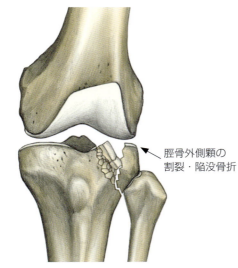

脛骨外側顆の
割裂・陥没骨折

- 前外側アプローチで骨折部を展開する．割裂骨片（split fragment）の軟部組織をはがさないように展開し，陥没骨片（depression fragment）を経骨髄的に持ち上げて関節面を整復する．
- 整復した骨片をラグスクリューで圧迫固定し，アナトミカルプレートを支持プレートとして使用する．陥没骨片を持ち上げた後の骨折空隙（fracture void）が大きな場合は人工骨を充填する．

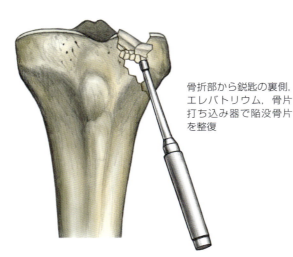

骨折部から鋭匙の裏側，エレバトリウム，骨片打ち込み器で陥没骨片を整復

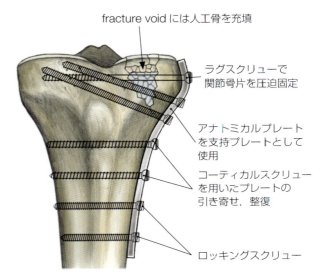

fracture void には人工骨を充填

ラグスクリューで関節骨片を圧迫固定

アナトミカルプレートを支持プレートとして使用

コーティカルスクリューを用いたプレートの引き寄せ，整復

ロッキングスクリュー

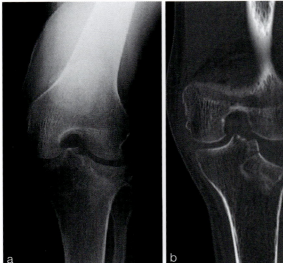
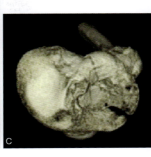
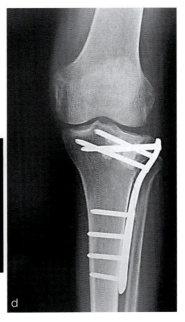

[6] 脛骨プラトー割裂・陥没骨折（41-B3）
a：術前のX線正面像．
b：術前のCT冠状断．
c：術前3D-CT．大腿骨を除去して関節面を観察．
d：術後X線正面像．関節面はラグスクリュー＋支持プレートで固定．

❹…足関節三果骨折 [7]

- 外果を圧迫プレートで解剖学的に整復すると，後距腓靱帯の牽引で後果が整復され，経皮スクリュー固定が可能になった．
- 内果は tension band 固定を行い，低侵襲で強固に整復できた．

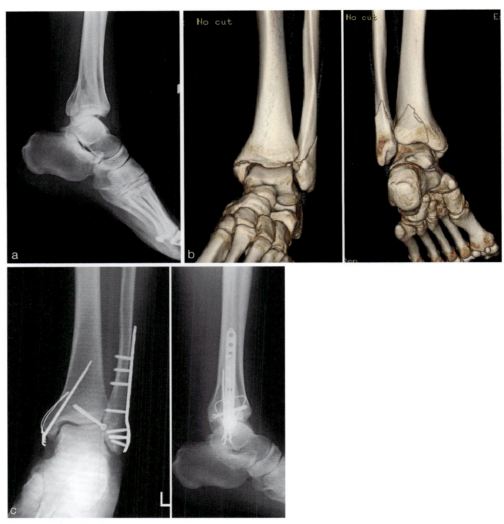

[7] 足関節三果骨折
a：術前のX線側面像，b：3D-CT，c：術後のX線正面像．
外果を圧迫プレートで解剖学的に整復すると，後距腓靱帯の牽引で後果が整復され，後果は経皮スクリュー固定を行った．内果は tension band 固定を行い，低侵襲で強固に整復できた．

▶後療法

- 強固な固定が得られたならば，翌日から関節の可動域訓練を開始する．上腕骨遠位端骨折は術後3週で外固定を終了する．下肢に関しては術後6週以降から，骨癒合を確認して荷重を開始する．

（金谷文則）

■参考文献
1. 糸満盛憲（総編集），田中 正（編集代表）．プレート．上腕骨遠位部．脛骨近位部．果部．AO法骨折治療．第2版．東京：医学書院；2010．p. 168-78．p. 436-47．p. 594-607．p. 636-53．

髄内釘固定 | 321

骨折固定

髄内釘固定

──手術の概要

- 髄内釘の固定原理：長管骨の髄腔にネイルを設置することで，ネイルのもつ剛性によって骨折部の動きを制御するのが髄内釘固定法である．
- 髄内釘固定法は，骨幹部骨折が適応であったが，横止め髄内釘の開発・横止めスクリューホールの工夫により骨幹端骨折にも適応が拡大してきた．

▶ 適応

- 長管骨骨幹部骨折・骨幹端骨折．
- 原則として閉鎖骨折が適応となる．
- 開放骨折：Gustilo I・II・IIIa（fix and flap が可能なら IIIb）．ただし，Gustilo III に関しては，慎重に行う必要がある．

▶ 手術のポイント

①術前計画を立てる．
②整復する．
③ガイドワイヤーを挿入する．
④リーミングする．
⑤ネイルの長さを測定する．
⑥ネイルを挿入する．
⑦横止めスクリュー固定を行う．
⑧エンドキャップの固定を行う．

──手術手技の実際

❶…術前計画を立てる

- 健側の全長 2 方向メジャー入り X 線像を撮影する．
- インプラント選択：骨折の部位・骨折型・骨の形状（弯曲の状態）によりインプラントの種類を選択する必要がある．挿入方向（順行性・逆行性），ネイルの形状（弯曲・bend 角および位置），横止めスクリューホールの位置・数・挿入方向・ロッキング機構などを選択基準とする．
- 使用するネイルの径および長さの決定：至適ネイル径は，原則として大腿骨・下腿骨 10 mm，上腕骨 8 mm 以上を使用する．
- テンプレーティングによる挿入ポイントの確認：髄内釘は，髄腔内にインプラントを収めることで固定性を得ることができる．したがって，長いインプラントを髄腔内に収めるためには，インプラントを挿入するためのエントリーポイ

ントが重要になる．エントリーポイントはインプラントの形状により異なっており，また，骨形状によって通常のエントリーポイントでは挿入困難となる可能性があり，術前に十分にエントリーポイントを確認する必要がある．そのために，術前のテンプレーティングおよび作図は重要である．

❷…整復する

- 牽引および徒手整復により整復位を得ることが基本である．
- 骨幹端骨折の場合は，閉鎖的に整復が困難な症例は観血的整復を行い，骨把持などで仮固定を行ってから手術を開始する．
- 骨幹部骨折の場合は，牽引と徒手整復により整復が得られることを確認し，術中ガイドワイヤー挿入時に同様の操作を行い整復し，ガイドワイヤーを挿入することで整復位の保持を行うことが多い．回旋のコントロールは，健側のX線を参考にして行うと容易で確実である．とくに，大腿骨では回旋転位に十分注意をする．

❸…ガイドワイヤー挿入

- 牽引により整復および整復位の保持ができているものは，ストレートのガイドワイヤーを挿入することがほとんどである．
- ガイドワイヤー挿入により整復および整復位の保持を獲得しようとする場合には，先端を少し曲げたガイドワイヤーを用いることが多い．先端を曲げる理由は，反対側の髄腔内にガイドワイヤーを誘導しやすくなるからである．また，反対側骨幹端の至適位置にガイドワイヤー先端を誘導するにも便利である．

> ▶手技のコツ
>
> **ガイドワイヤー挿入・骨折整復**
> - ガイドワイヤーの先端を少し曲げることで，ガイドを転位を残した対側の髄腔内に誘導させることが容易になる．
> - また，骨端部でガイドワイヤー先端を骨端中心に誘導させることも先端に曲がりがあることで可能となる．

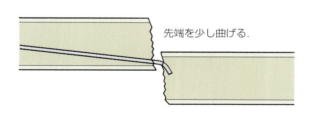

先端を少し曲げる．

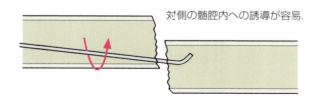

対側の髄腔内への誘導が容易．

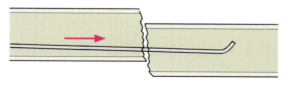

先端に曲がりがあることで髄内皮質に引っかかることなくスムーズに進めることができる．

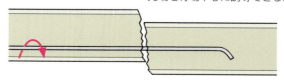

先端を骨端中心に誘導できる．

髄内釘固定 | 323

徒手整復だけでは骨片同士を
対向することができない場合，
ガイドワイヤーの誘導ができない．

近位骨片に整復子を挿入し，
整復子を動かして近位骨片を整復する．

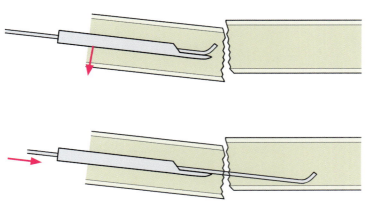

整復子で整復位を保った状態で
反対側髄腔内にガイドワイヤーを誘導する．

● さらに，各インプラントは，近位骨片の整復
操作とガイドワイヤー誘導用の整復子を備え
ており，この整復子を使用することで整復お
よびガイドワイヤー誘導が容易となる．

> ▶ ポイント
>
> **整復子を用いた整復および
> ガイドワイヤー挿入**
> ● 近位骨片に整復用の整復子を挿入
>   し，整復子を動かすことにより近位
>   骨片を整復して，整復子に通したガ
>   イドワイヤーを反対側髄腔内に誘導
>   する．

● 骨幹端部で髄腔の広い部位で骨折がある場
合，牽引だけでは骨軸の整復が困難となる
場合がある．この場合は，ガイドワイヤー
挿入時に骨片の骨軸をコントロールするた
めのブロッカーピンを刺入し骨軸のコント
ロールを行う[1]．

> ▶ ポイント
>
> **ブロッカーピン**
> ● 髄腔拡大部で転位が残存したり，整復
>   の保持ができない場合は，2.4 mm
>   Kirschner 鋼線（K 鋼線）をブロッカー
>   ピンとして挿入して整復位を保持する．
> ● ネイル挿入後，皮質骨を圧着させた後
>   でブロッカーピンを抜去する．

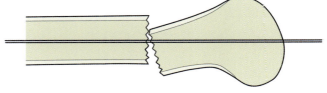

ガイドワイヤー挿入だけでは整復不十分で，
ネイル挿入でも骨折部の整復が不良と考える場合

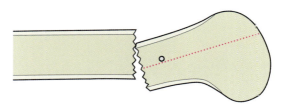

ガイドワイヤー，ネイル挿入予定部位の
移動させる骨片骨軸の骨片を移動させたい側に
2.4 mm K 鋼線を刺入する．

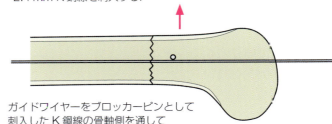

ガイドワイヤーをブロッカーピンとして
刺入した K 鋼線の骨軸側を通して
反対側骨片にガイドワイヤーを誘導する．

❹ リーミングする

- 通常は，最狭部の径より細いリーマーから開始し，0.5 mm ずつリーマーの径を太くし，予定ネイルサイズの1 mm 大きいサイズまでリーミングを行う．
- リーミングは常に正回転で行うことが重要である．リーマーを抜いてくるときにガイドワイヤーが一緒に抜けてくることがあるので注意する．最近の器械には，ガイドワイヤーの抜けを防止するプッシャーがあるのでこれを利用する．
- リーミングにより骨熱傷・脂肪塞栓の発生の可能性があることを念頭におき，リーミング速度に十分注意する．
- 骨折部を通過するときは整復位を保持しながらリーミングすることが大切である．整復位が得られていないと反対側の皮質骨を骨折させる危険がある．
- 粉砕骨折がある場合は，粉砕部はリーミングせず遠位・近位の髄腔のみリーミングを行う．

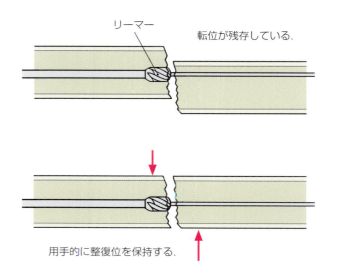

▶ **手技のコツ**

リーミング
- 転位が残存した骨折部をリーマーを通過させるときには，整復位を用手的に保持しながらリーミングを行う．
- 骨折部前後で片削りにならないように整復位を保持することが大切である．

❺ ネイル長の計測を行う

- ネイル長計測器でネイル長の測定を行う．
- 骨折部の整復状態（斜骨折・粉砕骨折）に十分注意を払う必要がある．ギャップを残したままでは，計測長はギャップ分長くなる可能性があり，逆に，短縮転位のままではネイル長が短くなりすぎる危険がある．
- 粉砕骨折の場合は，健側骨長を参考にし，さらに粉砕部の骨片間の重なり・間隙を観察して判定する．

❻ ネイルを挿入する

- ネイルの挿入前に，ネイルをネイル挿入デバイスに装着した時点で，デバイスの横止めスクリューガイドがドリルを正しく誘導するか確認することが大切である．
- 骨折部を通過するときには，整復を再度確認して整復位を保ちながら挿入する．ネイル挿入深度を近位・遠位端のネイル位置・横止めスクリューホールの位置で確認する．
- 整復が的確に保持されているかを確認する．回旋整復の確認は，健側のX線正面像を参考にして行う．
- ギャップが存在する場合は，牽引を緩めギャップの整復をこの時点で行う．遠位の横止めスクリューを挿入したのちに，ネイルを抜去方向に軽くハンマーで引き抜き，骨折部のギャップを整復する（バックストローク法）．
- 上腕骨近位部骨折などの骨幹端骨折に使用した場合，ネイル深度はとくに重要

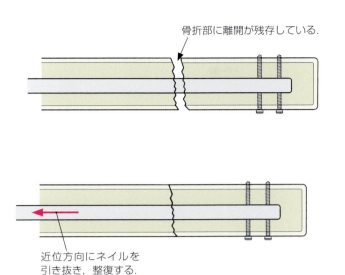

骨折部に離開が残存している．

近位方向にネイルを引き抜き，整復する．

である．ネイル自体が骨幹端において骨片固定に重要な役割を果たしていることを認識する必要がある．

> ▶ポイント
>
> **バックストローク法**
> ● 牽引を緩め用手的に骨折部に圧着をかけても骨折部に離開がある場合は，遠位の横止めを行った後に，近位方向にネイルを引き抜くように愛護的にハンマーリングを行い骨折部の引き寄せを行う．
> ● 機種によっては，デバイスを用いたり，コンプレッションスクリューを用いて骨折部に圧着をかけることが可能である．

❼ 横止めスクリュー固定を行う

- ネイルに固定したデバイスのスクリューガイドを用いても横止めスクリューの誤挿入があることを念頭におく必要がある．ネイルの挿入にハンマーリングを行った場合は，とくに，ネイルとデバイスの接続スクリューが緩んでいないか確認し，再度締め直しを行う．スリーブをしっかり骨に押し付けてドリリングし，スクリュー固定を行う．
- 遠位横止めスクリューは，大部分のインプラントでラジオルーセントドリルを使用してドリリングを行う．イメージ装置をスクリューホールが正円に見えるように調節することが最重要である．また，ドリリングに際しては，モニター上のドリル先端の位置および向きを十分に把握することが大切である．
- 近年では，電磁場による位置計測技術を応用したX線透視装置を用いないドリリングシステムが開発され，使用可能となっている．しかしながら，手術手技はX線透視装置を用いた従来の方法と同じであり，ネイル横止めスクリューホールの描出方法の違いだけである．

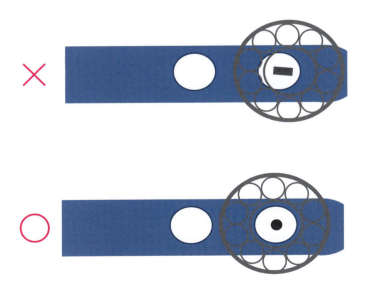

> ▶手技のコツ
>
> **ラジオルーセントドリル手技**
> ● ドリリングの前にネイルのスクリューホールが正円になるようにイメージを調整することが重要である．
> ● ドリリングに際しては，ドリルがドリルホールの中心で点に見えるようにしてドリリングをすることが望ましい．皮質骨の弯曲でドリルが滑りやすい場合は，ドリル先端が滑りにくい方向にドリルを向けたうえで，ドリル先端がスクリューホール中心に向いていて，ドリルの透視円内にドリルホールがあれば手前の皮質骨にドリリングを行っても，手前の皮質骨を穿孔し反対側の皮質骨に当たった時点で回転を止め，ドリルが正円の中心にくるように調節してからドリリングを再開することも可能である．また，ドリリング前にドリルホール円中心に錐で穴をあけてドリルが滑らないようにすることも良い方法である．

❽…エンドキャップの固定を行う

●横止め髄内釘は，髄内釘の長さの微調整および横止めスクリューのバックアウト防止および髄内釘内への瘢痕組織・新生骨侵入防止としてエンドキャップをもっている．イメージ透視下でネイルの進入深度を確認し，適切な長さのエンドキャップを選択・固定する．

▶後療法

●手術翌日から関節可動域訓練・筋力強化訓練を実施する．
●下肢に関しては，骨折部の第3骨片・粉砕の程度により荷重制限（免荷）を行う場合があるが，原則として部分荷重から開始する．

（野々宮廣章）

■文献
1. 野々宮廣章．大腿骨遠位部骨折（関節内骨折を含む）に対する髄内釘固定術．関節外科 2012；31：128-36.

骨折固定
創外固定

手術の概要

- 骨折の形態を X 線，CT により十分に把握する．
- 骨のみならず軟部組織損傷の程度を評価する．とくに神経・血管損傷の有無は重要で，必要に応じて動脈造影や angio-CT を行う．
- 骨折に対する創外固定の適応は開放骨折または粉砕の高度な関節内骨折であるので，最終的な骨癒合まで創外固定を行うのか，それとも二期的に内固定などの追加手術を行うのか，初期治療の段階で考えておく．

▶適応

- 骨折に対する創外固定の適応は，開放骨折または粉砕の高度な関節内骨折である．
- 閉鎖性骨折の場合，髄内釘やロッキングプレートに代表される内固定法の進歩により，創外固定の適応はほとんどないと思われるが，内固定で短縮を整復できない場合などは「骨の長さを保つ」ため創外固定の適応がある．また，脛骨や大腿骨骨幹部骨折で，骨端線閉鎖前の中学・高校生の場合，髄内釘が挿入不可なので，相対的に適応があると考えられる [1]．

▶手術のポイント

開放骨折に対する創外固定
① 確実にデブリドマン，洗浄を行う．
② 骨折の整復，仮固定を行う．
③ 創外固定を行う．
④ 軟部組織の処置を行う．

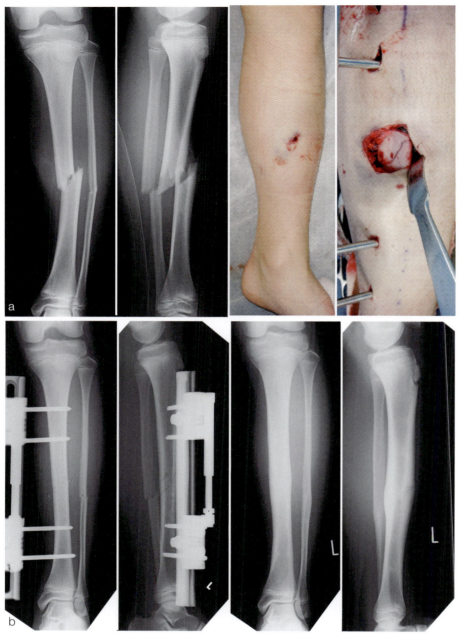

a：骨端線閉鎖前のため創外固定を選択.
b：術直後（左）と術後7か月（右）のX線像.

[1] 左下腿開放骨折（Gustilo type I）（14歳，男性）

手術手技の実際

開放骨折に対する創外固定

❶ デブリドマンと洗浄を行う

- 必ず golden hour（受傷後6時間）以内に行う[1].
- 十分な麻酔（全身麻酔，または上肢では伝達麻酔，下肢では腰椎麻酔）下に行う.
- 開放創の創縁の挫滅した部分を切除し，皮切を延長して確実に骨折部を展開し，異物や血行のない挫滅した組織を除去する.

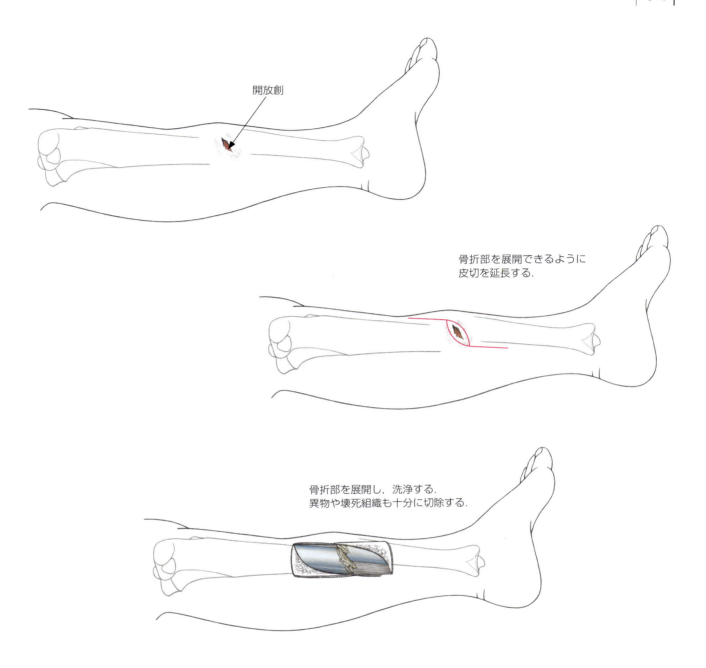

- Anglen は Gustilo type I には 3 L，type II には 6 L，type III には 9 L の洗浄液を使用することを推奨している[2]が，デブリドマンが不十分ではどんなに大量の洗浄液を用いても無意味である．
- 洗浄法としてはパルス洗浄器を用いた高圧洗浄と，バルブシリンジなどによる低圧洗浄がある．高圧洗浄は短時間に大量の洗浄液で強力に洗浄できるので便利であるが，軟部組織損傷を拡大する危険性がある．低圧洗浄を基本として，高圧洗浄は汚染が高度な部分や骨表面などに限定すべきと考えている．

❷…骨折の整復・仮固定を行う

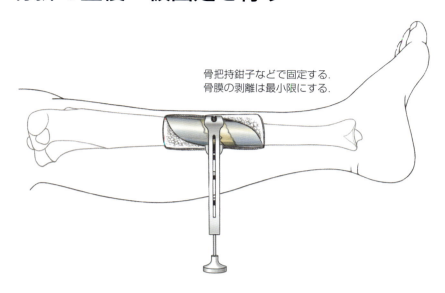

骨把持鉗子などで固定する．
骨膜の剥離は最小限にする．

- デブリドマンにより骨折部を展開しているので，多くは直視下に整復可能である．
- 骨膜の剥離は骨折部の最小限の範囲とし，剥離しすぎないことが骨癒合に重要である．
- 徒手整復後，骨把持鉗子またはKirschner鋼線（K鋼線）で仮固定を行う．
- 合併する関節内骨折に対しては，必要最小限に展開し，スクリューやK鋼線で固定する．

❸…創外固定を行う

- 筆者らの施設ではIlizarov型の創外固定器は常備しておらず，Orthofix社のXCaliber External Fixatorを主に使用している．したがって，橈骨遠位部や脛骨遠位部の場合は関節をbridgeして固定する．
- 骨折型が単純な場合にはレール型を用いることもある．
- 骨軸に合わせて外筒を装着した創外固定器本体を設置する．最終的に骨折部に圧迫を加えることもあるので，延長部分は余裕をもたせておく．

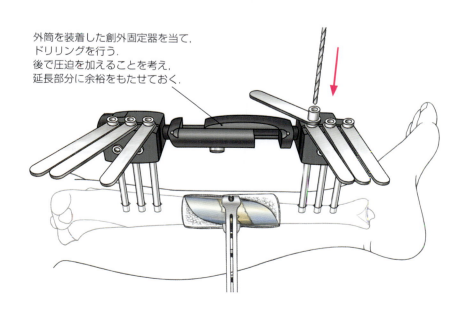

外筒を装着した創外固定器を当て，
ドリリングを行う．
後で圧迫を加えることを考え，
延長部分に余裕をもたせておく．

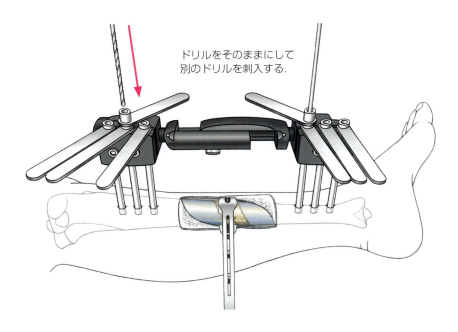

- 近位・遠位骨片に，内筒を通して，まずドリルを刺入する．確実に骨の中心に刺入することが重要である．
- ドリリング後，そのままスクリューを入れてもよいが，ドリルをそのままにして，別のドリルを刺入したほうがよいと考えている．刺入位置が不適切な場合，やり直しが利くためである．

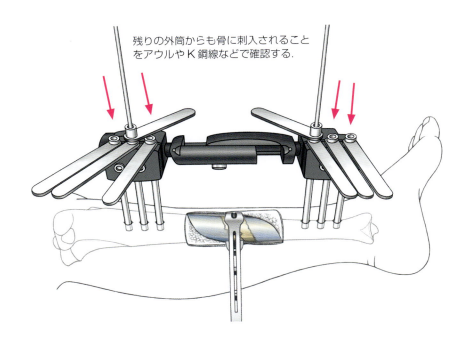

- クランプの残りの外筒から内筒を通してK鋼線などを刺入し，確実に骨に刺入できることを確認する．

スクリューはテーパー形状のため，入れすぎたとしても戻すことはできない．対側骨皮質に当たると挿入抵抗が強くなるので，イメージで確認する．

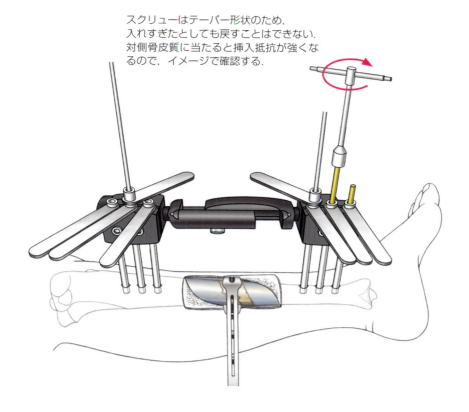

残りのスクリューを挿入する．

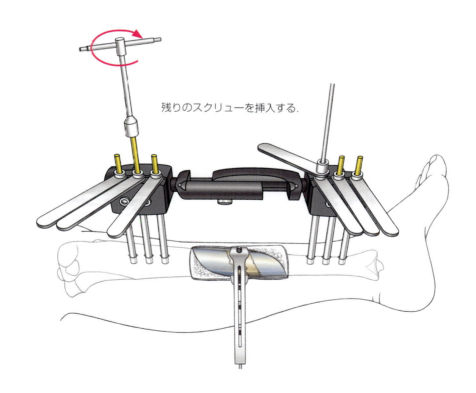

- ドリルを抜去し，スクリューを挿入する．
- スクリューはテーパー形状となっているので，入れすぎたとしても抜去はできない．骨粗鬆症例を除き，対側の骨皮質に当たった時点で抵抗が強くなるので，ここからはX線透視下に入れすぎないように注意して挿入する．

④…軟部組織の処置を行う

- Gustilo type I, II：通常どおり創閉鎖するが，過度の緊張は皮膚壊死を生じるので注意が必要である．緊張が強い場合には局所皮弁を行えば緊張なく創閉鎖可能な場合が多い．
- Gustilo type III-A：軟部組織で骨折部を被覆する．軟部組織上に遊離植皮を行ってもよいが，VAC（vacuum assisted closure）療法[3]を行ってもよい．感染の予防と腫脹減少の効果があり，後日，植皮を行えば採皮の量を減らすことができる．ただし，長期の使用は深部感染を生じる危険性があり，注意が必要である．
- Gustilo Type III-B：徹底的なデブリドマン後には広範囲な軟部組織欠損を生じるため，治療法は施設により異なる．軟部組織をいかに再建するかが重要であり，骨折の粉砕の程度も考慮して治療にあたる必要がある．筆者らは，初期

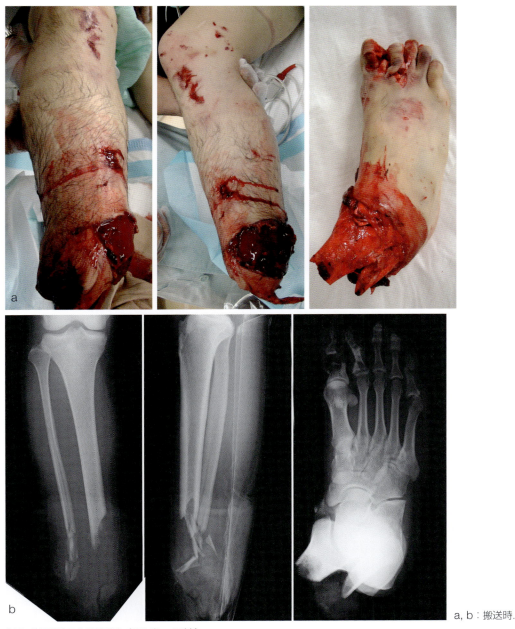

a, b：搬送時．

[2] 右下腿完全切断例（26歳, 男性）

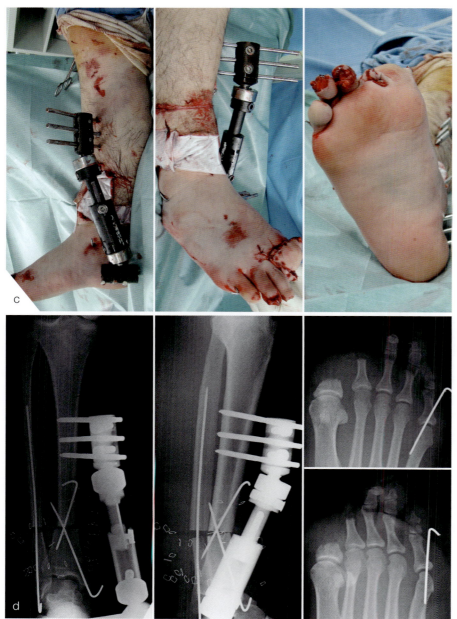

c, d：再接着後（約5 cm）短縮．

[2] 右下腿完全切断例（つづき）

治療では主にデブリドマンとVAC療法を行い，可及的早期に（筋）皮弁による軟部組織再建を行っている．欠損が広範囲であれば，遊離広背筋皮弁[4]が感染に強く有用である [2]．欠損が小さければ VAF flap[5] や腓骨動脈皮弁も有用である．さらに骨欠損が大きい場合には血管柄付き腓骨移植[6]により，軟部組織と骨を同時に再建可能である．骨の粉砕が高度な場合には一時的に骨を短縮して固定すれば軟部組織欠損を縮小することができ，二期的に骨延長を行う acute shortening and gradually lengthening も有用な方法である．

- Gustilo type III-C：主要動脈の損傷を伴うため，type III-B の修復に加えて動脈の修復が必要となる．筋の阻血性変化を最小限にするため，可能な限り早期に血行を回復する必要がある．血流再開後は再灌流障害に注意が必要である．temporary shunt tube で一時的に血流を再開しておくことも可能である．骨の粉砕を伴う引き抜き損傷の場合には骨を短縮して固定したほうが血管・神経を緊張なく縫合できるので，骨短縮は躊躇せず行う [2]．

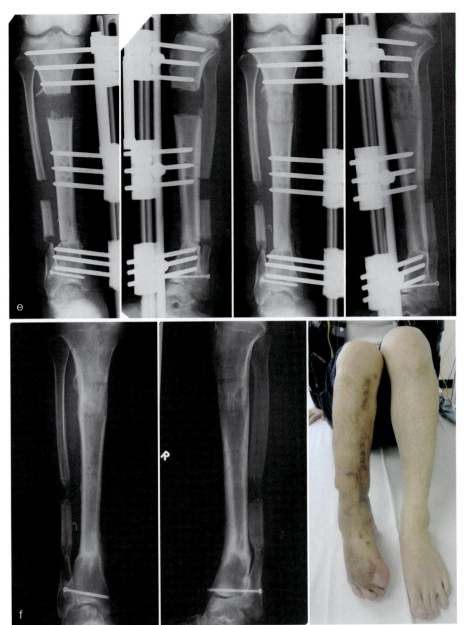

e：再接着後7か月時に骨延長術施行．
f：受傷後3.5年．内反変形・脚長差はあるが足底装具を装着し，歩行に支障はない．

[2] 右下腿完全切断例（つづき）

▶後療法

- 全身状態，患肢の血行状態にもよるが，できるだけ早期から可動域訓練や筋力強化訓練，歩行訓練を行う．

（湯川昌広，藤 哲）

■文献

1. Kindsfater K, et al. Osteomyelitis in grade II and III open tibia fractures with late debridement. J Orthop Trauma 1995；9：121-7.
2. Anglen JO. Wound irrigation in musculoskeletal injury. J Am Acad Orthop Surg 2001；9：219-26.
3. Caudle RJ, et al. Severe open fractures of the tibia. J Bone Joint Surg Am 1987；69：801-7.
4. Maxwell GP, et al. A free latissimus dorsi myocutaneous flap. Plast Reconstr Surg 1978；62：462-6.
5. Nakajima H, et al. Accompanying arteries of the cutaneous veins and cutaneous nerves in the extremities : Anatomical study and a concept of the venoadipofascial and/or neuroadipofascial pedicled fasciocutaneous flap. Plast Reconstr Surg 1998；102：779-91.
6. Taylor GI, et al. The free vascularized bone graft. A clinical extension of microvascular techniques. Plast Reconstr Surg 1975；55：533-44.

遷延治癒・偽関節に対する治療

遷延治癒・偽関節に対する治療

手術の概要

- 遷延治癒・偽関節の治療は，骨癒合が進展しない原因を分析することから始まる．感染の有無，骨形成の程度，骨折部の固定性，骨折間隙の大きさを精査する．
- 感染があればまず感染の鎮静化を目指す．骨折部の固定性が不十分であれば固定の強化法を，骨形成が不十分であれば骨形成を刺激する方法を，骨折間隙が大きければ間隙を補填する方法を検討する．それぞれの組み合わせで手術法の戦略が決まる．
- 骨折部の安定性が不十分な場合には，まず，固定の追加や，固定のやり直しを行う．固定の強化としては，プレートの対側にプレートを追加する，髄内釘にプレートを追加する，などの方法がある．固定のやり直しでは，大きいプレートや太い髄内釘に入れ替える，創外固定に変更する，などの方法がある．
- 骨形成が不十分であれば骨形成刺激を行う．皮質むき法（decortication 法）[1] や粉砕法（chipping 法）[2-4] などは，その場にある組織の骨形成能を生物学的に刺激する方法である．粉砕法は単純骨折を粉砕骨折に変える物理学的環境を変更する方法でもある．
- 骨折間隙が小さければ，粉砕法だけで十分なこともある．自家骨移植により，骨形成能と骨伝導能（骨がない部分に骨形成を導く機能）が付加される．間隙が大きい場合には併用する．偽関節部へのコラーゲンや人工骨などの担体と組み合わせたサイトカインの導入や幹細胞の移植が生物学的刺激法としてあるが，日本では一般的に使用できる状況にはない．
- 間隙は何らかの方法で補充する．上腕骨など短縮が許容される状況では短縮を考える．粉砕法に短縮を併用すると効果的である．比較的小さい間隙では，皮質むき法や粉砕法で骨折部を展開し，自家骨移植を行う．大きい骨欠損が存在する場合には，創外固定を用いた骨移動法[5, 6] や Masquelet 法[7, 8] を用いる．皮膚の欠損も合併している場合には，血管柄付き皮膚・骨移植術を検討する．
- 本項では，皮質むき法と自家海綿骨移植，粉砕法，骨移動法，Masquelet 法の基本手技について述べる．

皮質むき法と自家海綿骨移植

- 最も一般的な偽関節部分の処置法である．
- 皮質むき法[1] は，骨周囲の骨膜や筋組織を剥離せず連続性を保ったまま，偽関節部の両端骨皮質を薄く皮むきする方法である．骨膜に連続した薄い小骨片ができるが，周囲軟部組織を有茎とした小骨片は血流があり生きているため，新鮮骨折と同様に旺盛な骨新生能力を有する．偽関節部を挟み両端で皮むきを行うと，偽関節部の骨形成能が刺激される．

- 最大6cm程度の長さの骨欠損に骨形成を導くことができるが，2cm以上になる欠損やもともと骨形成の乏しい萎縮性偽関節では，確実に骨癒合を得るために筆者は後述する粉砕法やMasquelet法を用いている．

手術手技の実際

- 皮切から骨周囲の筋肉，骨膜をなるべく剥離せずに直接偽関節部に達する．
- 偽関節部の上下で骨膜を縦切開する．その部分から，ノミを接線方向に入れて対側に向かって皮質の表層をむいていく．
- 切れる薄いノミを用いて，薄皮をむくようにノミを入れていくが，実際には骨膜に付着した薄い小骨片をたくさん作製することになる．小範囲で行うことは難しく，大腿骨や脛骨であれば偽関節部から両側3〜4cmの範囲をむくことになる．
- 偽関節部では壊死となった骨片や骨断端，硬い瘢痕などを丁寧に切除し，皮質骨と髄腔からの出血を確認する．この際に，偽関節部を覆っていた線維性組織と骨片付き骨膜の連続性を保ち，両端から連続する膜の中に骨移植を行うことが大切である．
- 掻爬と骨膜を開いてできた空間に海綿骨を移植する．

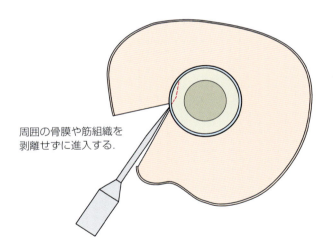

周囲の骨膜や筋組織を剥離せずに進入する．

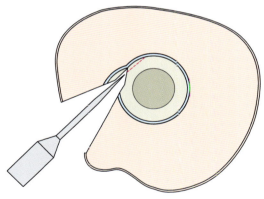

偽関節部の上下からノミを接線方向に入れ，皮質の表層をむいていく．

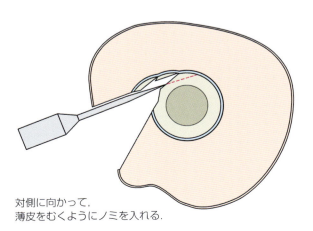

対側に向かって，薄皮をむくようにノミを入れる．

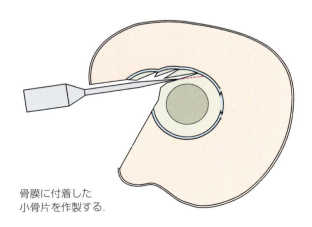

骨膜に付着した小骨片を作製する．

粉砕法（chipping法）

- 粉砕法（chipping法）[2-4]は生物学的骨形成刺激法であるが，骨折部を擬似粉砕骨折とするため物理的環境も変更する方法である．
- 間隙の少ない肥厚性偽関節では単独で用いることができる．間隙が大きい場合や萎縮性偽関節には骨移植や短縮を併用する．
- 偽関節の治療と同時に，創外固定を用いることで変形矯正や骨延長を引き続き行うことができるため応用範囲が広い．

手術手技の実際

- 周囲の骨膜や筋組織を剥離せずに偽関節部両端の断端を小さい骨片に割って粉砕していく．皮質むき法と同様に骨膜と連続した小骨片を多数つくることが大切である．
- 骨皮質を全層で全周性に粉砕する．偽関節部も同様にノミを入れていき，偽関節の掻爬は行わない．中央部の骨片は必然的に骨膜と連続性のない遊離骨となるが，それらは移植骨と一緒にそのまま置いておく．
- 大腿骨や脛骨であれば偽関節部を挟んで4〜6cm程度の範囲を粉砕する．欠損が大きい偽関節では中央部に骨移植を行う．
- 骨の中央部から割っていけるので，皮質むき法よりも小さい皮切から行うことができる．しかし，ノミとハンマーで硬い皮質骨を骨膜付き骨片に細かく粉砕するのは手間と労力のかかる作業である．

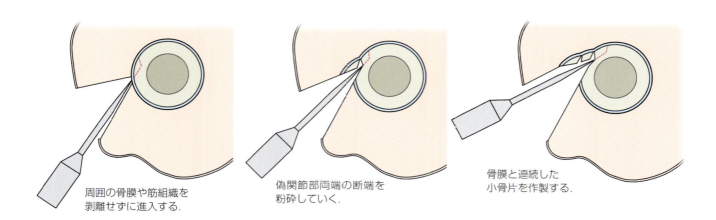

周囲の骨膜や筋組織を剥離せずに進入する．

偽関節部両端の断端を粉砕していく．

骨膜と連続した小骨片を作製する．

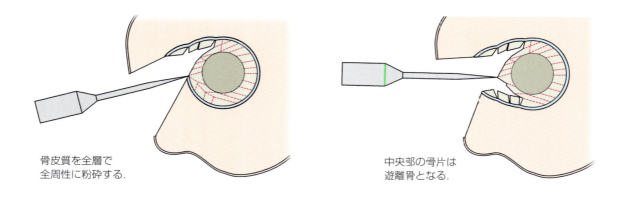

骨皮質を全層で全周性に粉砕する．

中央部の骨片は遊離骨となる．

骨移動法

- 骨移動法[5,6]は，前述した皮質むき法や粉砕法で適応とならない開放骨折後や感染性偽関節の掻爬後の欠損の大きい偽関節で，用いられる方法である．
- 健常部で骨切りを行い，欠損を埋める方向に骨片を緩徐に移動して欠損を埋め，骨切り部は拡大して仮骨延長法で新しい骨形成を導く．
- 理論的には，どんなに大きい欠損も充填可能である．

手術手技の実際

- 骨移動には，通常，創外固定器を用いる．
- 偽関節の両端を創外固定器で固定する．健常部で骨切りを行うが，この際，骨膜を損傷しないように細心の注意が必要である．中間の骨片を緩徐に欠損に向かって移動すると骨膜が延長される．それと同時に骨膜性仮骨が形成される範囲が徐々に広がり，あたかも仮骨を延長しているようにみえる．
- 移動速度は小児で1日1mm程度，成人では0.5～0.75mmである．移動した骨片が対側の断端に接するまで移動する．さらに骨長調整のために全体を延長することも可能である．
- 骨移動が終了したら，移動した骨片と対側の断端が骨癒合し，延長した仮骨が成熟するまで創外固定を続ける．欠損部，延長部の条件により要する期間は異なるが，通常，1cmの延長に2か月以上の期間を要する．

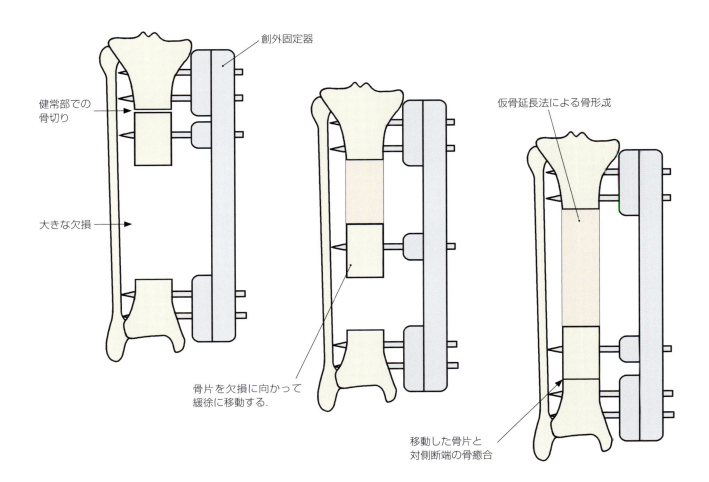

Masquelet法（induced membrane technique）

- Masquelet法（induced membrane technique）[7,8]は，骨移動法と同様に，開放骨折後や感染性偽関節の掻爬後の欠損の大きい偽関節で用いられる方法である．最大25cmの欠損を修復できたとの報告がある．
- 1回目の手術で骨欠損部を掻爬し，次回骨移植をする部分にスペーサーとして骨セメントを留置する．6〜8週間待期すると，セメントの周囲に血流の良い骨形成を導くサイトカインに富んだ骨膜様の膜（induced membrane）が形成される．2回目の手術で骨セメントを取り出し，そのスペースに海綿骨移植を行う．
- 骨膜に被覆されない空間への骨移植では移植骨が吸収されることが多いが，本法では骨吸収されることなく骨形成が導かれる．
- 筆者は，粉砕法が難しい骨幹端の偽関節のほか，欠損が2〜3cmの場合でも骨癒合を確実に得るために本法を使用している．開放骨折で掻爬後の骨欠損では，一次的に本法を行うことで偽関節になることを避けることができる．

手術手技の実際

- 1回目の手術では，偽関節部の掻爬を行う．腐骨や血流の悪い硬い瘢痕組織を切除し，血流の良い組織が露出するようにしておく．通常，骨断端以外の部分は筋肉や軟らかい瘢痕が壁となる．
- その中に骨セメントを留置する．骨セメントは数個に分けて留置すると2回目の手術時に取り出しやすい．2回目の骨移植では，この骨セメントと同じ場所に同じ容積の海綿骨移植を行うこととなるので，十分に大きいものを留置する．
- 6〜8週後に骨セメント周囲にできた骨膜様膜を切開し，骨セメントを取り出し，海綿骨を移植する．骨移植後は骨膜様膜を閉じて閉鎖空間とする．

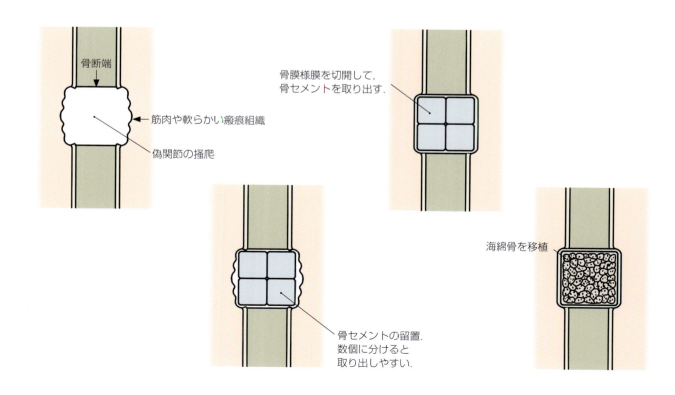

遷延治癒・偽関節に対する治療 | 341

▶後療法

● 偽関節後，通常の骨折よりも骨癒合期間が長くなる．また，骨癒合がいつごろ得られるかを推定することが難しい．骨癒合前に固定の破綻をきたさないように，頻回の経過観察による厳重な負荷の管理が必要である．

● 下肢の偽関節では，免荷期間が長期になることを見込んで後療法を進める必要がある．Ilizarov 法などのリング型創外固定器装着下では，状況により術後早期から荷重を許可することができるが，骨癒合期間が長くなると折損やゆるみにより創外固定ピンの入れ替えなどを要することがある．単純 X 線写真だけでは，骨癒合の判定が困難であることが多く，CT 撮影による骨癒合判定が必要になる．痛みの消失や安定感の回復といった患者の自覚症状は，骨癒合判定の参考になる．

● 一定期間後に骨癒合傾向が認められない場合には，漫然と放置せず，早めに次の対策を検討する．

（岩部昌平，佐々木 孝）

■文献

1. Judet PR, Patel A. Muscle pedicle bone grafting of long bones by osteoperiosteal decortication. Clin Orthop Relat Res 1972 ; 87 : 74-80.
2. 渡部欣忍ほか．難治性骨折の治療（総論）．手術の工夫　遷延癒合・偽関節に対する粉砕術（chipping technique）の応用．別冊整形外科 2012 ; 61 : 69-76.
3. Matsushita T, Watanabe Y. Chipping and lengthening technique for delayed unions and nonunions with shortening or bone loss. J Orthop Trauma 2007 ; 21 : 404-6.
4. Niikura T, et al. Technique to prepare the bed for autologous bone grafting in nonunion surgery. Orthopedics 2012 ; 35 : 491-5.
5. Paley D. Treatment of tibial nonunion and bone loss with the Ilizarov technique. Instr Course Lect 1990 ; 39 : 185-97.
6. 竹中信之，松下 隆．創外固定器を用いた遷延治癒・偽関節の治療．難治性骨折における短縮延長術と骨移動術．整形・災害外科 2002 ; 45 : 389-94.
7. Masquelet AC, Begue T. The concept of induced membrane for reconstruction of long bone defects. Orthop Clin North Am 2010 ; 41 : 27-37.
8. Pelissier P, et al. Induced membranes secrete growth factors including vascular and osteoinductive factors and could stimulate bone regeneration. J Orthop Res 2004 ; 22 : 73-9.

変形治癒骨折に対する治療

手術の概要

- 変形治癒は骨折後に起こる主要な合併症の一つである．
- 手指骨から大腿骨までのさまざまな骨折後に生じ，変形の部位・態様・程度により障害の程度も異なる．
- 短縮の強い下肢変形治癒骨折に対しては，創外固定による緩徐延長・矯正術が適応となることが多い．
- 本項では比較的頻度の高い，橈骨遠位端骨折変形治癒について述べる．
- 従来，背側アプローチから楔状腸骨移植を行い，背側プレートで固定することが橈骨遠位端骨折変形治癒に対する矯正骨切り術の一般的な術式であった．近年では，掌側ロッキングプレートを用いた手術方法に置き換わりつつある[1]．
- 骨移植には楔状骨移植あるいは海綿骨移植を行う．欠損の少ない症例では多孔性のハイドロキシアパタイトやβ-TCPを自家骨との併用あるいは単独で使用することも可能である．
- 橈骨短縮に対しては，橈骨の延長と尺骨の短縮骨切りで対処する．
- 高齢者の場合は，患者本人の活動性・意欲・社会的状況を考慮して手術適応を決める必要がある．

▶適応

- 疼痛，握力低下，可動域制限のある症例．
- 伸筋腱断裂を合併する症例．
- 尺骨頭突き上げ症候群．

▶手術のポイント

①単純X線画像を用いて手術計画を立てる．
②変形治癒部を展開，プレート遠位部のスクリュー孔を作製する
③変形治癒部で骨切りする．
④遠位骨片にプレートをスクリュー固定する．
⑤矯正と仮固定の後，近位部のスクリュー固定を行う．
⑥骨移植（自家腸骨の楔状あるいは海綿骨移植，時に人工骨移植）を行う．

手術手技の実際

橈骨遠位端骨折変形治癒に対する矯正骨切り術

❶ 単純X線画像を用いて手術計画を立てる

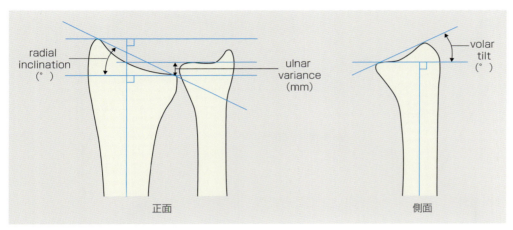

[1] 橈骨遠位単純X線計測

- 患健側の単純X線手関節正面・側面像を用いることで，おおよその変形程度を術前に評価する．
- 正面像ではradial inclination（RI）とulnar variance（UV），側面像ではvolar tilt（VT）を指標とし，その患健側差から正面・側面での変形角度と短縮を計算する [1]．
- 橈骨遠位端骨折変形治癒に対する単純X線画像による評価方法は必ずしも正確でないことが指摘されているので，あくまでも参考情報とする[2]．
- 使用予定の掌側ロッキングプレートのテンプレートを用いて使用サイズを決定する．

❷ 変形治癒部を展開，プレート遠位部のスクリュー孔を作製する

- 橈骨遠位端骨折と同様，前方（Henry）アプローチから変形治癒部を展開する．
- X線透視下に掌側ロッキングプレートを橈骨の遠位部に合わせて適切な位置でKirschner鋼線（K鋼線）などで仮固定する．
- プレート近位部が正面・側面で橈骨骨幹部となす角度が術前の評価で得られた変形角度とほぼ一致することを透視下に確認する．
- プレートのスクリューホールに設置されたスリーブを通して橈骨遠位部のスクリュー孔のドリリングを行う．

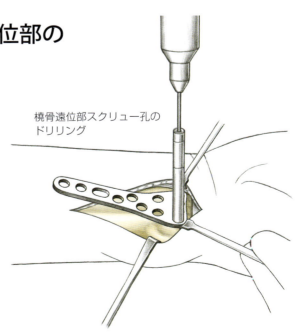

橈骨遠位部スクリュー孔のドリリング

❸…変形治癒部で骨切りする

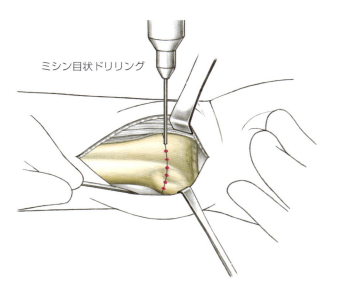
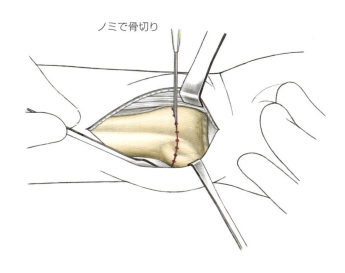

- 一旦，プレートを骨から外し，ボーンソーを用いて変形治癒部で骨切りを行う．
- 橈骨は掌側を底辺とした五角形状をしているために，ボーンソーで背側まで骨切りを行うのは危険である．掌側1/2の厚さをボーンソーで骨切りしたのち，1.0～1.2 mm径程度のCワイヤーで骨切り線に沿ってミシン目状にドリリングしてノミで骨切りを完成させるとよい．

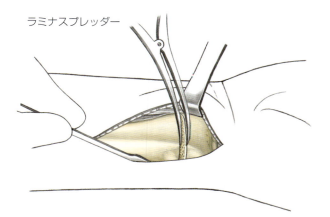

- ラミナスプレッダーを用いて骨切り部を開大し，軟部組織の解離を行う．背側の骨膜や腕橈骨筋腱付着部を鋭的に切離することで矯正や延長が容易になる．

❹…遠位骨片にプレートをスクリュー固定する

- プレート遠位部を遠位骨片に合わせてスクリュー固定する．
- この際，プレートと遠位骨片が適切に接するように注意する．仮固定時と同じように接していればロッキングスクリューがスムーズに挿入される．

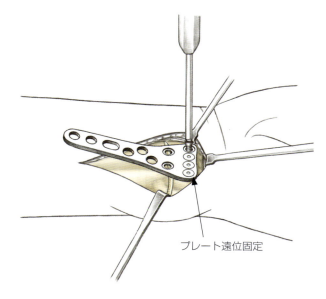

❺ 矯正と仮固定の後，近位部のスクリュー固定を行う

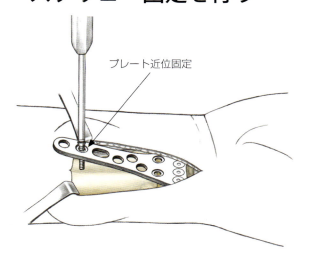

プレート近位固定

- プレートの近位部を橈骨骨幹部に押しつけることで背屈・橈屈変形を矯正する．
- 矯正をX線コントロールで確認した後，骨把持器やK鋼線で仮固定する．
- スクリュー固定を行う．

▶ポイント
- ラミナスプレッダーと骨把持器をうまく使いながら橈骨遠位骨片の角度矯正と延長を行う．延長が不十分であれば，橈骨矯正骨切り術後に尺骨短縮骨切りを追加することを考える．

サイドメモ

カスタムメイドカッティングガイドの使用

- 最近の薬事認可を受けてカスタムメイドカッティングガイド[2]を用いれば，さらに簡易で正確な手術が可能である[3,4]．ガイドはCTデータに基づいた三次元コンピュータシミュレーションに従って作製される．コンピュータシミュレーション自体は医師が行う必要がある．
  - 展開した変形治癒部にカスタムメイドカッティングガイドを密着させる．
  - ガイドに設置されたガイドホールに従ってドリル孔を作製する[3]．
  - ガイドに設置されたスリットに従って骨切りを行う[4]．
- これらの操作で前記❸"変形治療部での骨切り"の途中までと❺"矯正と仮固定"の近位部スクリュー孔作製が可能である．スクリュー孔はシミュレーションどおりに作製されるので，プレート固定を行うことで自動的に予定どおりの矯正が行われる．

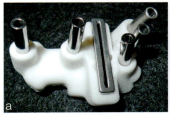 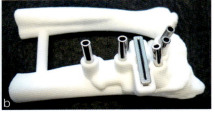

[2] カスタムメイドカッティングガイド

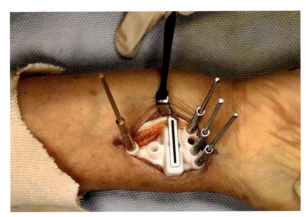 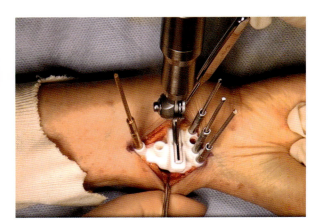

[3] ガイドを用いたドリル孔作製　　[4] ガイドを用いた骨切り

❻…骨移植を行う

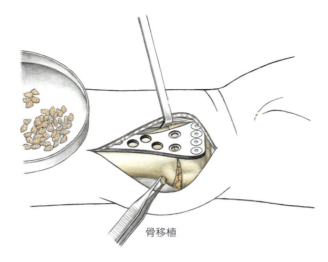

骨移植

- 矯正・延長によって生じた欠損部に，自家腸骨の楔状骨移植を行う．
- 掌側骨片がヒンジ状に接しているような症例や骨欠損が少ない症例では海綿骨移植で問題ないが，中等度以上の延長を伴う症例ではプレートにかかる軸圧を分散するためにもブロック状の骨移植（あるいはブロックと海綿骨移植の併用）を行う．
- 海綿骨移植の代わりに顆粒状人工骨を単独，あるいは海綿骨と併用して用いることも可能である．ただし，自家骨移植に比べて人工骨単独では骨癒合が遅れる傾向がある．

（村瀬　剛）

■文献

1. Peterson B, et al. Corrective osteotomy for deformity of the distal radius using a volar locking plate. Hand (N Y) 2008；3：61-8.
2. von Campe A, et al. Corrective osteotomies in malunions of the distal radius：Do we get what we planned? Clin Orthop Relat Res 2006；450：179-85.
3. Miyake J, et al. Distal radius osteotomy with volar locking plates based on computer simulation. Clin Orthop Relat Res 2011；469：1766-73.
4. Murase T. Surgical technique of corrective osteotomy for malunited distal radius fracture using the computer-simulated patient matched instrument. J Hand Surg Asian Pac Vol 2016；21：133-9.

索 引

あ行

足壊疽に対する列切断	219
足関節固定術	147
足関節の仮固定	152
足関節の後方ポータル	114
足関節の前方ポータル	114
足の切断術	218
圧迫調整固定スクリュー	127
圧迫プレート	315
アパセラム-AX	84
編み込み縫合法	52,59
アンカースクリュー	311
移行腱の緊張の決定	60
移植腱の緊張の決め方	56
移植片の強固な固定	103
移植片の正確な適合性	102
移植母床の形成	94
移植母床の新鮮化	88
一次修復	45
医療用ヒルによる瀉血	251
陰圧閉鎖療法	27,221
インプラントの固定性	299
インプラントの設置位置	300
エアドリル	11
鋭匙	8
エレバトリウムを用いた整復	302
遠位前外側ポータル	113
遠位横止めスクリュー	325
遠隔皮弁	27
円刃	2
延長型腫瘍用人工関節	286
オスフェリオン	84
オマリー手術	31,32

か行

回旋変形	105
外側ポータル	112
ガイドワイヤー挿入	322
開放骨折に対する創外固定	328
開放性損傷	292
開放療法	253
海綿骨移植	83,346
海綿骨スクリュー	311
——によるラグスクリュー固定	313
角状変形	105,300
過誤支配	69
下肢のアライメント	290
下肢の切断術	212
カスタムメイドカッティングガイドの使用	

	345
下腿骨断端の被覆	214
下腿切断	213
肩関節固定術	116
肩関節の後方ポータル	112
肩関節の前方ポータル	112
片刃	7
カッティングバー	11
カップCE角	181
滑膜切除術	110
顆粒状人工骨	346
川嶌式持続洗浄法	261
眼科用（虹彩）剪刀	4
寛骨臼のリーミング	180
鉗子	5
患肢温存手術	284
関節窩コンポーネント	163
関節窩の処置	161
関節鏡視下手術	260
関節固定角度	116
関節固定肢位	125
関節スペーサーモールドの挿入	256
関節切開	261
関節穿刺	260
関節内固定術	116
機能的肢位	60
キャニュレイテッド・ヘッドレススクリュー固定	
	127
キャニュレイテッドスクリュー	311
急性創傷	16
矯正骨切り術	342,343
強直関節の分断	94
局所皮弁	27
曲剪刀	4
虚血肢の切開線	213
虚血肢の閉創	215
距骨下関節固定術	153
距骨コンポーネント	191
距腿関節固定術	147
近位前外側ポータル	113
筋切り術	31
筋形成術	214,216
金属骨頭トライアルの挿入	162
緊張筋固定術	214,216
筋肉固定術	197
筋肉の温存	18
筋の伸縮性	53
筋皮神経の同定	77
筋膜脂肪弁	29
区域皮弁	27
屈筋腱に対する腱移植術	52

屈筋腱の弓づる形成の予防……………… 175	後方アプローチ…………………………… 194
脛骨インプラント………………………… 188	後方皮弁……………………………… 208,210
脛骨コンポーネント……………………… 191	後方ポータル……………………………… 112
形成外科用剪刀………………………………… 4	後療法……………………………………… 300
脛腓間固定術……………………………… 246	股関節固定術……………………………… 135
経皮ピン固定……………………………… 305	股関節固定用コブラプレート…………… 141
ケーブルグラフト…………………………… 74	股関節と骨盤の切断術…………………… 207
血管クリップの使用……………………… 223	弧状切開…………………………………… 47
血管超音波検査…………………………… 243	骨移植手技の追加………………………… 139
血管の評価………………………………… 223	骨移植術…………… 83,119,145,278,283
血管柄付き腓骨移植術……………… 241,334	骨移動術………………………… 104,257,339
血管縫合術…………………………… 223,224	Ilizarov 創外固定器を用いた―― ……… 257
血行の評価………………………………… 223	骨延長術………………………………… 104,108
楔状骨移植………………………………… 346	骨切りガイド……………………………… 160
血流開通試験……………………………… 229	骨切りノミ…………………………………… 7
腱編み込み縫合……………………… 52,59	骨形成……………………………………… 140
腱移行術……………………………………… 58	骨形成蛋白………………………………… 83
端側縫合による―― ………………… 61	骨形成能…………………………………… 336
長母指伸筋腱断裂に対する―― …… 58	骨腫瘍の生検……………………………… 267
内在筋腱の―― …………………… 203,205	骨生検……………………………………… 266
腱移植術……………………………………… 52	骨折観血的固定術の原則………………… 298
牽引………………………………………… 301	骨切除の追加……………………………… 221
牽引型指創外固定器……………………… 98	骨セメント………………………………… 255
――の装着………………………………… 99	骨セメントスペーサー…………………… 255
牽引力による神経麻痺…………………… 289	骨伝導……………………………………… 83
腱延長術……………………………………… 36	骨伝導能…………………………………… 336
肩関節固定術……………………………… 116	骨頭高位の確認…………………………… 162
肩関節の後方ポータル…………………… 112	骨軟骨移植術……………………………… 101
肩関節の前方ポータル…………………… 112	骨軟骨採取デバイス……………………… 89
腱切り術……………………………………… 31	骨軟骨柱移植術…………………………… 87
肩甲帯離断………………………………… 194	骨軟骨片の採取…………………………… 102
腱固定術………………………………… 62,65	骨軟骨片のトリミング…………………… 97
幻肢痛の予防……………………………… 197	骨抜き皮弁法………………………… 200,203,205
腱側側縫合………………………………… 65	骨ノミによる骨切り……………………… 107
腱端の切除………………………………… 60	骨把持鉗子………………………………… 303
腱剥離術……………………………………… 40	――を用いた牽引………………………… 301
腱縫合術……………………………………… 45	――を用いた整復………………………… 303
高圧洗浄…………………………………… 329	骨膜剥離子…………………………………… 9
高圧注入損傷……………………………… 292	骨誘導……………………………………… 83
後外側ポータル……………………… 113,114	コの字形弁状切離………………………… 42
抗菌薬入りセメントスペーサー………… 255	コブラ型クロスプレート…………… 135,141
抗菌薬含有可動式骨セメントスペーサー…… 255	コンビホール……………………………… 316
抗菌薬含有骨セメントビーズ…………… 255	コンポジット人工骨……………………… 84
抗菌薬含有骨セメント埋入法…………… 255	
鋼線固定…………………………………… 125	
鋼線締結法…………………………… 125,129	**さ行**
後内側ポータル…………………………… 114	三関節固定術……………………………… 156
河野慣用法…………………………… 135,137	――における軟骨切除範囲………………… 156
広背筋皮弁………………………………… 236	シーネ固定肢位…………………………… 56
広範切除縁………………………………… 284	自家海綿骨移植…………………………… 336
広範切除術…………………………… 273,284	自家骨移植………………………………… 83

自家骨軟骨移植術	91	神経移行術	75
ジグザグ切開	41,47	神経移植術	67,69,74
ジグリソー	107	神経外剥離術	67
四肢開放性損傷	292	神経周膜窓	67
示指中手骨切断	203	神経上膜縫合	68
示指列切断	203	神経束縫合	68
持針器	5	神経内剥離術	67
指節骨のピン固定	306	神経剥離術	67
膝蓋骨の固定	146	神経縫合術	67,68,74
膝蓋骨の置換	188	人工足関節全置換術	190
膝関節固定術	143	人工足関節の問題点	192
膝関節穿刺	260	人工肩関節全置換術	158
指腹部のピンクアップ	229	人工股関節全置換術	178
弱弯小児用 Kelly 鉗子	270,271	人工股関節へのコンバート	139
尺骨インプラントの挿入	168	人工骨	279
尺骨神経の前方移動	166	——の種類と特徴	84
シャフトスクリュー	311	人工骨移植	83
縦切開	47	人工膝蓋大腿関節置換術	184
手関節固定術	120	人工膝関節全置換術	184
手根骨からの骨軟骨移植術	101	人工膝単顆置換術	184
手指関節固定術	124	人工肘関節全置換術	165
手指屈筋腱剥離術	41	人工 PIP 関節置換術	173
手指・手関節伸展再建	63	——の手術成績	176
手指の切断術	199	進入	299
術前化学療法	285	真皮縫合	19
術前マーキングの重要性	269	髄腔ファインダー	182
術中迅速病理診断の活用	270	髄内スクリュー固定	133
主縫合	45	髄内釘固定	120,321
腫瘍塊の挙上	276	スーパーポア	84,279
腫瘍掻爬	278,281	スクリュー固定	152,125,311
腫瘍内切除	268,270	スタンダードスクリュー	311
腫瘍内切除縁	284	スチールバー	11
腫瘍辺縁部切除縁	284	ストレートリーマー	182
腫瘍用人工関節	286	スライド延長法	36,37
——の設置	290	生検	263
小指中手骨切断	200	生検部の皮膚切除	287
上肢の切断術	193	正側方切開	47
上周膜縫合	68	整復	299
小指列切断	200	——の確認	300
掌側アプローチ	174	整復子	323
掌側ロッキングプレート	342	整復手技	298,300
小児における脛腓間固定術	246	整復用スクリュー	311
上腕骨インプラントの挿入	169	整復用スクリュー固定	314
上腕骨遠位部の解剖学的特徴	169	切開生検	263
上腕骨骨頭の切除	160	摂子	3
上腕骨コンポーネント	163	切除計画	285
上腕骨の処置	162	切除生検	263,268
上腕骨ラスピング	169	切断指（肢）再接着術	224,230
植皮術	21,221	切断指の準備	231
植皮片の厚さ	23	切断中枢端の処置	232
シングルクリップを用いた血管縫合法	226	セメントビーズ	255

セメントレス人工股関節	178	肘関節の内側ポータル	113
遷延一次修復	45	中指中手骨切断	205
前外側大腿皮弁	239	中指列切断	205
前外側ポータル	114	虫様筋の切離	43
穿孔器	10	治癒的広範切除縁	284
前上外側ポータル	113	腸腰筋の切離	33
洗浄方法	17	直視下生検	263
尖刃	2	直線後方ポータル	113
全層植皮	23	直剪刀	4
尖足の矯正	35	追加広範切除術	268,270
選択的緊張筋解離術	31	津下法簡便常用法	49
穿通枝皮弁	235	槌	7
剪刀	4	低圧洗浄	329
前内側ポータル	113,114	締結用ワイヤー	54
前方皮弁	210	ティビアルインナートの挿入	188
前方ポータル	112	手関節固定術	120
創外固定	327,330	デグロービング損傷	292
創外固定器の再装着	108	てこ	302
創外固定器を用いた牽引	302	手袋状剥皮損傷	292
早期運動療法	57	デブリドマン	18,294,328
早期義手装着	198	手指関節固定術	124
総指伸筋腱固定術	63	手指屈筋腱剥離術	41
創傷の処置	16	手指・手関節伸展再建	63
足壊疽に対する列切断	219	手指の切断術	199
足関節固定術	147	手用腕台	46
足関節の仮固定	152	電動ダーマトーム	23
足関節の後方ポータル	114	テンプレーティング	321
足関節の前方ポータル	114	テンプレートによる術前計画	179
足趾の採取	249	同種骨移植	83,279
側正中切開	41	動物咬創	292
足の切断術	218	動脈吻合	233
側方転位変形	105	動力骨鋸	12
		ドームスクリューの使用	181
		ドリル	10
た行		ドリルガイド	10
		ドレーンの留置	266
ダーマトーム	23		
タイオーバー	25		
大腿骨インプラントの固定	188	**な行**	
大腿骨延長術	104		
大腿骨頚部の骨切り	179	内固定	299
大腿骨髄腔のラスピング	182	内在筋腱の腱移行	203,205
大腿骨断端の被覆	216	内側前腕皮神経の採取	73
大腿切断	215	内転筋の切離	34
ダイナミックコンプレッションプレート	315	長さの回復	301
ダイヤモンドバー	11	軟鋼線	305
ダブルクリップによる血管縫合法	225	軟鋼線締結法	124
短縮変形	105	軟骨面の切除	151,155
端端縫合	81	軟部腫瘍の切除縁	274
恥骨結合の切離	209	軟部組織の処置	333
肘関節の外側ポータル	113	二次修復	45
肘関節の後側ポータル	113	ネイル長の計測	324

ネイルの挿入	324	ヘッドレスコンプレッションスクリュー	134
ネオボーン	84	ヘッドレススクリュー固定	124
ノンロッキングプレート	315	辺縁切除術	268,269
		変形治癒部の骨切り	344
		片側骨盤半截術	208
は行		縫合	16,175
配向性連通多孔 HA	84	ボーンソー	12
背側アプローチ	174	補強縫合	55
鋏	4	母指球皮線に沿う皮切	41
バックストローク法	324,325	母指 IP 関節の固定術	126,133
針生検	263	母指 MP 関節の固定術	129,131
皮下縫合	19	ポジションスクリュー	311
非虚血肢の切開線	213	ポジションスクリュー固定	314
非虚血肢の閉創	215	補助縫合	51
腓骨採取	242		
腓骨動脈皮弁	334		
膝関節固定術	143	**ま行**	
膝関節穿刺	260	曲がりノミ	7
肘関節の外側ポータル	113	丸ノミ	7
肘関節の後側ポータル	113	慢性創傷	16
肘関節の内側ポータル	113	無鉤鉗子	5
皮質骨移植	83,85	無鉤摂子	3
皮質骨スクリュー	311	メス	2
——によるラグスクリュー固定	312	モスキート鉗子	5
皮質むき法	336		
ヒト咬創	292		
腓腹筋の延長	35	**や行**	
皮膚穿通枝の分類	243	有茎皮弁	27
皮膚縫合	16	有鉤鉗子	5
皮弁挙上	237	有鉤摂子	3
表皮縫合	20	有痛性神経腫の予防	197
表面置換型人工 PIP 関節インプラント	173	遊離広背筋皮弁術	236
平ノミ	7	遊離広背筋皮弁のデザイン	237
非連結型人工肘関節	165	遊離植皮	21
ピンクアップの評価	229	遊離神経移植	69
ピン固定	305,306	遊離前外側大腿皮弁術	238
ピンセット	3	遊離皮弁(術)	27,235
部分手関節固定術	120	指 DIP 関節の固定術	126
プレート & スクリュー固定	315	指 MP 関節の固定術	129,131
プレート固定法	116	指 PIP 関節全置換術	92
プレート固定用骨溝の作製	145	指 PIP 関節の固定術	129,133
プレートスクリュー	311	弓づる形成の予防	175
プレートの機能	316	横止め髄内釘	321
プレートの分類	316	横止めスクリュー	311
プレスフィット固定	181	横止めスクリュー固定	325
ブロッカーピン	323	吉津 1 法	50
粉砕骨折のリーミング	324		
粉砕法	338		
分層植皮術	21,23	**ら行**	
閉鎖式持続洗浄	261	ラグスクリュー	311
閉鎖性損傷	292	ラグスクリュー固定	312

ラジオルーセントドリル手技………………… 325
ラスパトリウム……………………………… 9
リーミング…………………………………… 324
リジェノス…………………………………… 84
両刃…………………………………………… 7
連結型人工肘関節………………………… 165
肋間神経移行術…………………………… 75
ロッキングコンプレッションプレート…… 315,316
ロッキングスクリュー…………………… 311
ロッキングプレート……………………… 315
肋骨肋軟骨移行部………………………… 95
　　──の部分的採取……………………… 96
肋骨肋軟骨移植術………………………… 91

■ わ行

ワイヤー固定……………………………… 305
ワイヤー締結……………………………… 308
ワイヤーのかけ方………………………… 310
腕尺関節の適合性………………………… 170

■ A・B・C・D・E

Acutrak fusion………………………… 127,128
Acutwist………………………………… 127,128
anchor screw…………………………… 311
AVANTA SR 人工 PIP 関節インプラント… 173
axial pattern flap……………………… 27
β型リン酸三カルシウム人工骨………… 279
bone morphogenetic protein（BMP）……… 83
bone transport………………………… 104,257
bowstringing の予防…………………… 175
buckling を避ける……………………… 81
Bunnell 縫合…………………………… 55
chipping 法……………………………… 338
chisel…………………………………… 7
Cooper 剪刀……………………………… 4
corner stitch…………………………… 55
decortication（Judet）法……………… 86
decortication 法………………………… 336
delayed primary repair……………… 45
dynamic compression plate………… 120,122
epi-perineural suture………………… 233

■ F・G・H・I・J

FDS 腱の切離操作……………………… 43
fractional 延長法……………………… 36,37
gap balancing technique……………… 187

Gigli saw……………………………… 107
grasping 縫合…………………………… 45
Hegar 持針器…………………………… 5
Herbert スクリュー…………………… 311
ilio-femoral approach………………… 137
Ilizarov 創外固定器を用いた骨移動術……… 257
induced membrane technique………… 340
inlay graft 法………………………… 85,120
interlacing suture…………………… 59
interlocking screw…………………… 311
intermuscular cutaneous vascular system… 239
intrafocal pinning…………………… 307
joy stick 法…………………………… 304

■ K・L・M・N・O

KEISEI Nerve stimulation device TS-260… 271
Kelly 鉗子……………………………… 5
　　弱弯小児用──……………………… 270,271
Kirschner 鋼線（K 鋼線）……………… 305
　　──の曲げ方………………………… 309
Kirschner 鋼線固定…………… 124,126,232
Kocher 鉗子…………………………… 5
lag screw……………………………… 311
lateral approach……………………… 139
Link 要素……………………………… 45
Littlewood 法………………………… 194
locking 縫合…………………………… 45
Masquelet 法…………………………… 340
Mathieu 持針器………………………… 5
Mayo 剪刀……………………………… 4
measured resection technique……… 187
Metzenbaum 剪刀……………………… 4
midvastus 法…………………………… 186
Mini Acutrak screw………………… 127,134
MIS-TKA……………………………… 186
Moberg 法……………………………… 52
mosaicplasty…………………………… 87
Müller 法……………………………… 135,139
negative pressure wound therapy（NPWT）
……………………………………… 27,221
non-self-tapping screw……………… 311
O'Malley 法…………………………… 31
onlay graft 法………………………… 85,120
osteotome……………………………… 7
over bending…………………………… 316

■ P・Q・R・S・T

Papineau 法…………………………… 253
parapatellar 法………………………… 186

patellofemoral arthroplasty（PFA）………… 184	subvastus 法 ……………………………………… 186
Péan 鉗子 ……………………………………… 5	tendon stripper ……………………………… 54
Pennington 変法 ……………………………… 50	tension band wiring（TBW）…………… 305,308
Pennington 法 ………………………………… 48	toe to thumb/finger transfer………………… 247
PIP 関節過伸展変形の予防………………… 175	total knee arthroplasty（TKA）………… 184
plate screw ……………………………… 311	
Poller スクリュー ……………………… 311	
position screw ………………………… 311	
primary repair ………………………… 45	
pull-out 縫合 ………………………… 52,55	
Pulvertaft 法 ………………………… 55	
RA 滑膜切除術 ………………………… 111	
ray amputation………………………… 219	
reconstructive ladder ………………… 27	
reduction screw ……………………… 311	
regional flap …………………………… 27	
Scandinavian Total Ankle Replacement（STAR）	
人工関節 ……………………………… 192	
secondary repair ……………………… 45	
self-drilling/self-tapping screw ……… 311	
self-tapping screw ……………………… 311	
short bridge graft ……………………… 55	
Smith-Petersen approach ……………… 137	
Steinmann ピン ………………………… 305	
step-cut ………………………………… 94	

U・V・W・X・Y・Z

unicondylar knee arthroplasty（UKA）…… 184	
untied suture technique ………………… 228	
vacuum assisted closure（VAC）療法 …… 333	
VAF flap ………………………………… 334	
weaving or lacing suture ……………… 52	
wide awake local anesthesia no tourniquet	
（WALANT）……………………………… 40	
wrap around flap ………………………… 247	
XCaliber External Fixator………………… 330	
Z 延長法………………………………… 36	
zig-zag 切開 …………………………… 41,47	

数字・記号

90-90 鋼線固定法 …………………………… 232	

【館外貸出不可】
＊本書に付属の DVD-VIDEO は，図書館およびそれに準ずる施設において，館外へ貸し出すことはできません．

中山書店の出版物に関する情報は，小社サポートページを御覧ください．
https://www.nakayamashoten.jp/support.html

整形外科手術イラストレイテッド
Illustrated Handbook of Orthopaedic Surgery

基本手術手技

2017年5月15日　初版第1刷発行ⓒ　　　　　　　　　　　〔検印省略〕

総編集	戸山芳昭
専門編集	戸山芳昭
発行者	平田　直
発行所	株式会社　中山書店

〒112-0006　東京都文京区小日向4-2-6
TEL 03-3813-1100（代表）　振替 00130-5-196565
https://www.nakayamashoten.jp/

装丁・本文デザイン	花本浩一（麒麟三隻館）
印刷・製本	株式会社　シナノ

ISBN978-4-521-73255-8
Published by Nakayama Shoten Co., Ltd.　　　　　　　　Printed in Japan
落丁・乱丁の場合はお取り替えいたします．

・本書の複製権・上映権・譲渡権・公衆送信権（送信可能化権を含む）は株式会社中山書店が保有します．
・JCOPY〈（社）出版者著作権管理機構　委託出版物〉
本書の無断複写は著作権法上での例外を除き禁じられています．複写される場合は，そのつど事前に，（社）出版者著作権管理機構（電話 03-3513-6969，FAX 03-3513-6979，e-mail：info@jcopy.or.jp）の許諾を得てください．

本書をスキャン・デジタルデータ化するなどの複製を無許諾で行う行為は，著作権法上での限られた例外（「私的使用のための複製」など）を除き著作権法違反となります．なお，大学・病院・企業などにおいて，内部的に業務上使用する目的で上記の行為を行うことは，私的使用には該当せず違法です．また私的使用のためであっても，代行業者等の第三者に依頼して使用する本人以外の者が上記の行為を行うことは違法です．